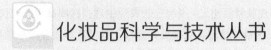

化妆品科学与技术丛书

皮肤本态研究
与应用

董银卯　孟宏　易帆　编著

U0228624

化学工业出版社

·北京·

精准护肤需要了解皮肤本态,本书是一部系统介绍皮肤本态研究方法及其在化妆品开发中应用的专著。本书从归纳中国人群皮肤特征出发,围绕皮肤表观生理指标测试相关的仪器、方法、理论等对皮肤水含量、经皮失水量、色度、纹理度、弹性、微循环等表观指标进行测试,通过大数据处理归纳出不同年龄、不同地域人群以及衰老、瘙痒、痤疮等症状人群的皮肤本态,并阐述了利用皮肤本态进行化妆品设计开发的思路、方法、流程和实例。

本书为研发更适合中国人群的护肤品提供了有效的皮肤本态参考,可供化妆品研发人员、化妆品专业的师生以及皮肤医学工作者参考阅读。

图书在版编目(CIP)数据

皮肤本态研究与应用 / 董银卯,孟宏,易帆编著. —北京:化学工业出版社,2019.7(2023.7重印)

(化妆品科学与技术丛书)

ISBN 978-7-122-34302-4

Ⅰ. ①皮… Ⅱ. ①董… ②孟… ③易… Ⅲ. ①皮肤-基本特征-研究 Ⅳ. ①R334

中国版本图书馆 CIP 数据核字(2019)第 069408 号

责任编辑:傅聪智　　　　　　　　　　　装帧设计:王晓宇
责任校对:王鹏飞

出版发行:化学工业出版社(北京市东城区青年湖南街 13 号　邮政编码 100011)
印　　装:北京科印技术咨询服务有限公司数码印刷分部
710mm×1000mm　1/16　印张11¾　彩插2　字数224千字　2023 年 7 月北京第 1 版第 4 次印刷

购书咨询:010-64518888　　　　　　　　售后服务:010-64518899
网　　址:http://www.cip.com.cn
凡购买本书,如有缺损质量问题,本社销售中心负责调换。

定　　价:58.00 元　　　　　　　　　　　版权所有　违者必究

丛书序

　　健康是人类永恒的追求，中国的大健康产业刚刚兴起。化妆品是最具有代表性的皮肤健康美丽相关产品，中国化妆品产业的发展速度始终超过GDP增长，中国化妆品市场已经排名世界第二。中国的人口红利、消费人群结构、消费习惯的形成、人民生活水平提高、民族企业的振兴以及中国经济、政策向好等因素，决定了中国的皮肤健康美丽产业一定会蒸蒸日上、轰轰烈烈。改革开放40年，中国的化妆品产业完成了初级阶段的任务：消费者基本理性、市场基本成熟、产品极大丰富、产品质量基本过关、生产环境基本良好、生产流程基本规范、国家政策基本建立、国家监管基本常态化等。但70%左右的化妆品市场价值依然是外资品牌和合资品牌所贡献，中国品牌企业原创产品少，模仿、炒概念现象依然存在。然而，在"创新驱动"国策的引领下，化妆品行业又到了一个历史变革的年代，即"渠道为王的时代即将过去，产品为王的时代马上到来"，有内涵、有品质的原创产品将逐渐成为主流。"创新驱动"国策的号角唤起了化妆品行业人的思考：如何研发原创化妆品？如何研发适合中国人用的化妆品？

　　在几十年的快速发展过程中，化妆品著作也层出不穷，归纳起来主要涉及化妆品配方工艺、分析检测、原料、功效评价、美容美发、政策法规等方面，满足了行业科技人员基本研发、生产管理等需求，但也存在同质化严重问题。为了更好地给读者以启迪和参考，北京工商大学组织化妆品领域的专家、学者和企业家，精心策划了"化妆品科学与技术丛书"，充分考虑消费者利益，从研究人体皮肤本态以及皮肤表观生理现象开始，充分发挥中国传统文化的优势，以皮肤养生的思想指导研究植物组方功效原料和原创化妆品的设计，结合化妆品配方结构从不同剂型、不同功效总结配方设计原则及注册申报规范，为振兴化妆品行业的快速高质发展提供一些创新思想和科学方法。

北京工商大学于2012年经教育部批准建立了"化妆品科学与技术"二级学科，并先后建立了中国化妆品协同创新中心、中国化妆品研究中心、中国轻工业化妆品重点实验室、北京市植物资源重点实验室等科研平台，专家们通过多学科交叉研究，将"整体观念、辨证论治、三因制宜、治未病、标本兼治、七情配伍、君臣佐使组方原则"等中医思想很好地应用到化妆品原料及配方的研发过程中，凝练出了"症、理、法、方、药、效"的研发流程，创立了"皮肤养生说、体质养颜说、头皮护理说、谷豆萌芽说、四季养生说、五行能量说"等学术思想，形成了"思想引领科学、科学引领技术、技术引领产品"的思维模式，为化妆品品牌企业研发产品提供了理论和技术支撑。

"化妆品科学与技术丛书"就是在总结北京工商大学专家们科研成果的基础上，凝结行业智慧、结合行业创新驱动需求设计的开放性丛书，从三条脉络布局：一是皮肤健康美丽的化妆品解决方案，阐述皮肤科学及其对化妆品开发的指导，强调科学性；二是针对化妆品与中医思想及天然原料的结合，总结创新的研发成果及化妆品新原料、新产品的开发思路，突出引领性；三是针对化妆品配方设计、生产技术、产品评价、注册申报等，介绍实用的方法和经验，注重可操作性。

丛书首批推出五个分册：《皮肤本态研究与应用》、《皮肤表观生理学》、《皮肤养生与护肤品开发》、《化妆品植物原料开发与应用》、《化妆品配方设计与制备工艺》。皮肤本态是将不同年龄、不同皮肤类型人群的皮肤本底值（包括皮肤水含量、经皮失水量、弹性、色度、纹理度等）进行测试，并通过大数据处理归纳分析出皮肤本态，以此为依据开发的化妆品才是"以人为本"的化妆品。同时通过对皮肤表观生理学的梳理，探索皮肤表观症状（如干燥、敏感、痤疮等）的生理因素，以便"对症下药"，做好有效科学的配方，真正为化妆品科技工作者提供"皮肤科学"的参考书。而"皮肤养生技术"旨在引导行业创新思维，皮肤是人体最大的器官，要以"治未病"的思想养护皮肤，实现健康美丽的效果，并以"化妆品植物原料开发与应用"总结归纳不同功效、不同类型的单方化妆品植物原料，启发工程师充分运用"中国智慧"——"君臣佐使"组方原则科学配伍。"化妆品配方设计与制备工艺"则是通过对配方剂型和配方体系的诠释，提出配方设计新视角。

　　总之，"化妆品科学与技术丛书"核心思想是以创新驱动引领行业发展，为化妆品行业提供更多的科技支撑。编委会的专家们将会不断总结自己的科研实践成果，结合学术前沿和市场发展趋势，陆续编纂化妆品领域的技术和科普著作，助力行业发展。希望行业同仁多提宝贵意见，也希望更多的行业专家、企业家能参与其中，将自己的成果、心得分享给行业，为中国健康美丽事业的蓬勃发展贡献力量。

董银卯

2018 年 2 月

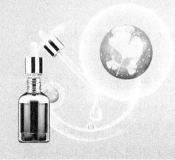

　　皮肤是人体同外界接触的第一层器官，承担着保护、感觉及物质交换等具体功能，是自身身体健康状态与精神面貌最为直接的体现，更是各种美容护理产品最为直接的承载。由此可见，对于我国消费者和本土化妆品企业而言，无论是对于化妆品的日常使用，抑或是研发生产中的标的需求，首先都应该聚焦于对皮肤的了解。

　　中国是一个地理面积广阔、气候条件多样、少数民族众多的大国，这也造就了中国人群皮肤差异性的广泛存在。此外，中国人群也有着异于欧美人群的皮肤特征。而目前国内外化妆品企业大多都是套用欧美人群皮肤特征来进行研发，未能系统、全面地了解中国人群真正的皮肤特征，因此开发出的产品也未必能真正做到适合国人的皮肤。

　　基于上述现状及需求，我们提出了中国人群皮肤本态的概念：去除掉妆容、污渍，人体皮肤所呈现出的最为真实、客观且直接的状态。皮肤本态不仅能够反映个体的皮肤特征，同样也能够表征出个体的身心健康状况。而对于皮肤本态的研究意义可概括总结为三个方面，即彻底了解中国人群的皮肤状态、肌肤问题以及美肤需求。

　　北京工商大学化妆品学科的专家、教授们长期潜心从事化妆品学科的基础研究，结合皮肤医学、流行病学、统计学、药理学等学科技术手段，对中国人群的皮肤表观生理状态进行了初步研究，在总结研究成果的基础上写就本书。本书首先从归纳中国人群皮肤特征出发，围绕皮肤表观生理指标测试相关的方法、理论、实例等对皮肤水含量、经皮失水量、色度、纹理度、弹性等表观指标进行测试，并归纳出不同人群或不同症状人群的皮肤本态，为化妆品配方师研发更有针对性的护肤品提供了科学依据。本书首创性地总结归纳了中国人群的皮肤特征，并推演出了各个不同年龄段皮肤状态及各项指标的变化趋势及情况，为化妆品研发人员、化妆品专业的师生以及皮肤医学工作者提供了有效的皮肤本态参考，为研发适合中国人群皮肤特征的护肤品奠定了基础。

本书共分为八章，第一章主要介绍了目前国内外所进行的皮肤测试相关的工作，并针对如何利用皮肤本态对中国人群皮肤进行化妆品设计阐述了思路。本书的第二章及第三章围绕皮肤与年龄之间的关系进行了细致的探讨。第二章聚焦于年龄对于皮肤状态的影响，并归纳总结了不同年龄段之间皮肤生理指标的变化趋势。在第三章中则重点详述了皮肤衰老相关的机制、状态并以女性鱼尾纹为例进行了相关生理指标间相互影响关系的研究。第四章针对皮肤肤色相关的形成原因、分级标准及其应用进行了介绍。第五章、第六章则对目前比较常见的两大类肌肤问题瘙痒及痤疮的生理病理成因进行了分析，随后对具有这两类问题肌肤的人群进行了皮肤本态的研究，分析出其具有的肌肤特征，为后续这两类问题肌肤的解决方案提供理论基础。第七章针对皮肤本态测试相关的测试使用仪器、流程设计及数据处理方法进行了细致的阐述，并给出了建议的实际操作方案。第八章则是对前述章节所述理念和方法的应用，利用皮肤本态的指导思想及测试数据，进行保湿类和修复皮肤屏障类化妆品的设计与开发。

通过本书的内容，能够利用数学方法及科学性的语言解读中国人群皮肤生理特征和变化趋势，解决普通化妆品消费群体的困惑，指导消费者对自己的皮肤有所了解，进而实现科学化、个人化的护肤。同时，分析得到的各年龄段皮肤生理指标的特点也为不同年龄段的人群精准护肤提供建议，为研发适合中国人群肤质特征化妆品的厂商及研发人员提供更为精准有效的指导和理论依据。

本书由董银卯、孟宏、易帆编著，刘宇红、李静、黄惠、王瑞珍、秦春莉、赵斯琪、王诗旖、熊晨阳、吴文海等参与了资料收集与整理工作。本书在编写过程中得到了北京工商大学中国化妆品协同创新中心各位老师及同学的大力支持，尤其得到了中国中医科学院梁佳博士和中国中医药出版社包艳燕编辑的大力支持，在此表示衷心感谢。

由于编者水平及时间所限，本书难免存在不妥和疏漏之处，敬请读者批评指正！

编著者
2019 年 4 月

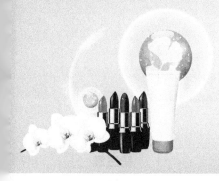

目录

第一章

绪论

001

第二章

年龄与皮肤本态

028

第三章

衰老皮肤本态

/058

第四章

皮肤肤色本态

/072

第八章

皮肤本态在
化妆品研发
中的应用

152

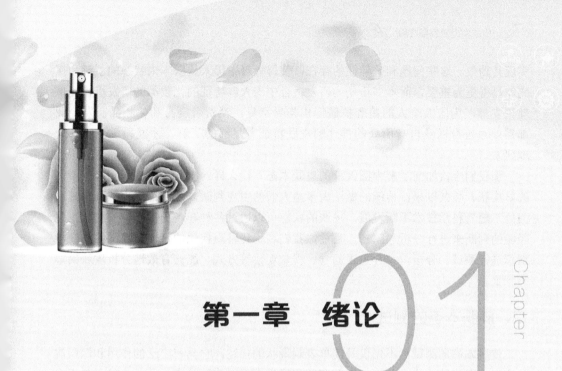

第一章 绪论

第一节 皮肤本态概述

一、皮肤本态的概念

皮肤是人体同外界直接接触的器官,同样也是人类展现于外界最为直观的体现。皮肤可以防御外界影响、反映人体内部健康、展现个人外表特征。皮肤的好坏与否,不仅仅是个体美观的体现,更重要的是能反映自身机体的内在状态。本态,意指原来的容貌,最为原始的状态。唐代白居易在《时世妆》诗中有云:"妍媸黑白失本态,妆成尽似含悲啼。"去除掉妆饰后的皮肤状态,即谓本态。因此,皮肤本态的概念可以理解为:去除掉妆容、污渍,人体皮肤所呈现出的最为真实、客观且直接的状态。皮肤本态不仅能够反映个体的皮肤特征,同样也能够表征出个体的身心健康状况。

皮肤本态的概念是具有普适性的,它能够指代所有人的皮肤原本特征;同时,它又具有独特性,不仅可以呈现每个个体的皮肤状态特征,同时也会受到各个方面的影响,如人种、地域、年龄、性别、生活习惯等。

目前化妆品市场的欧美化妆品厂商针对白种人的皮肤特征和需求设计研发的化妆品产品,并不一定能够满足亚洲人群的需求,也不一定能够在亚洲人群的皮肤上

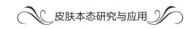

实现其功效。这些问题和差异性的存在，使得针对中国人皮肤本来状态的了解和探究就显得更为重要，而本书正是为研发适合中国人群特征的化妆品的研发机构提供理论支撑，为国人个人的美容护肤提出指导意见。消费者自身和化妆品研发企业都需要对自身以及自身所处的群体的皮肤特征有足够的了解，才能科学美容、合理研发。

那我们应该如何了解中国人群的皮肤本态？什么样的皮肤才是皮肤状态中所谓的好皮肤？长久以来，传统的做法大多是人们的主观判断，那所谓好皮肤具体好在何处？随着科学技术不断发展，皮肤的状态可以通过各种客观的指标测量结合主观经验的判断来进行分析和阐释。目前，我们利用各种现代化的仪器对皮肤的生理学指标进行测试、分析，结合主观问卷、视觉观察等方式，能够有效地分析皮肤的本态特征。

二、皮肤本态的测试

皮肤本态的测试，不仅仅是简单表观现状的描述，它具有广泛的作用和深层次的含义，即皮肤的状态和特征能够客观描述出人群的皮肤状态，同时也能反映出个人的生活习惯以及消费水平等内容。对中国人群进行皮肤本态的相关测试，既能够满足对人群皮肤状态分析研究的需要，也能将这些相关的信息应用于指导化妆品产品的开发、相关仪器的开发以及改善民众生活质量等各个方面。

通过 Web of Science 数据库进行关键词 "non-invasive evaluation of human skin"（无创性人群皮肤测试）检索调查可以发现（图 1-1）：对皮肤的测试，早在 20 世纪

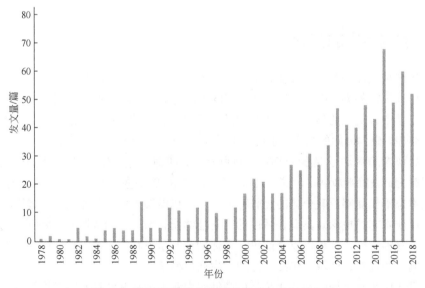

图 1-1　数据库检索皮肤测试相关文章年发文量

70年代就已经开展；步入21世纪后，对皮肤的无创性测试及研究越来越受到重视，研究数量呈现出逐年递增的趋势。其主要原因有以下三点：首先，随着科学研究手段、相关仪器设备的不断发展革新，皮肤测试的开展变得越发便捷；其次，皮肤医学在医学范畴内的热度不断提高，皮肤的健康越来越被人们所重视；最后，随着社会的不断进步和大众消费水平、受教育程度的进一步提高，对于皮肤美容科学性的研究和探索已逐步开展。相信在未来十年内，人们对于皮肤相关的研究仍然会持续保持上升的势头，并且将进一步成为大众所关心的热点。笔者总结了目前皮肤测试应用相关领域的研究内容，将在以下小节中进行简要概述。

（一）皮肤生理状态受多种因素影响

对皮肤本态数据的采集以及相关的研究，最重要且直观的应用是阐述人群的皮肤生理状态，并且分析出影响这些状态、特征、表观指标的因素。随着现代科技的进步，越来越多的仪器和方法被开发出来应用于皮肤本态的测试，这些不同仪器测试得到的不同指标整合起来就能够描述不同维度的皮肤状态。目前，用来描述皮肤生理状态的指标有多种，常用的如水分含量、经皮水分散失、油脂含量、pH值、皮肤弹性、皮肤色度、光泽度、黑色素含量、红色素含量、毛孔大小、粗糙度等。通过对这些指标进行综合分析，便能对人群的皮肤类型、肤色状态，以及年龄、季节等因素对皮肤生理状态的影响进行细致且深入的研究。

1. 皮肤类型具有差异

通过皮肤各项指标的综合分析，结合地域、民族等一些相关的信息，可以对人群的皮肤类型进行划分和描述分析。中国空军总医院的刘玮教授和上海皮肤病医院皮肤性病科的王学民教授在此方面已有较多成果积累，这里以两位专家团队的研究成果来作示例。

刘玮教授团队曾经调研了中国城市女性的光反应皮肤类型，其团队选择了北京、上海、广州、成都四个地方为代表，通过利用问卷调查与人群皮肤测试相结合的方式，对这四个地区的城市女性光反应皮肤类型进行分类。得出中国女性人群中Ⅲ型皮肤占70%以上的结论，并总结归纳Ⅲ型皮肤有以下特点，即日晒后既可发生红斑反应也可出现黑化反应；其次占比较高的是Ⅱ型皮肤和Ⅳ型皮肤，前者日晒后以红斑反应为主，后者则以黑化反应为主。通过这项研究我们可以以点带面地对中国城市女性的普遍皮肤表观情况和皮肤经日晒后所呈现的状态特征进行推理。

王学民教授团队曾研究了敏感性皮肤的判断标准，即对皮肤的生理指标进行客观性的测试，生理指标是能够作为反映皮肤敏感与否的重要指标；而皮肤经皮水分散失可以作为判断敏感性皮肤最经典的指标。曹畅等对皮肤类型的客观判断进行了研究，结果发现对青年女性面部进行皮肤分类时，额部皮脂、面颊皮脂的辨别能力最佳，其次是鼻翼皮脂；其角质层含水量及pH值反应性较差。因此，主观判定皮肤类型主要依据皮脂的分泌情况。根据这些指标所归纳总结出来的信息，能够将皮

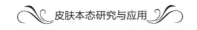

肤分类的研究手段和分类标准逐步拓宽。

2．光照对皮肤的影响

利用皮肤本态测试可以对中国人群的皮肤肤色进行研究，如对比欧美人群、日韩人群，中国人肤色的主要分段程度存在着地域差异、民族差异，等等。这些重要的数据及信息都能针对性地指导适合于中国人群的化妆品开发。例如，刘玮教授团队应用 Chardon 肤色分级法（skin colour categories）调研了 407 例中国城市（北京、上海、广州、成都）女性的曝光部位手背与非曝光部位臀部的肤色情况，结果发现中国女性的肤色从总体分布上看，曝光部位比非曝光部位肤色约加深一个等级，充分说明中国城市地区女性本态皮肤颜色较淡，但是在光照情况下容易变深。非曝光部位四个城市的女性具有较好的一致性，而曝光部位出现差异，从侧面反映出中国人群的不同肤色很大程度是受到了地域、气候、阳光、生活习惯等因素的影响。

3．年龄对皮肤的影响

近些年来，很多团队都对皮肤与年龄的相互影响进行了细致的研究。刘玮教授团队研究了不同年龄人群的皮肤状态，发现随着年龄递增，曝光部位的肤色逐渐下降，而非曝光部位的肤色则有上升的趋势。文翔等研究了年龄对皮肤粗糙度、弹性和纹理的影响，结果表明利用皮肤无创性检测技术能比较客观准确地反映不同年龄皮肤纹理、粗糙度、弹性的变化规律。唐莉等曾经研究了年龄对女性皮肤弹性的影响，发现皮肤弹性与年龄的统计学意义呈负相关，随着年龄增长，皮肤弹性会不断减弱，并且这种变化在 40 岁以后变得更加明显。

4．季节对皮肤的影响

有人研究了不同季节（冬季和夏季）对女性皮肤状态的影响，发现城市女性皮肤水分含量变化呈现冬季低于夏季的趋势，而其油脂含量在夏季显著升高，油脂分泌容易受到炎热潮湿的夏季气候影响；而皮肤中的水分含量和屏障功能，在冬季会显著降低，并且冬夏气候差别越大，对皮肤屏障和水分含量影响越大。

万苗坚等曾研究季节对广州地区女性面部粗糙度、弹性、角质层含水量的影响。结果发现，反映广州地区女性颧部皮肤粗糙度的相关指标，表现最差的是秋季，而最好的是春季，且二者差异有统计学意义；可见，秋季是颧部皮肤最为粗糙的季节。眼角皮肤粗糙度的数值在秋季和冬季表现较高，而在夏季和春季较低，反映出广州地区女性眼角皮肤在秋季和冬季时更为粗糙。

5．不同身体部位对皮肤的影响

人身体的不同部位会呈现出不同的肤色，不仅与该部位是否曝光有关，而且与皮肤褶皱程度及是否涉及运动也有关。李利等研究了白种人女性不同部位对皮肤纹理的影响，结果表明眼外眦外侧皱纹处皮脊的高度大于皮沟的深度；前臂内侧则相反，皮脊的高度低于皮沟的深度。唐莉等研究了不同部位对女性皮肤弹性的影响，发现面部这样的曝光部位的弹性参数低于前臂内侧和腹部这样的非曝光部位。这些差异性均可说明，不同的身体部位在受到光照、生活习惯及机体运动等不同情况作用下，均会对皮肤有影响。

6. 性别对皮肤的影响

性别对皮肤的影响主要源于性激素的作用。皮肤是性激素除生殖器官外最大的靶器官，而皮脂腺细胞则是皮肤内唯一能够表达所有和雄激素代谢有关酶类的细胞。作为雄激素的重要靶器官，皮脂腺的发育和皮脂的分泌直接接受雄激素的支配，其中最重要的是睾酮皮脂腺细胞和毛囊角化细胞的代谢需要雄激素的刺激。目前，关于性别对皮肤影响的研究主要集中在性激素对皮肤的作用方面；有部分研究对比了两性人群的皮肤表观指标，但尚不全面或样本量较小，不能反映问题。

毛囊皮脂腺单位（pilosebaceous unit，PSU）包括毛发部分和皮脂腺部分。每一个 PSU 都有分化成终末毛囊（其中一个大的髓质毛发成为显著结构）或皮脂腺囊（其中皮脂腺成为显著结构而毛发保持毫毛）的能力。雄激素在人体大多部位的 PSU 发育中起关键作用。青春期前，性激素敏感部位的毛发是毫毛且皮脂腺小。在对性激素水平增加的反应中，性毛发区 PSU 成为大的终末毛囊，或是在皮脂腺区成为皮脂腺。

对于女性而言，皮肤是睾酮形成的主要部位，约一半的睾酮产物源自外围分泌的17-酮甾类，如脱氢表雄酮（DHEA）、硫酸脱氢表雄酮（DHEA-sulfate）和雄甾烯二酮转化。尽管皮肤没有能力从胆甾酮合成雄激素，但它包含着将脱氢表雄酮激素前体和雄甾烯二酮转变成睾酮和大部分有效雄激素双氢睾酮所必需的酶。血清脱氢表雄酮水平被发现与青春早期的皮脂产生有关，并与女孩青春期前的寻常痤疮有关，女性患者痤疮的皮损数量与双氢睾酮、脱氢表雄酮以及胰岛素生长因子-1有正相关关系。

雌激素方面，真皮层胶原质内的纤维原细胞中存在大量雌激素受体。绝经后妇女卵巢功能衰竭，雌激素以雌酮 E1 为主，由肾上腺皮质分泌的雄烯二酮转化，活性较雌二醇 E2 低。在皮肤部分分离出的雌激素受体 ER 有两种形式：ERβ 和 ERα。ERβ 存在于角质形成细胞、成纤维细胞及巨噬细胞中，而 ERα 只存在于成纤维细胞和巨噬细胞中。雌激素作用于皮肤的方式有多种：可刺激角质形成细胞的增殖，可增加和保持真皮中的胶原蛋白，可增加真皮中黏多糖和透明质酸的含量，从而使皮肤厚度、弹性、水分有很好改善，并可优化角化层的屏障功能。Tsukahara 等在两组小鼠分别缺失芳香酶和切除卵巢的研究中发现，雌激素具有增加皮肤厚度、弹性及增强保湿性的作用。有文献报道，绝经后皮肤雌激素受体表达减少，与绝经后年龄呈负相关。这也是导致并加速绝经后皮肤萎缩、变薄、松弛下垂、皱纹增多、干燥瘙痒等诸多生理状态的重要原因。从组织结构方面来看，对于表皮组织，雌激素可抑制角质细胞凋亡，从而提高皮肤屏障功能及保湿性能；对于真皮组织，雌激素能够调节胶原的结构和稳定性，有利于胶原增加，并可增加真皮中氨基葡聚糖和透明质酸的含量；另外，雌激素作用于成纤维细胞还可增加胶原纤维的数量。唐建兵对雌激素与黄褐斑作用的研究证明，一定浓度的雌激素可提高酪氨酸酶的活性，从而促进黑素细胞合成黑色素。雌激素通过抑制脑垂体功能而抑制皮脂分泌，雌激素可减少卵巢和肾上腺雄激素的产生，刺激肝脏的性激素结合蛋白合成，降低血清中具有生物活性的游离睾酮水平，从而减少皮脂腺的分泌，对皮肤油脂的分泌和痤疮具有一定的影响。

孕激素方面，在表皮各层，尤其是颗粒层与棘层存在孕激素受体（progesterone receptor, PR），可对皮肤施行直接调节：促进表皮细胞角质化，增加粒细胞数量，缩短表皮通过时间（粒细胞数量绝经期、排卵期、黄体期可降低约33%，月经期升高）；抑制真皮成纤维细胞透明质酸的产生，利于钠和水的代谢排除，消除雌激素使皮肤发生的肿胀。孕激素与雌激素既有相互协同又有相互拮抗的作用，对皮肤有改善作用主要体现在其可抑制女性雄性激素从而有效改善面部痤疮与脂溢性皮炎的症状。

雌激素与孕激素是第二性征发育、月经周期、妊娠等女性生理过程中起到决定性作用的影响因素，因此，对这类性激素与皮肤关系的研究是研究性别与皮肤关系的重要部分。在皮肤的表观状态研究方面，李丁等采用激光多普勒动态血流成像仪对20例月经正常女性月经周期3个阶段的指甲微循环血流量及手背动态血流量进行扫描测定，结果显示月经周期的月经期、增殖期微循环血流量差异有统计学意义，月经周期第23天血流灌注量较月经第1天及第14天明显增加，其他手指指甲微循环血流量测定结果相似。由此可见，健康女性的体表微循环血流量随月经周期呈动态变化。

目前，国内外对女性生理周期的皮肤研究大多仅限于少量生理指标的观察，如皮肤颜色、皮肤 pH 值、皮肤水分等，尚没有完整的皮肤数据的采集分析。研究发现男性肤色较女性而言偏暗黄，随机采集 1462 名 18～85 岁的汉族人颌面部肤色，其中男性 682 名，女性 780 名，通过测量受试者右侧颌面部的颞部、额部和颊部 3 个部位的肤色值进行肤色研究，结果表明男性颌面部肤色参数 L*值和 b*值均低于女性，而 a*值高于女性；颌面部肤色参数 L*值和 a*值与年龄呈负相关，即随着年龄的增加，皮肤的 L*值、a*值逐渐降低；而 b*值与年龄呈正相关，即随着年龄的增加，b*值逐渐增大。苏跃等测量分析了 127 名男性、173 名女性的皮肤 pH 值，结果表明女性的面部、前臂伸侧、前臂屈侧皮肤 pH 值均高于男性；但男女前臂伸侧皮肤 pH 值经统计学检验无明显差异。大连市皮肤病医院皮肤科的辛淑君等对我国北方 325 名正常人的前额及前臂屈侧皮肤皮脂量和皮肤含水量进行测量，结果显示：12 岁以前，男女前额皮脂量无差异；13 岁以后，男性前额的皮脂量明显高于女性；除 36～50 岁年龄组外，女性前额的皮脂分泌快于男性；除男性 13～35 岁组的前额皮肤含水量高于女性外，其他各年龄组各部位男、女皮肤含水量无显著差别；13～35 岁组男、女性前额的含水量均高于前臂；13～35 岁组男性前额皮肤含水量最高；其他各年龄组前额和前臂皮肤含水量无明显部位差异。综上可知，不同性别会出现不同的皮肤生理状态，表现在肤色深浅、pH 值、油脂含量等方面，主要是受到不同性激素分泌的影响所导致的差异性。

7. 生活习惯对皮肤的影响

王学民教授团队曾采用问卷与测试相结合的方法，比较分析了护肤习惯不同的人群的皮肤状态。结果表明：56 名经常使用护肤化妆品志愿者的皮肤指标在皮肤清洗前后的两种状态下并不完全相同；44 名不常使用护肤化妆品的志愿者在这两种状态下则无明显差异。王学民教授等还研究了抽烟前后面部皮肤氧含量的变化，发现在吸烟仅 30min 后，皮肤的温度和氧含量就会出现显著变化；吸烟后其面部皮肤温度和氧含量的变化可能是导致吸烟人群皮肤过早老化的根本原因。李利等研究了运动对皮肤的影响，测试了水分含量、油脂含量和 pH 值三项指标，发现运动诱发的出汗显著影响了面部区域的皮肤生理特性。

8. 空气污染对皮肤的影响

刘玮教授等研究了空气污染对皮肤科门诊人数、荨麻疹及湿疹皮炎发病率、皮肤状态等的影响，重点分析了城区与郊区女性的皮肤状态，结果发现空气污染较严重的城区女性皮肤水润度、屏障功能较差，肤色更黄；空气污染较轻的郊区女性紫外线损伤较严重（更黑、更红）。郊区女性皮肤在面部、手臂内侧和臀部均更加黑和暗沉，面部和手臂内侧更红，臀部肌肤与城区女性无显著差异。这充分说明了空气污染并不仅仅影响人体呼吸系统，同样会对人体皮肤器官造成损伤。

9. 地域对皮肤的影响

地域对人体皮肤造成的影响往往来源于气候、饮食、人种等差异性。刘玮教授等研究了不同地域（北京、广州、成都、上海）对女性皮肤状态的影响，结果发现北京女性皮肤水分含量低于广州女性。非曝光部位肤色研究结果显示：广州、上海、成都情况相似，北京志愿者非曝光部位肤色更浅。曝光部位肤色研究结果显示：上海人的肤色更深，北京人的肤色更浅。根据实验结果推测，不同城市曝光部位肤色差异明显，可能是由于地理因素影响。北京由于纬度较高 UV 辐射更少，人们更多待在室内，因此肤色更浅。金西英等通过问卷及封闭性斑贴实验研究了不同地区中国女性对于化妆品成分的皮肤敏感性，发现皮肤的敏感性和化妆品耐受性受到不同气候的影响。北京、沈阳和成都的受试者与其他地区的受试者相比对某些成分（防腐剂、抗衰老成分）更敏感。广州和上海的受试者皮肤刺激性评分与自述敏感性反应和化妆品不良反应均保持在较低的水平。

（二）皮肤状态与生活质量相互反映

皮肤是人体呈现出来最为直观的表现，皮肤状态与生活质量互相影响，相互反映。因此，通过皮肤测试、调查问卷来研究不同皮肤状态人群的生活质量，一方面可以判断其影响力大小，另一方面可以与皮肤生理指标建立联系，以期从生活习惯

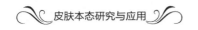

上来改善皮肤状态。

我们以防晒和痤疮为例。田燕等曾对北京和上海市人群进行有关紫外线防护的问卷调研，结果显示：2009 年，北京和上海市人群对紫外线防护的知识了解较弱，不同性别人群对紫外线采取的防护措施不同，男性主要为太阳镜，而女性首选防晒化妆品。谢淑霞等对大学生痤疮患者进行了流行病学调研，发现痤疮严重程度是影响患者是否接受治疗的因素，而对痤疮的认识不足、错误地选择治疗手段及治疗费用超负荷则是延误大学生就医、加重病情的主要原因。重度痤疮、女生及大四学生患者更愿意接受治疗。此外他们还调研了痤疮对大学生人格倾向及生活质量的影响，结果发现：大学生痤疮患者的心理问题表现为焦虑、抑郁、社交障碍和缺乏自信，痤疮明显干扰了大学生患者的日常生活和对择业、就业的信心，受影响的程度与痤疮的严重程度呈正相关。王青等研究了面部毛孔粗大的影响因素，通过皮肤科医生主观分级，结果显示其与性别、年龄、遗传、紫外线曝露等因素均相关，尚未明确吸烟、饮酒、使用护肤品等因素的作用。

（三）探究方法学研究思路

基于皮肤测试得到的各项指标进行深入的分析研究，我们可以对不同皮肤状态指标进行方法学层面的探讨和建设，如皮肤颜色、皮肤衰老等，有助于为后续的皮肤生理学研究及化妆品开发提供理论基础和技术支撑。例如，谈益妹等建立了皮脂分泌量定量测定的方法，结果发现用计算机图像分析皮脂胶带标本法和推荐的标准评判法之间有良好的相关性，尤其是皮脂点总数、皮脂点最大值、最小值及总象值。蒋小月进行了皮肤颜色定量评价的方法学研究，结果表明：赛维肤色测量仪与分光光度计 C-t-2600d、皮肤黑色素及血红素测量仪 Mexameter MX18 有较好的相关性，能客观地反映皮肤颜色的变化。这些对于测量方法的技术革新和探索，能不断推动行业的进步。

（四）仪器迭代开发

对于皮肤测试相关仪器的开发和其在新领域的应用也是皮肤测试的一大重要作用。例如，李淑媛等研究了电流感觉阈值测试仪在诊断神经源性敏感性皮肤中的意义，证实辣椒素试验可以反映皮肤神经敏感性的改变，电流感觉阈值（CPT）测试可以客观地反映皮肤神经敏感性改变的程度，因此辣椒素试验结合 CPT 测试可以评估皮肤神经敏感性。但是在这之前，电流感觉阈值及其测试仪器，在临床上应用最为广泛的却是对糖尿病患者进行无创性的预测，通过电流刺激的异同来确定病人是否患有糖尿病。这些新仪器在新学科的新应用，无疑为不同学科间的融合及进步提供了坚实的基础。

另外可对现有仪器进行对比研究，进一步开发仪器功能。例如，田燕等比较 Chromameter CM2500d 和 Mexameter MX18 的异同，结果表明：在测量正常皮肤颜色时，两种仪器的检测指标具有很好的相关性；当紫外线照射后，两种仪器反映色素变化的指标 L*比 MI 更易受皮肤红斑的影响；在测量即刻黑化量（IPD）和最小持续黑化量（MPPD）产生的色素以及色素变化规律时两者具有很好的相关性；a*与 EI 作为反映红斑的指标，在测量最小红斑量（MED）诱导的红斑时两者有很好的相关性，但反复紫外线照射红斑产生过强时，两者的相关性却明显下降。在记录红斑随时间的变化过程中，两者始终保持较好的相关性。

（五）化妆品功效评价的发展

化妆品功效评价是皮肤测试中尤为重要的一个功能。测试者使用化妆品前后皮肤状态各指标的差异能够最为客观直接地评价待试化妆品的各项功效。

刘玮团队研究了防晒产品的防晒效果与 SPF 值及涂抹厚度的关系。Zou Y. 等研究了通过提升面部皮肤护理的涂抹方法来提高皮肤护理产品在中国女性面部的均匀性，发现中国妇女在绝经期缺乏专业护肤指导和日常护肤习惯，造成护肤品涂抹不均匀的结果。通过咨询专业人士，改进护肤品的使用方法可以有效改善面部产品涂抹的均匀性，特别是延缓衰老的化妆品。通过对使用化妆品产品前后的皮肤状态进行对比，能够最为直观地对化妆品产品的功效进行评价。

（六）皮肤临床科学的应用

对皮肤进行测试，探索皮肤的状态及问题，同样能够运用于对皮肤类疾病的研究。对临床应用而言，这不仅仅是单纯地分析皮肤病患者的皮肤状态，而且能够根据皮肤出现的偏颇状态去预测潜在疾病的发生。此外，还能分析消费者在使用化妆品过程中所出现的不良反应等情况。例如，万苗坚等发现：发生化妆品皮肤不良反应的人群中，中青年女性患者居多；临床表现主要为接触性皮炎（96.3%）；大部分是由一般化妆品引起，其次为祛斑增白类化妆品。

综合诸多团队的调查研究可以发现，皮肤本态测试除了上述的这些通常应用的领域和作用，也同样能不断扩展发现新的研究价值，例如：①研究不同情况（年龄、性别、地域、季节、生理状态）下皮肤状态的特征与差异；②通过调查问卷研究不同人群的生活质量，并与皮肤状态建立联系；③对不同皮肤状态指标进行方法学研究，如皮肤颜色、皮肤衰老等；④对现有仪器进行对比研究，进一步开发仪器功能；⑤对产品功效进行研究，如防晒产品等。相信随着学科和技术手段的不断进步，皮肤测试势必将更为广泛地服务于国民的健康美丽事业。

第二节　化妆品设计中的人群划分

皮肤作为机体抵御外部环境的第一道屏障，每天要面对很多挑战，如微生物、空气污染、冷热刺激、应力创伤等。日积月累，不仅皮肤的结构会发生变化，皮肤的功能也会逐渐衰退，即所谓的皮肤老化。这种生理性的老化，在人体的曝光及非曝光部位会呈现出差异性：在曝光部位，如面部皮肤，其主要临床表现包括色素紊乱、皮肤干燥以及皮肤弹性下降甚至消失等。而不同种族的人，由于居住地理环境和种族特异性，皮肤在遇到上述问题时会呈现出不同的变化或特定的征象，即不同种族人的皮肤对同一损伤或致老化因素的反应具有差异性。Tsukahara 等研究者提出，在同一种族中，地理和气候（如经纬度、温度和湿度）等的差异也会导致颜面皮肤老化征象的差异。由此可见，不同地域、不同季节、不同种族、不同年龄的人群，皮肤均有各自的特点。针对不同地域、不同季节、不同种族、不同年龄等因素条件下人体皮肤的特点，开发适用于不同人群的化妆品，以达到"精准护肤"的目的，不仅是时代的需要，更是保障人体皮肤健康的需要。因此，我们对皮肤的研究，首要工作是对人群进行细致的划分，归纳其独特的生理特征，"精准定位"才能有助于后续以"精准护肤"理念辨证论治地进行化妆品产品研发。

一、按地域划分人群

中国地域广阔，南北跨越约 50°纬度，西高东低，多样的地理环境造就了多样的气候条件。一方水土养一方人，不同的环境形成了南婉北爽、南柔北刚、南米北面、南北凝聚的南北人文特色及其生活习惯的差异。同样，皮肤状态受众多因素影响，不同地区由于所处的地理位置不同，其紫外线辐射、日照时间及空气湿度等有所差异，使得不同地域的人群皮肤状态有所差别。因此，考察地域因素对人群皮肤状态的影响是皮肤本态测试的一项重要研究，通过综合气候、行政、地理等因素对全国皮肤本态测试点进行布局，采集不同地区人群皮肤多项指标数据，进而评估不同地域人群的皮肤状态。了解不同地区人群皮肤状态及其需求，对于有针对性地设计适合不同地区人群的护肤品及产品的市场投放具有重要参考价值。

（一）不同地域因素对皮肤的影响

国内外关于皮肤的地域性研究，主要涉及肤色、皮肤滋润度等方面，如表 1-1 所示。张建中、李文海等经过研究发现，外界因素引起皮肤温度的增加，均会增加紫外线对皮肤的损伤。毛政旦则指出我国皮肤相对湿度分布主要受纬度、

表 1-1 不同地域人群的皮肤特征

皮肤指标	不同地域人群的皮肤特征
肤色	① 广州位于华南，北回归线附近，气候高温多雨，终年日照强烈，该市女性面色黄而暗；北京位于中国华北，地处暖温带半湿润区，大陆性季风气候，日照较广州地区较为和缓，因此该地女性面色较白较亮；上海位于中国华东，女性面色偏红较亮；重庆位于中国华西，四川盆地之中，湿润多雾多雨，日光照射较弱，该地女性面色又白又亮 ② 华南地区人群与其他地区人群相比，肤色相对最黑，华北地区人群肤色相对最白
皮肤滋润度	① 总体而言，广州地区女性皮肤水分含量较北京地区高，经皮水分散失较北京地区女性低，油脂含量高于北京地区女性，即北京地区女性相对于广州女性皮肤干燥 ② 皮肤水分含量由高到低为：杭州>长春>苏州>长沙>昆明； 经皮水分散失由高到低为：苏州>杭州>长沙>长春>昆明

海陆分布、地形和大气环流等因素控制。丁晓平认为海边与内陆的环境具有不同的特点，对皮肤也会造成不同的影响，说明温度、湿度及光照等气候因素对皮肤状态的研究有重要意义。

（二）皮肤地域性分型

经过众多文献调研，发现目前关于皮肤状态的研究主要从皮肤颜色即肤色、皮肤角质层水分含量和皮肤衰老等方面进行。

人类的肤色分为构成性皮肤颜色（constitutive skin color）和选择性皮肤颜色（facultative skin color）两部分。其中构成性皮肤颜色的主要影响因素是遗传基因，同一人种有同一基本肤色，但由于遗传基因的不均一性，同一人种的同一基本肤色也会有一定差异。选择性皮肤颜色主要受生活环境的影响。岳学状等发现决定皮肤颜色的主要因素有黑色素、血红蛋白、类胡萝卜素、真皮血管及真皮纤维等，这些成分在受到紫外线、药物及其他刺激物的作用时会发生明显的改变。而我国不同地区由于所处的地理纬度不同，受到的紫外线辐射及日照时间等也有所差异，使得不同地域的人群皮肤颜色也有所差别。因此，根据经紫外线照射后产生红斑还是色素的情况可以将皮肤进行分类。

1. 日光反应性皮肤分型

日光反应性皮肤分型（sun-reactive skin typing）简称皮肤类型（skin typing），在许多文献上也被称为皮肤光型（skin phototype）。皮肤的日光反应性是指皮肤对日光照射的反应特点以及反应程度，由美国哈佛医学院皮肤科医生 Fitzpatrick 于 1975 年首次提出，将白种人的皮肤分为四个类型。后来 Pathak 在此基础上做了进一步的修改和补充，增加了棕色和黑色皮肤的人群，形成了沿用至今的 Fitzpatrick-Pathak 皮肤分型系统，如表 1-2 所示。

表 1-2 Fitzpatrick-Pathak 日光反应性皮肤类型

皮肤类型	日晒红斑	日晒黑化	未曝光区肤色
I	极易发生	从不发生	白色
II	容易发生	轻微晒黑	白色
III	有时发生	中度晒黑	白色
IV	很少发生	重度晒黑	白色
V	罕见发生	呈深棕色	棕色
VI	从不发生	呈黑色	黑色

经刘玮、赖维等调查发现中国女性人群中皮肤类型以III型为主，其次是II型和IV型。并且在不同城市人群中III型皮肤无显著差异，II型和IV型皮肤有显著差异。

不同地域人群紫外线最小红斑量的均值各不相同，并且有些地区的差异明显，说明地域对于人群皮肤最小红斑量数值的大小有显著影响。

2．肤色分级

随着研究的深入，刘玮指出皮肤分型方法对紫外线照射敏感性方面有一定的局限性。因此就有了下面所述的新的皮肤颜色分级方法。

国际上常用的测量肤色的体系是国际照明委员会（CIE）规定的 L*a*b*体系，根据测得的 L*、a*、b*的数值计算出个体类型角（ITA），用于颜色分级。ITA 越大，皮肤越明亮；反之，皮肤越晦暗。根据 Chardon 分组方法将皮肤颜色分成 6 级，如表 1-3 所示。

表 1-3 chardon 法肤色分级

肤色分级	ITA/(°)	皮肤颜色
Ⅰ级	>55	非常浅（very light）
Ⅱ级	41～55	浅（light）
Ⅲ级	28～41	中间色（intermediate）
Ⅳ级	10～28	褐色（tan）
Ⅴ级	−30～10	棕色（brown）
Ⅵ级	≤−30	黑色（black）

3．皮肤角质层含水量

人体皮肤相对湿度直接受大气温度和水汽压这两个环境因素控制，因而地理分布对其有不容忽视的作用。皮肤相对湿度的地理分布与气温相似，主要受经纬度、海陆分布、地形及大气环流等因素控制。

角质层除了防止机体水分过多丢失之外，另一个功能就是潴留适量水分，以维持皮肤的正常生理功能。角质层水分的含量除了与性别、年龄、营养及遗传因素有关外，还与生活环境（温度、空气的湿润度等）密切相关。而角质层的研究主要通过角质层含水量和经皮水分散失量（trans epidermal water loss，TEWL）等指标的测量进行，这两项指标也是评价化妆品保湿效果的重要指标。蔺茂强等在研究角质层的含水量及其皮肤生物功能的影响时指出，环境因素对角质层含水量有重要影响。赵毅等对不同区域城市居民皮肤水分的调研结果表明：皮肤水分含量由高到低的城市排列为杭州>长春≈苏州>长沙≈昆明；经皮水分散失由高到低的城市排列为：苏州>杭州>长沙>长春>昆明。

4．中医体质与地域的相关性

皮肤状态是内源性因素和外源性因素共同作用的结果。中医认为，"有诸内者，必形诸外"，即通过皮肤外在表现，可以直接或间接地测知人体健康状态。中医体质学创始人王琦教授提出"肤-体相关理论"，认为皮肤表现是体质整体表现的一部分，体质是皮肤的土壤，体质状态对皮肤状态具有决定性作用。因此，研究皮肤与体质的相关性，可从调理体质角度指导皮肤养护，为增进皮肤健康提供新的手段和方法。

体质是一种客观存在的生命现象，是个体生命过程中，在先天遗传和后天获得的基础上，表现出的一种形态结构、生理机能以及心理状态等方面综合的、相对稳定的特质。如今经过多年的探索总结，中医将体质分为平和质、气虚质、阳虚质、阴虚质、痰湿质、湿热质、瘀血质、气郁质、特禀质9种基本类型。众多学者也指出地域是人群体质的重要影响因素，而不同体质的人群面色及皮肤含水量均有所不同。

薛丽飞指出人群体质的构成与不同地理区域和不同季节、气候有明显关系。一般来说，北方比南方的阳虚质及寒性体质者明显更多；南方则多阴虚体质；越趋滨海或东向，痰湿质者越多。这与彭胜权等对岭南人群体质的调查结果和苏中昊等对江苏地区人群体质的调查结果基本一致。

王琦、朱燕波等对中国一般人群中医体质流行病学调查的结果表明，中国的一般人群中，平和质占32.14%，8种偏颇体质占67.86%，其中偏颇体质中排名前三的体质类型分别是气虚质、湿热质、阳虚质。不同地域体质类型构成比不同，差异具有显著意义。

徐艳明等对黑龙江地区的女性进行体质与皮肤的相关研究时指出，不同体质、不同部位的皮肤粗糙度、平滑度，皱纹存在差异。这说明中医体质对损美性皮肤的发生有一定的易罹性和倾向性。

谢胜等对广西人群中医体质类型调查的结果显示，参与调查的广西人群中，偏颇体质占了91.76%，偏颇体质中气虚质、阳虚质、痰湿质占的比例较大。这与广西地理位置、气候以及饮食习惯等密切相关。

梁惠陶等对广州地区人群中医体质类型调查的结果显示，参与调查的人群中偏颇体质占了93.84%，偏颇体质中以痰湿质和气虚质为主。这充分体现了体质的地区性。

吴承玉等对江苏地区的人群中医体质调查的结果表明，江苏地处我国东南沿海，气候温暖湿润，四季分明，冬季虽然不是非常寒冷，但江苏没有暖气供应，人体寒冷感觉明显，易损伤阳气，阳虚体质明显；经济发达，生活节奏快，气虚体质也较为明显。

李杰等对青海地区人群中医体质类型调查的结果显示，青海地区人群偏颇体质达到了73.4%，由于青海地区海拔高，气温低，常年偏寒冷，致使人群的偏颇体质以阳虚质、气虚质、阴虚质、血瘀质、痰湿质为主。

宋雅琳总结了国内不同地域中医体质类型，指出我国各地区偏颇体质，浙江地区以阳虚、气虚、痰湿体质多见；四川地区以痰湿、湿热体质多见；甘肃地区以阳虚、痰湿体质多见；广东以湿热、气虚体质多见；河南以痰湿、气虚体质多见；北京以痰湿、阳虚体质多见；南京以血瘀、气郁体质多见。

李建民等研究发现中医体质与皮肤水分及pH值有关，与平和质组相比，偏颇体质组的皮肤水分及pH值都有所增大。

曲建宁等在中国城市女性面部状态与中医体质类型相关性研究中指出，与中国一般人群对比，城市女性中阳虚质、阴虚质、气郁质人群比例高于一般人群；平和

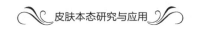

质、气虚质、血瘀质、痰湿质、湿热质、特禀质人群比例低于一般人群；肤色偏白的女性人群中平和质最多，肤色偏黄的人群中阳虚质最多，皮肤偏红的人群中阴虚质最多。

由上述内容可见，中医体质的分布有明显的地域特征。不同地域人群的中医体质有所差异，不同的人群体质类型其皮肤的状态亦有所不同。有学者已经关注并研究中医体质与皮肤养生的内容，但关于不同地域中医体质类型对皮肤的影响以及不同体质与皮肤各项指标的关系值得进一步研究。

5. 皮肤衰老

皮肤衰老分为时程老化和光老化，两者均可导致皮肤皱纹形成。时程老化即自然老化，是一种不可避免的现象，会在皮纹加深的同时伴随皮肤变薄和弹性丧失，累及全身皮肤；光老化导致的皱纹是源于紫外线（UV）的损害，在光曝露部位的皮肤出现深大皱纹，伴有皮肤干燥、粗糙、皮革样外观、毛细血管扩张、色素异常甚至癌变等。刘玮指出，不同的纬度位置和海拔高度，日光中紫外线含量也有所不同，生活在热带及亚热带或地处高原的人，会接受更强、更多的紫外线辐射，皮肤也容易出现色斑和衰老。这与高倩等对我国不同纬度地区紫外线曝露状况及其致皮肤老化损伤评价的结果一致。

杨茜等对贵州西部高原地区的人群进行紫外线致病知识及防晒意识的调查中提到，贵州西部高原，紫外线辐射强度、日光照射时间较平原地区显著增强，长期、过度紫外线照射已经成为影响当地居民皮肤健康的主要威胁。

根据 Glogau 分型法，临床上将皮肤光老化分为Ⅰ、Ⅱ、Ⅲ、Ⅳ型（详见表 1-4）。夏济平等研究发现，南京地区 46~65 岁人群以Ⅲ型光老化为主。

刘扬等在对我国东北地区紫外线辐射对人群皮肤损伤的研究中指出，高曝露人群皮肤老化危险性比低曝露人群高一倍，老化发生时间提前 10 年。

朱威等在研究成年女性面部皮肤自然老化及光老化的特征时提到，以北京女性为样本的调查中，浅色皮肤较深色皮肤更易受到光损伤。Nouveau 等在报道中也指出欧洲女性皱纹明显增多是在 30 岁以后，而亚洲女性是在 40 岁以后。因此，马慧军等研究指出，亚洲人以色素沉着或色素减退斑的出现为早期光老化的表现。

通过以上研究整理发现，不同地域皮肤衰老程度亦有所不同，而其中又存在何种神秘的联系也是我们后续研究的又一重点方向。

表 1-4　皮肤光老化的临床分型（Glogau 分型法）

分型	皮肤皱纹	色素沉着	皮肤角化	毛细血管	光老化阶段
Ⅰ	无或少	轻微	无	无	早期
Ⅱ	运动中有	有	轻微	有	早~中期
Ⅲ	静止中有	明显	明显	明显	晚期
Ⅳ	密集分布	明显	明显	皮肤灰黄	晚期

6. 地域差异对紫外线最小红斑量的影响

皮肤日晒红斑，即日晒伤，是人体皮肤对日光中中波红斑效应紫外线（UVB）辐射过度的反映之一，红斑的产生伴随着分子和细胞水平的生物学改变，包括皮肤表层出现日晒伤细胞和真皮炎症细胞浸润。有人认为，日晒红斑与细胞凋亡有明显关系，凋亡的角质形成细胞即为日晒伤细胞，日晒伤细胞的形成是防止上皮细胞恶变的防御机制。根据红斑出现的时间，红斑可分为立即性红斑和持续性红斑。立即性红斑常于紫外线辐射时或数分钟内发生，持续时间较短，一般数小时内消失。而持续性红斑有一定的潜伏期，一般辐射后 2～10h 开始出现，12～24h 达高峰，通常可持续 10 余小时，严重者甚至可持续一天至数天。日晒红斑是一种非特异性急性炎症反应，目前认为立即性红斑的机制为太阳辐射导致血管内皮细胞溶酶体受损从而引起真皮炎症反应，主要涉及溶酶体酶、组胺、激肽、前列腺素、花生四烯酸等物质。持续性红斑的机制尚未明确，可能是体液因素和神经血管调节共同作用的结果。

李秀丽等测试了上海地区正常人群的紫外线最小红斑量（MED），其中女性的 UVA-MED 均值为 $47.89mJ/cm^2$，UVB-MED 均值为 $36.28mJ/cm^2$；李世军等测试了贵阳地区正常人群的紫外线最小红斑量，其中 UVA-MED 均值为 $48.25mJ/cm^2$，UVB-MED 均值为 $35.24mJ/cm^2$；曾海等测试了赣南地区正常人群的紫外线最小红斑量，其中 UVA-MED 均值为 $58.4mJ/cm^2$，UVB-MED 均值为 $47.5mJ/cm^2$；赵文青等研究了广西南宁地区正常人群的紫外线最小红斑量，其中 UVA-MED 均值为 $52.5mJ/cm^2$，BB-UVB（宽谱中波紫外线）的 MED 均值为 $43.0mJ/cm^2$，比之王丽英等的检测结果略高，可能与该地区地处亚热带有关；冯峒等研究了南京地区正常人群的窄谱中波紫外线最小红斑量，其中 NB-UVB（窄谱中波紫外线）的 MED 值为 $(66.12\pm18.33)mJ/cm^2$（16.7～15.00 mJ/cm^2），BB-UVB 的 MED 值为 $(41.58\pm11.18)mJ/cm^2$（15.0～8.19 mJ/cm^2）。通过上述众多学者的测量研究可以看出，不同地域人群紫外线最小红斑量的均值各不相同，并且有些地区的差异明显，说明地域对于人群皮肤最小红斑量数值的大小有显著影响。

（三）地域差异对皮肤的影响

皮肤生理指标是反映人体皮肤生理状况的重要指标。许多因素对皮肤生理指标有影响，不同地域导致温度、湿度、紫外线辐射及民俗习惯等的不同均会影响皮肤的生理指标。皮肤生理指标通常包括肤色、皮肤角质层含水量、皮肤弹性和皮肤粗糙度等。研究发现：越靠近赤道地区人群皮肤颜色越深；生活在热带或者亚热带地区及高原地区的人群易出现色斑及衰老现象。

（四）化妆品企业十分关注不同地区人群皮肤状态

随着中国消费者对自身皮肤关注度的提高及对化妆品认识的不断深入，更加契

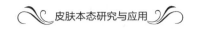

合中国消费者皮肤特点的产品才能得到认可。因此，一些知名化妆品企业对于中国人群皮肤状态的研究越来越多。

（1）资生堂　中国女性眼周皮肤生理的研究：分别在北京、上海、广州、沈阳地区招募 600 名 20～49 岁的中国女性，通过图像分析，对皱纹、黑眼圈等现状程度进行评价，采用色差仪和皮肤黏弹性测定仪等对眼周皮肤生理状态进行测量。结论：多数年轻女性眼周皮肤屏障功能低，黑色素含量和血流量较高。

（2）宝洁　中国城市女性人群皮肤类型调查及相关研究：对北京、广州、上海、成都 404 名健康成年女性进行调查研究，比较四个城市受试者的皮肤类型分布情况，结果发现各调查城市均以Ⅲ型皮肤为主，城市间差异不显著。但Ⅱ型和Ⅳ型皮肤的比例在各城市间差异均有显著性。

（3）欧莱雅　中国人群皮肤类型报告：1996 年开始着手中国人皮肤类型研究，抽样调查 2000 名分布于南方和北方、年龄在 25～60 岁女性的皮肤状态，对脸部及手部皮肤进行了描述，研究发现，中国南方女性色斑多，北方女性皮肤干燥。而究其原因，可推测出该研究的结果与不同地域的环境气候是密切相关的。

（五）现有皮肤状态研究存在的问题

通过相关文献调研，我们从中汲取前人的经验，对于地域与皮肤指标研究的开展具有很好的参考意义，但现有皮肤状态研究也存在一些问题。

1. 地区选择的代表性不足

现有皮肤状态研究在地区选择上无系统规划，主要涉及华北、华南、华东地区，南方、北方地区等，未从全局规划。我国幅员辽阔，经纬度跨越甚广，因此不同的划分方法造就了地理区域表述的多样性，包括地理区域、行政区域、气候区域、海陆区域等多方面的划分方式。而要更科学地研究地域对国人皮肤状态的影响，就需要从多方面考虑对测试人群的地域分布进行系统规划。

2. 涉及的皮肤指标偏少

皮肤是一个复杂的系统，皮肤状态涵盖了各个维度的众多指标。而调研发现现有皮肤状态研究中仅涉及肤色、衰老、水分含量等表征皮肤状态的某一项或几项指标，不能对不同地区人群整体皮肤状态进行多角度多指标的综合分析。

（六）地区划分方案设计

科学规划研究方案对于中国人群皮肤本态测试及其后续待研究的系列内容、最大化发掘研究成果十分重要。研究中国人群皮肤状态及地域对皮肤状态的影响，需要考量地域选择的代表性、样本量及其皮肤指标的选择等问题，因此在地域选择上需要综合地理、行政及其气候特点选择代表性城市进行整体布局，同时兼顾测试人群的代表性问题，从而进行全面、系统的研究。

地域的选择对研究结果具有重大的影响。首先，选择的地区要具有代表性，具有该地区鲜明的气候、环境和人文等特征。选择的地域间的气候、环境、民俗习惯等均有明显的差异。我国疆土辽阔，地区划分的标准也多样化，以下为几种典型的划分标准。

（1）按地域划分　根据地势、自然地理以及人文特点，可以将我国划分为四大地区，即北方地区、南方地区、西北地区、青藏地区。北方地区与西北地区的分界线主导因素是季风因素，为大兴安岭-阴山-贺兰山，与 400mm 年等降水量线一致；北方地区与南方地区的分界线主导因素是气候，为秦岭-淮河线，大致与 1 月份 0℃等温线、800mm 年降水量线重合；青藏地区与其他三个地区的分界线的主导因素是地形地势，为昆仑山脉-祁连山脉-横断山脉，即第一阶梯和第二阶梯的分界线。四大地区的具体位置如表 1-5 所示。我国四大地理区域的区域特征如表 1-6 所示。

表 1-5　四大地区经度纬度大致范围

地区	纬度范围（北纬）/(°)	经度范围（东经）/(°)
北方地区	32～53	103～135
南方地区	18～34	98～123
西北地区	40～50	73～123
青藏地区	27～40	73～104

表 1-6　我国四大地理区域的区域特征

地区	地理位置	气候	植被类型
北方地区	位于大兴安岭以东，青藏高原以东，内蒙古高原以南，秦岭-淮河以北，东临渤海和黄海	温带季风气候，冬季寒冷干燥，夏季高温多雨，春季多沙尘暴	以落叶阔叶林及针叶林为主
南方地区	位于秦岭-淮河以南，青藏高原以东，东、南部面临东海和南海	亚热带季风气候和热带季风气候，夏季高温多雨，冬季低温少雨	以亚热带常绿阔叶林和热带雨林为主
西北地区	大体上位于大兴安岭以西，长城和昆仑山-阿尔金山-祁连山以北	温带大陆性气候，冬季严寒干燥，夏季高温少雨	以荒漠草原为主
青藏地区	位于我国西南部，横断山以西，喜马拉雅山以北，昆仑山和阿尔金山以南	高原山地气候，海拔高，气温低，日照强，紫外线辐射强烈	以高山草甸为主

影响皮肤状态的因素有很多，研究发现外界因素引起皮肤温度的增加，也会增加紫外线对皮肤的损伤。我国皮肤相对湿度分布主要受纬度、海陆分布、地形和大气环流等因素控制。这说明温度、湿度及气候等因素对皮肤状态的研究有重要意义。

（2）按行政类型划分　按照行政区域划分，我国地理区域可以划分为华北地区、东北地区、华东地区、华中地区、华南地区、西北地区、西南地区，其中华北地区

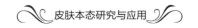

包括北京市、天津市、河北省、山西省和内蒙古自治区，东北地区包括辽宁省、吉林省和黑龙江省，华东地区包括上海市、山东省、台湾省、江苏省、安徽省、浙江省、福建省和江西省，华中地区包括湖北省、湖南省和河南省，华南地区包括广东省、广西壮族自治区、海南省、香港特别行政区和澳门特别行政区，西北地区包括宁夏回族自治区、新疆维吾尔自治区、青海省、陕西省和甘肃省，西南地区包括重庆市、四川省、云南省、贵州省和西藏自治区。

（3）按气候类型划分　综合我国温度带的划分与干湿情况，可以将我国气候划分为温带季风气候、温带大陆性气候、亚热带季风气候、热带季风气候及高原山地气候五大类。

（4）按海陆位置划分　我国疆土辽阔，是一个海陆兼备的国家，东南部濒临世界上最大的海洋——太平洋，西北部深入亚欧大陆内部，据此可将我国地域划分为沿海地区和内陆地区。丁晓平认为日光射线中对人体皮肤影响最大的就是紫外线，太阳是地球表面紫外线辐射的最主要来源，地球表面大气层因地域的不同有不同的特点，对紫外线的辐射产生不同的影响，而海边的大气层与内陆有着不同的特点，所以紫外线的辐射也不同。根据生物学作用的差别，紫外线可被分为 3 个波段，即短波紫外线（UVC）、中波紫外线（UVB）和长波紫外线（UVA）。UVC 又被称为"杀菌区"，其对生命细胞的杀伤能力最强，但太阳光中的 UVC 一般均被地面大气层中的空气、云层、尘粒、水汽等吸收和散射，只有雨过天晴时才有极少量的 UVC 到达地面；UVB 又被称为"皮肤红斑区"，其为日光对正常人皮肤产生红斑的光谱，是光化学反应最活跃的部分，大部分可被大气层阻断，且不能透过窗户玻璃；UVA 又被称为"黑光区"，在光敏物质存在下可诱发皮肤反应，其可诱导许多物质发出荧光。到达地球表面的紫外线中 UVA 占 90%，而 UVB 虽然仅占少于 10%，但其生物学效应却十分重要。UVB 和 UVA 是多种光敏性皮肤病的主要致病光谱。在 3 种不同波长紫外线中，UVA 导致细胞自由基生成、脂质过氧化的能力最强，可影响真皮组织中的胶原纤维，产生皮肤光老化；UVB 主要引起表皮和真皮的浅层病变，产生日晒红斑、免疫抑制及皮肤癌；UVA 和 UVB 联合作用可同时引起表皮和真皮的一系列病变，且 UVA 的存在还能加强 UVB 的致红斑效应。此外，UVB 可引起皮肤细胞 DNA 光加合物嘧啶二聚体的形成，如对后者修复不善，可导致 DNA 突变及皮肤癌的发生；UVA 则主要通过氧化生成过氧化物造成继发性的 DNA 损伤，继而加强 UVB 的致癌作用。海边大气环境即日光辐射、散射、反射及海边地面环境（如周围开阔、有水面、一面有大海植物少）综合起来，其日光的辐射相对强于非海边地区，所以对人体皮肤的影响较内陆环境要强。

综合以上地理、行政及气候划分标准，我们最终选定几个具有代表性的城市进行中国人皮肤本态测试整体布局。具体划分情况如表 1-7 所示。

表 1-7　选定地区及其位置、气候

选定地区	四大地理地区归属	七大行政区域归属	气候类型
北京	北方地区	华北地区	温带季风气候
辽宁沈阳	北方地区	东北地区	温带季风气候
湖北武汉	北方地区	华中地区	亚热带季风气候
上海	北方地区	华东地区	亚热带季风气候
广东广州	南方地区	华南地区	亚热带季风气候
海南海口	南方地区	华南地区	热带季风气候
甘肃兰州	西北地区	西北地区	温带大陆性气候
西藏拉萨	青藏地区	西南地区	高原山地气候

二、按季节划分人群

季节是每年循环出现的地理景观相差比较大的几个时间段。我国多数地区一年有明显的四季交替过程。四个季节都有其各自的特点，温度、湿度、日照时间和紫外线辐射强弱等均有很大的差异。人的皮肤同样也在不断根据季节周期变化来调整状态，因此随着季节的改变，皮肤的生理特点也呈现出不同的状态。本小节对季节的划分、方法、根据季节对皮肤的表观生理特点进行研究的意义及不同季节皮肤的表观生理特点进行了全面系统的介绍。

（一）按季节划分人群具有现实意义

我国多数地区一年分为春季、夏季、秋季和冬季四个季节。每个季节都有其特点：春季气候多变，通常是风、气温、气压等气象要素变化最无常的季节，多风且风力较大，空气逐渐变暖、变湿；夏季炎热，湿润多雨，紫外线强，日照时间长；秋季渐转干燥，日照减少，气温逐渐降低；冬季气候干燥、寒冷，日照时间短，紫外线辐射较弱。人的皮肤可根据环境来调整状态，因此随着季节的改变，皮肤的生理特点也呈现出不同的状态。了解各季节皮肤的特点，无论是对产品的开发设计还是指导护肤方面都有重要意义。

1. 季节划分的标准

在温带地区，一年中有春、夏、秋、冬四季，周而复始地循环。人们为了利用自然，以不同方法划分四季，如天文季节、气候季节和物候季节等。

（1）天文季节　在天文上，季节划分是根据太阳在黄道（太阳的周年视运动的轨道）上的位置来确定的，即以地球围绕太阳公转轨道上的位置确定的。太阳在黄道上每运行90°作为一个季节，时间长度是三个月，把太阳公转轨道四等分，春分、夏至、秋分、冬至是四季的开始。如此划分出的四季俗称天文四季。

（2）气候季节　由于天文四季纯粹是从天文因素考虑的，它忽略了大气环流和下垫面性质等重要因素，故划分的四季与实际的气候季节变化不太符合。气候季节划分指标的依据是候温法，是张宝堃先生于1934年提出来的，至今仍在气象业务中使用。我国古代将5天称为一候，候温即5天的平均温度。但在气候季节划分中，不是固定的5天，而是采用5天滑动平均值，即以当天及前4天为一组计算平均值。其标准为：以5天滑动平均气温低于10℃作为冬季，10～22℃作为春季或秋季，高于22℃作为夏季。这种以气象要素为依据划分的四季，被叫作气候四季。

（3）天文与气候相结合划分四季　虽然气候四季比起天文四季更接近四季的实际气候，但因我国幅员辽阔、地形复杂，所以，若要做全国性的气候四季划分是十分困难的，而且一般人们也不容易直观接受。为了使天文四季和气候能够大致相吻合，又出现了天文四季与气候四季相结合的四季划分法，它把天文因素和气候因素进行结合，互相补充。在我国，一般是以3～5月为春季，6～8月算为夏季，9～11月算为秋季，12～2月算为冬季，这就是现在人们习惯概念上的四季。

（4）物候季节　根据物候划分季节，对于农业生产比较实用。根据上述各温度指标，以相应的物候现象为物候指标，把我国农历二十四节气中的立春、立夏、立秋、立冬等"四立"时刻作为四季的开始时间。从立春到立夏这段时间为春季，立夏到立秋为夏季，立秋到立冬为秋季，立冬到立春为冬季。不同季节紫外线的辐照水平、空气湿度、悬浮粒子和温度水平等均有不同，导致皮肤生理指标随季节而变化，其中颜面部皮肤更易受气候环境变化的影响。

2．皮肤状态存在季节性差异

一年有四季变换，大自然随着季节的变化而发生变更，我们的皮肤也同样随着季节的变化而有一些细微的改变。

（1）春季　春季天气开始变暖，紫外线持续提高辐射温度，皮肤新陈代谢逐渐加快，汗腺和皮脂的分泌量会有所增加，且春季多风，空气中花粉和尘埃等易黏附到皮肤上，因此面部较冬天湿润而有光泽，但易引起皮肤过敏反应，出现痤疮、红斑等，毛孔粗大，也易晒黑。

（2）夏季　夏季的阳光强烈，容易使皮肤变得粗糙。强烈的紫外线会引起色素增加，使皮肤变黑，雀斑或黑斑等也较容易出现，不仅如此，也会加速皮肤的光老化，使皮肤增厚，弹性下降，变粗糙。高温促使新陈代谢进一步增加，汗腺及皮脂腺处于一年四季中最活跃的状态，皮肤容易内油外干，缺水产生皱纹等，皮脂分泌过度也会引发痤疮。

（3）秋季　初秋的紫外线依然强烈，然而此时皮肤的新陈代谢能力却较低，经过夏天阳光的照射，皮肤颜色较暗。同时由于气温降低、空气逐渐变得干燥，皮肤的汗腺和皮脂腺功能也逐渐减弱，皮肤水分开始减少，易干燥。

（4）冬季　冬季空气干燥、气温低，新陈代谢减慢，汗腺和皮脂腺的分泌功能较差，皮肤的毛孔收缩，血流量也减少，从而皮肤角质层变厚、干燥，出现皱纹甚至皲裂，而在我国北方地区暖气的使用会使皮肤干燥更为严重。

根据季节的变换了解各季节皮肤的特点，从而设计适合每个季节使用的护肤品，对皮肤进行护理，可达到更好的效果。

（二）季节对皮肤的影响

皮肤是一种对所有自然环境产生适应性的器官。天然保湿因子或其他补水因子的供给应该出现在最需要的季节，如冬季。该季节气候寒冷（某些地区可能伴随着空气干燥），对皮肤的含水量产生严重影响。陈旭等研究冬季与夏季对上海地区女性肤质的影响，发现季节周期变化对颜面皮肤的皱纹形成和紧致性可能没有显著影响；光老化可导致皮肤颜色逐渐变深，与冬季相比，夏季色斑呈加深趋势；皮脂腺分泌的皮脂在夏季增多；季节对皮肤含水量具有明显的影响，夏季皮肤含水量显著增加。季节变化对皮肤状态的总体影响如表 1-8 所示。

表 1-8　季节变化对皮肤状态的总体影响

相关指标	变化情况	影响因素	防护方式
皮肤弹性（R2、R5、R7）	春季皮肤弹性较好，冬季的弹性较差	夏秋的紫外线辐射损伤可能会累积到冬天，导致皮肤弹性较差，变得更加粗糙	秋冬以保湿和抗皱类化妆品为主；春夏以清爽类化妆品为主，同时注意面部特别是眼部的防晒
皮肤粗糙度（皮纹深度相关指标 R1、R3、R5）	额部和眼部的皮肤在秋冬粗糙，春夏光滑		
水分含量	面颊、额部和颈部的水分含量在秋冬季较低，尤其是冬季皮肤比较干燥，春夏季的皮肤水分含量较高	秋冬季的湿度较低，皮肤容易干燥粗糙	
经皮水分散失和皮肤 pH 值	经皮水分散失和皮肤 pH 值在冬季最高，夏季最小		
皮肤肤色	夏季皮肤的肤色要深于冬季	夏季紫外线辐射较强，容易造成皮肤色素加深	
皮肤油脂	皮脂含量在夏季最高，秋季最低	夏季温度较高，皮肤新陈代谢较快，皮脂分泌多，冬季较干燥，也会刺激皮脂的分泌	

1. 季节与皮肤肤色

数十年来，西方文化认为将皮肤晒成深色与良好的健康状况、经常参加运动和度假习惯有关，因此在审美上对其赋予了较高的评价。然而早在 1930 年，美容行业的一位先驱 CoCo Chanel 曾示警，日晒对皮肤老化具有长期的负面影响。从那以后，已有大量研究证实了日光能够对皮肤造成损伤。与西方相比，整个亚洲，无论是个人还是社会，对深肤色都有消极的认识。在亚洲，肤色较深通常与频繁的户外活动如耕种和体力劳动有关。特别是在中国文化中，对日晒导致皮肤变黑的认知已有几个世纪，因此才有了女性在晴天使用伞和面罩等防晒用具的传统习惯。这些对肤色加深的担忧在很大程度上导致了皮肤美白产品在整个亚洲的盛行。

不同季节紫外线的辐照水平、空气湿度、悬浮粒子和温度水平等均有不同，导致皮肤生理指标随季节而变化，其中颜面部皮肤更易受气候环境变化的影响。目前的研究数据证实了早期的研究结果，即中国女性的肤色从冬季至夏季的 6 个月内会加深，这一现象被称为季节性肤色加深。已有研究者证实，日照是导致人类皮肤色素沉着改变的主导因素。

当曝露于 UV 中时，皮肤由于附加性色素沉着而变黑；但是当 UV 显著减少时，该过程将从附加性色素沉着转回到构成性色素沉着。在这个转换过程中，因为皮肤所需的日光防护最少且皮肤的脱屑过程持续进行，因此夏季几个月累积的色素丢失，肤色逐渐恢复且接近正常。同样，因为季节性肤色加深所致的皮肤轻微加深经过多年的渐进性累积，使 5%～10% 的肤色加深不能恢复到正常。

目前研究证实，中国女性存在季节性肤色加深，并首次表明此现象可以通过日常使用高效稳定的广谱防晒产品进行有效改善或预防。总之，研究数据直接验证了被广泛接受的观点，即 UV 照射是诱导健康皮肤外观（包括肤色）改变的主导因素。

面部皮肤颜色存在季节变化和部位差异。L*值，在四季中，部位间亮度区别最大的季节是春季，部位间亮度区别最小的季节是冬季。在春季，嘴角肤色较亮，额头肤色较暗；对于部位来说，脸颊和嘴角比额头和眼角的肤色亮。a*值，在春、夏、冬三个季节，四个部位存在差异。在四个季节呈现最高数值的部位不一样：春季和秋季眼角较红，夏天额头较红，冬天脸颊较红。b*值，在四季中，四个部位均有差异。总体上看，相对于春、冬两季，夏、秋肤色较黄。有研究从四季和面部两方面入手，分析肌肤颜色变化，结果显示脸部颜色随季节不同、部位不同而变化。即使是面积较小的面部，其颜色也会发生复杂的变化。

研究表明，广州地区健康女性皮肤的肤色、皮肤干燥程度、皮肤粗糙度、皮肤经皮水分丢失、皮肤弹性、皮肤 pH 值、皮脂量等面部皮肤状态指标都会随季节的变化而变化。春季肤色最浅，冬季次之，秋季最深。从春季过渡到夏季，肤色加深；从秋季过渡到冬季，肤色变浅。在冬季时，皮肤最干燥，春夏两季湿润度最好。从夏季过渡到秋季，干燥程度增加；从冬季过渡到春季，皮肤干燥程度减轻。秋季皮肤粗糙程度最大，春季和夏季粗糙程度最低。皮肤经皮水分散失在冬季时最严重，夏季最小。皮肤弹性在春季最好，在冬季最差。皮肤 pH 值在冬季时最高，在夏季时最小。皮脂量在夏季最多，在秋季最少。季节的变化对广州地区健康女性颜面部皮肤生理指标有明显影响，这可能与不同季节紫外线辐照水平、空气湿度和温度的变化等因素有关。

季节变化对皮肤多个生理指标有影响。首先是对肤色的影响。有研究报道，人的曝露部位肤色的深浅明显与居住环境中的紫外线辐照水平有关，紫外线水平越高，肤色越深；刘玮等调查发现，广州地区健康女性曝露部位肤色要深于北方女性；日本学者 Hillebrand 等也发现居住在日本南方的女性要比居住在北方的女性肤色深。因此紫外线辐射水平的季节性变化，可导致曝露部位肤色的深浅出现季节性的变化。L. Andersen 等研究发现，白种人曝光的前额、前胸"V"形区、前臂和上背肤色深浅会出现季节性的变化，而且不同部位肤色变化的程度有所不同；韩国学者 K. Roh

等也发现皮肤光生物学类型为Ⅳ型、Ⅴ型的韩国人，其前胸"Ⅴ"形区的肤色，夏季要深于冬季，而前额部肤色，夏季和冬季差别不大；Paepe 等发现白种人鼻部皮肤颜色，冬季要深于秋季。

其次是对经皮水分散失量（TEWL）、皮肤含水量和粗糙度指标的影响。环境中湿度水平和紫外线辐照水平的变化对这些指标有影响，K. Paepe 等研究发现，由于冬季环境中湿度水平降低，导致鼻部 TEWL 要明显高于秋季；Egawa 等同样也发现，曝露于低湿度的环境下，TEWL 明显增加，皮肤含水量明显减少，皮肤变得干燥，皮肤粗糙度增加，细纹加深，皮肤老化程度增加；Chou 等也报告了类似的结果。另有研究表明，环境中紫外线辐照水平的变化同样影响这些指标，紫外线照射可损伤皮肤屏障功能，即便是曝露于亚红斑剂量的紫外线下也会这样。

再次是对皮肤 pH 值的影响。国外有研究表明，由于环境中温度和湿度水平的不同，冬季皮肤 pH 值要显著高于夏季。

此外，皮脂量的多少也受季节变化的影响。环境中紫外线辐射水平以及温度和湿度水平的季节性变化是影响面部皮脂量的重要因素。韩国 Youm 等研究表明，韩国人前额、下颌和面颊等部位皮脂量的多少随季节的变化而变化，夏季皮脂量最高，秋季皮脂量最少。

最后，面部色素也会出现季节性的变化。已有研究表明，夏季皮肤色素最高，冬季最低，二者有显著的统计学差异；春、秋两季色素值介于夏季和冬季之间，春、秋两季之间无显著的统计学差异；夏季与秋季、春季之间，冬季与秋季、春季之间有统计学差异。每个季节，清醒状态时的色素与睡眠时没有统计学差异。

2. 季节与皮肤含水量

钱革等在研究青年油性皮肤人群面部皮肤部分生理功能的季节变化中指出：夏季皮肤含水量最高，冬季最低，二者有显著的统计学差异；春、秋两季含水量值介于夏季和冬季之间，春、秋两季之间无显著的统计学差异；夏季与秋季、春季之间，冬季与秋季、春季之间也具有统计学差异。万苗坚等研究了季节的变化对广州市健康女性皮肤角质层含水量的影响，发现面部、额部和颈部的皮肤角质层含水量在冬季均少，因此冬季时皮肤显得最干燥，春季和夏季皮肤角质层含水量相当，皮肤较滋润。除春季与夏季额部皮肤角质层含水量比较无明显差异外，其他季节额部皮肤及其他部位各季节间比较差异均有统计学意义。可见，广州地区健康女性颜面曝露部位皮肤角质层含水量随季节的变化而发生改变，冬季的皮肤最干燥，其次为秋季，春季和夏季皮肤含水量相当，皮肤较滋润。文翔等在对女性颈部皮肤生理学特性与年龄、季节相关性研究中发现，夏季女性颈部和前臂内侧皮肤角质层含水量最高。

3. 季节与皮肤弹性

钱革在研究中指出：冬季、夏季、秋季和春季的皮肤弹性没有显著的统计学差异；而且在每个季节内，清醒状态时的色素与睡眠时没有统计学差异。

另有实验表明，夏季的皮肤色素平均值较冬季高，每个季节白天与夜间之间的色素水平没有区别。这可能与冬季接受日光照射较少有关，随着天气转暖，春季的面部色素水平逐渐加深，到夏季时达到最大值，然后随着天气转冷，面部色素逐渐变浅。夏季时皮肤的含水量较冬季高，且有明显的差异，秋季和春季皮肤的含水量介于夏秋之间，这可能与夏季时人体的基础代谢率较高有关。另外，通过实验也发现皮肤弹性变化与季节、日夜变化没有明显的关系。

油性皮肤人群，夏季皮肤含水量高，因此皮肤感觉油腻、潮湿，需要及时清洁保养；冬季皮肤含水量下降更明显，此时皮肤感觉干燥，需要制订与夏天不同的保养方法。夏季时色素增加，要做好日常的防护工作。

文翔等在对女性颈部皮肤生理学特性与年龄、季节相关性研究中发现，颈部皮肤弹性与季节相关，夏季、秋季皮肤弹性较低。王学民教授在比较不同城市和不同季节的中国人皮肤生物特性时发现：广州女性皮肤的弹性和张力在冬天比夏天高；哈尔滨女性皮肤的张力和延展性在冬天比夏天高，而前额皮肤的疲劳感在冬天比在夏天更明显。

4. 季节与皮肤粗糙度

皮肤粗糙度指标是评价皮肤延缓衰老产品功效或治疗效果的一个重要参数，而眼角和颧部的皮肤粗糙度指标常作为功效评估和疗效评估的靶部位。国外有研究表明，面部皮肤粗糙度指标易受环境中湿度水平和紫外线照射水平的影响。

万苗坚等在研究季节对广州地区健康女性面部皮肤粗糙度指标的影响中发现，季节的变化对广州地区健康女性面部皮肤粗糙度指标有影响，秋季眼角部位和颧部的皮肤粗糙度数值最大，皮肤最粗糙，春季和夏季最小，皮肤最光滑。

季节的变化之所以对广州地区健康女性面部皮肤粗糙度指标有影响，可能主要与秋冬季节环境中平均湿度低有关。相关分析表明，面部皮肤粗糙度指标与环境中湿度水平明显正相关，眼角部皮肤粗糙度指标还明显受紫外线辐射水平的影响，但其相关系数绝对值小于与湿度水平的相关系数。

5. 季节与皮肤 pH 值

王学民教授在比较不同城市和不同季节的中国人皮肤生物特性时发现，上海女性背部和手掌皮肤的 pH 值在冬天升高，夏天降低，两者有显著性差异。

第三节　利用皮肤本态设计化妆品的思路

一、指导思想及理论基础

现阶段，护肤品已经成为人们日常生活的必需品，也是大健康产业的组成部分之一。如何运用科学思维引导适合中国人群皮肤的化妆品产品开发？不同的人会有不同的思考和理解。要设计出适合中国人皮肤的化妆品，首要工作便是了解中国人真正的皮肤状态和特征。以中国人皮肤本态特征为基础，设计研究适合中国人皮肤特征及具有中国文化特色的化妆品功效原料，并进行生产转化，形成经济效益。

笔者结合自身工作经验，设计了一套专业性强、独特性高的化妆品开发理论体系，并希望以此指导未来护肤产品和技术的整体规划与开发，不断推出设计新颖、功效突出的护肤技术与产品。主要指导思想及理论基础由如下几项构成：

（1）中医药传统文化及思想　中医学是以中医药理论与实践经验为主体，以预防、诊断、治疗、康复和保健为目的研究人类生命活动中健康与疾病转化规律的综合性科学，至今已有数千年的历史。中医药在化妆品上的应用，并不仅仅是简单的中草药成分配方添加，而是中医学中的思想精髓及内涵同化妆品科学有机地结合并且发展。本书内容以中医理论中的几大理论作为指导基础，对中国人群的皮肤本态进行细致研究，随后根据研究结果对相关功能的植物组方功效原料进行开发研究。

（2）皮肤生理学　对皮肤的生理结构、各不同结构的生理学功能进行研究，阐述各不同类型皮肤的发生形成机制及相关的生理学过程、涉及的通路及蛋白质、酶激素及其调控基因。

（3）统计学及流行病学调查手段　流行病学调查是指用流行病学的方法进行的调查研究，主要用于研究疾病、健康和卫生事件的分布及其决定因素。通过这些研究提出合理的预防保健对策和健康服务措施，并评价这些对策和措施的效果。主要包括观察性研究、实验性研究及数学模型研究。流行病与统计学方法基本原理可以简述为：用收集、整理和观察分析数据资料的方法，从群体和环境的宏观角度来研究有关健康问题，为公共卫生的实际需求服务。通过运用流行病学及统计学的方法手段，对中国不同地区不同人群进行皮肤本态的研究，以期找到中国人皮肤的状态特性以及规律，从而指导适合中国人的化妆品开发。

（4）计算机辅助药物筛选技术　主要包括中药信息学和网络药理学。中药信息学是应用信息科学的理论，以计算机为主要工具，对中药学信息流全程中的信息运动规律和应用方法进行研究，以扩展中药工作者思维功能为目的而建立的信息科学技术。而网络药理学则是基于系统生物学的理论，对生物系统进行网络分析，选取特点信号节点进行多靶点药物分子设计的新学科。网络药理学从系统生物学和生物网络平衡的角度阐释疾病的发生过程，强调对信号通路的多途径调节。因此，我们可以利用中药信息学和网络药理学的各项技术手段，探讨中药所含化学成分所具有的和潜在的各项药效基础。通过运用这几项计算机辅助药物筛选技术，能够有效便捷地根据生物标志物及受体靶点筛选具有特定功能的化合物。

通过有机结合以上各学科理论基础及技术手段，形成了皮肤本态值测试—皮肤本态研究—皮肤生理学研究—组方设计—功效验证—产品开发的整体化研发流程（图 1-2）。

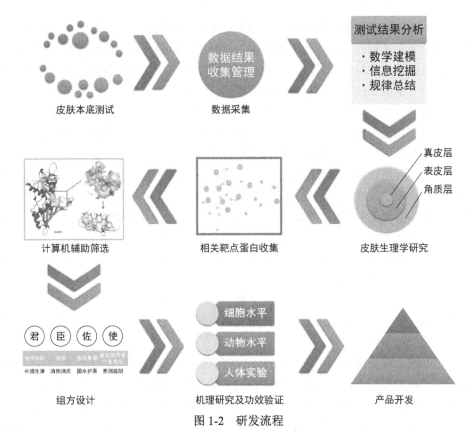

图1-2　研发流程

二、方法流程设计

　　下面详细介绍如何利用皮肤本态的数据结果指导化妆品开发的过程（图1-3）。首先确定研发产品的目的及功效。如设计一款具有祛斑、美白或抗衰老等功效的化妆品产品，最为首要的步骤是对有这些需求的人群进行皮肤相关的测试，研究其皮肤状态特征。结合皮肤生理结构与表观特征，选取有代表性的10个指标——水分含量、经皮水分散失、油脂含量、黑色素含量、血红素含量、ITA值、光泽度、平均粗糙度Rz、平滑深度Rp、算术平均粗糙度Ra进行皮肤数据采集。其中，水分是皮肤表皮角质层重要的塑形物质之一，对保持皮肤滋润度有重要作用；经皮水分散失是评估皮肤水分保护层功能的重要参数，是国际公认的评价皮肤屏障功能好坏的重要标志；皮肤油脂含量与皮肤滋润度密切相关；黑色素含量、血红素含量是国际公认评估皮肤颜色的重要指标；ITA值是反映肤色的指标，数值越大，皮肤颜色越浅，反之，皮肤颜色越深；光泽度是反映皮肤整体亮度的指标；平均粗糙度Rz、平滑深度Rp、算术平均粗糙度Ra表征皮肤纹理度，是评价皮肤老化程度的重要指标。得到十项指标的各部分数值之后，可以建立合适的数学模型，找到正常人群和偏颇人群之间的皮肤状态差异，并可分析出现这种差异的生理学过程及因素。针对偏颇状态找到原因和改善途径，从而更为精准有效地以人群需求为导向进行化妆品原料的开发及应用。随后根据分析得到的相关生理学过程并利用计算机辅助药物设计的手段，根据传统中医理论设计符合产品要求的组方原料。根据设计出的化妆品原料进行各水平的功效验证实验，最后将得到的产品进行扩大生产。

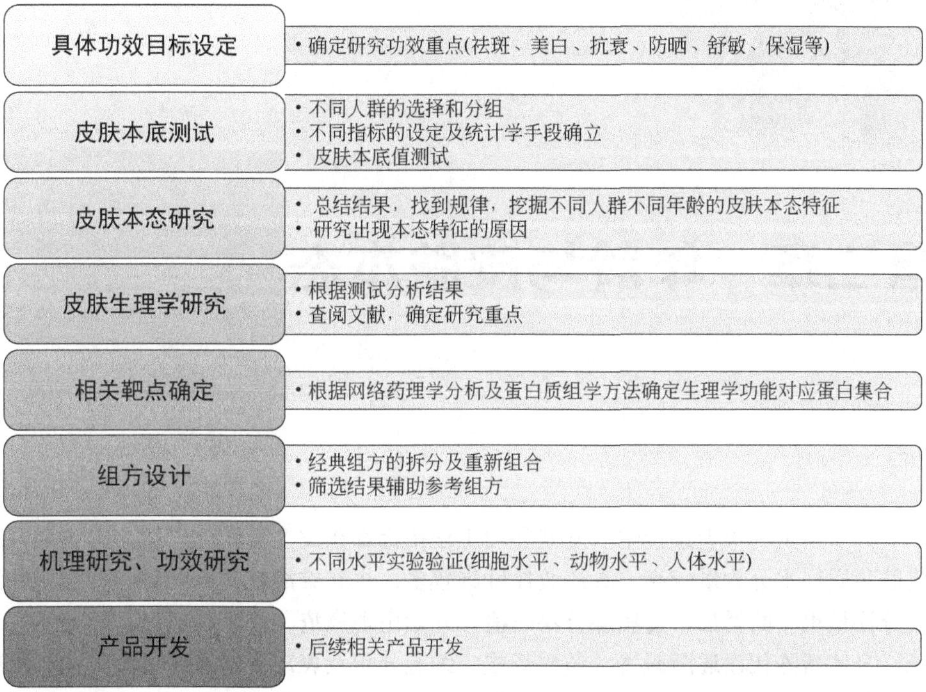

具体功效目标设定	• 确定研究功效重点(祛斑、美白、抗衰、防晒、舒敏、保湿等)
皮肤本底测试	• 不同人群的选择和分组 • 不同指标的设定及统计学手段确立 • 皮肤本底值测试
皮肤本态研究	• 总结结果，找到规律，挖掘不同人群不同年龄的皮肤本态特征 • 研究出现本态特征的原因
皮肤生理学研究	• 根据测试分析结果 • 查阅文献，确定研究重点
相关靶点确定	• 根据网络药理学分析及蛋白质组学方法确定生理学功能对应蛋白集合
组方设计	• 经典组方的拆分及重新组合 • 筛选结果辅助参考组方
机理研究、功效研究	• 不同水平实验验证(细胞水平、动物水平、人体水平)
产品开发	• 后续相关产品开发

图 1-3 产品研发技术路线图

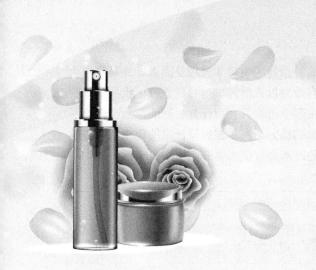

第二章　年龄与皮肤本态

02 Chapter

　　人从出生到年老过程中，皮肤各项生理指标都在发生着变化。如：青春期时的皮肤角质层水分含量较高，真皮胶原纤维较多，皮肤柔滑红润。同时，青春期性激素分泌量也不断增加，皮脂腺分泌旺盛，开始出现痤疮、粉刺等问题。随着年龄增长，身体新陈代谢逐渐减慢，角质形成、细胞分裂及表皮更新速度逐渐变慢，皮肤也逐渐表现出弹性下降、皱纹、色斑等问题。衰老是生物体随着时间的推移而产生的必然过程，是生物界最基本的自然规律之一，个体的结构和机能衰退，在体内发生一系列复杂的反应。从我们出生开始，随着时间的推移，年龄的增长，机体时刻发生着变化，而皮肤上的变化，尤其是衰老，是最直观的变化，随着时间的推移能够用肉眼直接看到。而对于衰老的研究，现代医学尚未形成定论，但是已有多种衰老相关的学说，如遗传理论学说、端粒酶学说、氧自由基学说、免疫学理论、DNA修复损伤理论等。由于机体的衰老，皮肤也随着发生相应的变化，如：表皮层变薄，产生皱纹，干燥缺水，皮肤松弛，胶原蛋白和弹性蛋白流失而导致的弹性降低，等等。同时，环境因素也会影响皮肤的衰老，而 UV 的照射是造成皮肤光老化的罪魁祸首。皮肤衰老的光老化学说认为日光中的紫外线会通过损伤细胞核和线粒体DNA、抑制表皮朗格汉斯细胞的功能，进而使皮肤的免疫监督功能减弱，导致 MMP活化，损伤皮肤成纤维细胞，引起皮肤老化，使皮肤粗糙，形成皱纹。研究年龄同皮肤之间这种密切的关联应该从两个维度入手：年龄分段以及年龄动态对皮肤本态的影响。本章分别对年龄分段、年龄动态对皮肤的影响进行详述，从多个角度对皮肤特征的几个方面进行概述，第一、二节对不同年龄段皮肤的特征进行归纳；第三节描绘皮肤随年龄动态变化的过程。通过了解不同年龄段皮肤的状态及特点，以及随年龄变化的趋势，指导人们加强健康护肤意识，同时为与皮肤美容相关从业技术人员提供原始素材及支撑。

第一节　年龄与皮肤

一、年龄概述

年龄是表示人或其他生物已经生存的时间，常以"年"来表示。日常生活中人们所说的年龄是指与出生时间有关并且按日历来计算，用来表示出生以后所经历的时间长短的单位。它能准确地反映个体生命存在的时间，通常以"岁"来表示。在医学、生物学、心理学等方面应用最为广泛的则是生物学年龄（biological age）与心理学年龄（psychological age）。

生物学年龄与人体生长发育的某些事件的出现时间有关，是根据正常个体生理学和解剖学的发育状态推算出来的，表示人体的组织结构和生理功能的实际状态，月经初潮年龄、牙龄和骨龄等都属于此类。若细分还可以分为解剖学年龄和生理学年龄，通过颅骨囟的闭合判断其年龄，这是解剖学年龄；根据第二性征判断年龄，这是生理学年龄。

心理学年龄属于心理学发育指标，是心理学"智力测验"中的术语，是根据标准化智力测验量表测得的智力水平，用来表示心理发展的绝对水平，是年龄量表上度量的智力单位，把心理学年龄与时间年龄相对比就能看出智力绝对水平的高低。由于社会心理因素引起的人体的主观感受的年轻或衰老程度（如有人显得年轻，有人显得苍老）不属于心理学年龄范畴，而应称为主观感受年龄，即社会心理年龄（social psychological age），它更多地受社会、心理方面的影响。

生物学年龄与心理学年龄都受人体组织结构和生理功能、心理状态等因素的影响。时间年龄是客观现象，与人的主观愿望和行动无关。生物学年龄可受体育锻炼、营养、性格和心理卫生状态等因素的影响。心理学年龄可通过树立正确的人生观、增强社会适应性和充满乐观主义精神等方式加以改变。

人类社会之所以要进行年龄分段，是因为人的一生中，身体状况、心理思维、社会责任和个人需求等在不同的年龄阶段都存在着相对较大的差异。这种差异体现在个体方面，就是生命从无到有，从身到心的发展，符合现代特征科学的年龄分段会给人们心理提供良性暗示，有助于心理健康和身体健康。因此统计学上广泛使用年龄分段进行分组研究，以此能够取得连贯立体的分析结果。

二、年龄分段标准及应用

1. 中国古代十年为段的划分方式

古代根据男子成长过程的生理特点，以十年为单元，将人生大致分为九个阶段，分别是"幼""弱""壮""强""艾""耆""老""耄""期"。这种划分方法始于战国，成书于秦汉的《礼记·礼上第一》，书中记载："人生十年曰幼，学。二十曰弱，冠。三十曰壮，有室。四十曰强，而仕。五十曰艾，服官政。六十曰耆，指使。七十曰老，而传。八十、九十曰耄……百年曰期，颐。"大意是说：男子十岁称幼，开始入学读书。二十岁称弱，举冠礼后，就是成年人了。三十岁称壮，可以娶妻生子，成家立业了。四十岁称强，即可踏入社会工作了。五十岁称艾，能入仕做官。六十岁称耆，可发号施令，指挥别人。七十岁称老，此时年岁已高，应把经验传给世人，将家业交付子孙管理了。八十岁、九十岁称耄……百岁称期，到了这个年龄，就该有人侍奉，颐养天年了。古人之所以如此划分，是长期经验积累的结果。尽管这些观点某些地方存在主观片面的缺陷，但总体而言符合人生规律。

值得一提的是，如今人的寿命已延至七八十岁以上。现代流传的"二十三十青少年，四十五十正当年（即壮年），六十七十满街转，八十九十不稀罕"的民谣和古时"四十称强，五十称艾，六十称耆，七十称老"的提法如出一辙。可见，我们的祖先对于人生年龄的分段方法较为科学并且合理实用。

2. 中医理论中"女七男八"的划分方式

古人的这种基于男女生长发育规律的分龄观念，在我国现存最早、影响深远的中医著作《黄帝内经》中已有清晰合理的阐释。《黄帝内经·素问》中记载："女子七岁，肾气盛，齿更发长；二七而天癸至，任脉通，太冲脉盛，月事以时下，故有子（见表2-1）。丈夫八岁，肾气实，发长齿更，二八肾气盛，天癸至，精气溢泻，阴阳和，故能有子（见表 2-2）。"由上可知，古人的年龄划分观念与个体客观的生长发育规律密切相关。《大戴礼记·本命》云："男以八月而生齿，八岁而龀，一阴一阳然后成道；二八十六，然后精通，然后其施行。女七月生齿，七岁而龀；二七十四然后化成。"由此可以看出古人"男以八为节，女以七为节"的年龄划分观念。女子每增长七岁，男子每增长八岁，肾气便有明显的变化，人的脏腑、生殖机能乃至体态容貌、发须眉齿、行为举止等都会发生相应的变化。男子八岁、女子七岁，恒齿生，告别一个阶段，进入另一个阶段。男子十六岁身体发育成熟，女子十四岁身体发育成熟。

女子七岁为一段，男子八岁为一段的分类方法，建立在古人对身体机能变化规律的长期观察和总结上，至今仍有很好的适用性。但仍需注意的是，由于生活方式和环境的变化，现代青少年以性成熟为主要内容的青春期发生时间越来越早，中年女性更年期症状发生的愈加明显，而中青年人对保养和平均寿命的注重使诸种衰老现象的出现大大延迟。因此，年龄划分方法如若将上述因素纳入考量，做一些补充，将会更加适应当代的年龄分段需求。

表 2-1　《黄帝内经》女性各年龄段生理状态

年龄	女性生理状态
七	肾气盛，齿更发长
二七	天癸至，任脉通，太冲脉盛，月事以时下，故有子
三七	肾气平均，故真牙生而长极
四七	筋骨坚，发长极，身体盛壮
五七	阳明脉衰，面始焦，发始堕
六七	三阳脉衰于上，面皆焦，发始白
七七	任脉虚，太冲脉衰少，天癸竭，地道不通，故形坏而无子也

表 2-2　《黄帝内经》男性各年龄段生理状态

年龄	男性生理状态
八	肾气实，发长齿更
二八	肾气盛，天癸至，精气溢泻，阴阳和，故能有子
三八	肾气平均，筋骨劲强，故真牙生而长极
四八	筋骨隆盛，肌肉满壮
五八	肾气衰，发堕齿槁
六八	阳气衰竭于上，面焦，发鬓斑白
七八	肝气衰，筋不能动
八八	天癸竭，精少，肾脏衰，形体皆极则齿发去

3．当代我国常用年龄划分标准

从人口统计的方面来说，国际上通常按 0～14 岁、15～64 岁、65 岁以上对人口总体做不等距分组，分别称为少年人口、壮年人口和老年人口，以人口总数为基数计算少年人口系数、壮年人口系数和老年人口系数。国家统计局的官网划分标准：0～14 岁为少年儿童；15～64 岁为劳动人口，即青壮年；65 岁及 65 岁以上为老年人口。由此可见，该年龄划分办法已考虑结合不同年龄段生理机能状态，但 15～64 岁为劳动年龄阶段，年龄跨度太大，存在实践意义上的缺陷。

4．国际组织对年龄的划分

1994 年以前，国际对年龄段的划分一般认同的是 14 岁以前为少儿，15～64 岁为青壮年和逐渐进入老年的年龄段，64 岁以上则为老年人。

在联合国青年议题论坛上，首先给出了青年的定义，明确指出是介于 15～24 岁的那些人。而在随后的文件中也解释说，在很多国家的法定含义里，18 岁才算成年人。在有的联合国公约中，也将 18 岁以下的人定义为儿童。但是在有些非洲国家和地区，15 岁以上已经算青年。为了便于做数字统计，联合国把青年的标准设定为

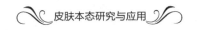

15～24 岁。

联合国在很多文件中明确指出，即便是"联合国系统"（联合国各个机构和相关组织）内部，也对"青年"有不同的年龄划分，比如：联合国秘书处（UN Secretariat）、联合国教科文组织（UNESCO）和国际劳工组织（ILO）对青年的年龄段规定是 15～24 岁；联合国人居署的规定是 15～32 岁；联合国非洲青年宪章规定的是 15～35 岁。

2013 年，联合国世界卫生组织发布了一份《关于身体活动有益健康的全球建议》（global recommendations on physical activity for health），将身体活动划分为 3 个年龄段。这其中明确提到，建议按照三个不同年龄段的实际身体情况做运动，这三个年龄段分别是：5～17 岁、18～64 岁和 65 岁以上。

联合国"国际青年年"活动曾于 1985 年在全球开展，该定义就是专门为"国际青年年"活动所下的。联合国公布的所有有关青年的统计数字，例如联合国系统出版的关于人口统计、教育、就业和医疗卫生的年度统计年鉴，均依据以上定义。

因此，根据以上定义，儿童是指那些年龄不足 14 岁的人。然而，值得指出的是，联合国《儿童权利公约》第 1 条将"儿童"定义为年龄不大于 18 岁的人。两者之间的定义出入是一个有意的安排，因为联合国希望《儿童权利公约》能为属于同年龄组的尽可能多的儿童提供保护和权利保障，同时也由于当时还没有出台与《儿童权利公约》相仿的《青年权利公约》。

许多国家也给青年划定了年龄界线，即一个人依法享有平等待遇的年龄——该年龄通常被称为"成年年龄"。在许多国家，成年年龄通常指 18 岁。一旦一个人超过该年龄界线，就被认定已是一个成年人。然而，因社会文化、制度、经济和政治因素各不相同，不同国家对"青年"的实际定义和对该术语的理解存在着细微的差别。即便在"青年"这个范畴内，也有必要将青少年（年龄介于 13～19 岁之间）与低年龄成年人（年龄介于 20～24 岁之间）区分开来，因为他们所面临的社会、心理和健康问题可能不一样。

值得注意的是，与我国国家统计局对人口年龄的划分方式一致，各国际组织大多将 14 岁和 15 岁作为一个关键的年龄划分点，对老年人的界定均以 64 岁为线，较为一致。而对青壮年的界定有 24 岁和 35 岁两种，二者间差距较大，且以此定义的年龄范围过大，亦存在实践上的缺陷。因此在实际应用中，应考虑在 14～64 岁之间按照研究的实际情况选择合适的方法进行年龄分段。

5. 年龄分段的应用

人们在进行科学研究时常按年龄分组，根据研究者的不同需要，进行粗略的或较细的分组。粗略地可划分为未成年组、成年组（男 24～60 岁，女 23～55 岁）和老年组。其中，男性 20～23 岁，女性 18～22 岁为亚成年，此时发育大体上已经成熟，达到成年状态，其某些测量项目必要时亦可归入成年组，但有的项目（如身高、胸围、体重、面高、面宽等）则明显未达到成年人状态，不建议混入成年组进行统计。

人类年龄期的划分曾随时间、地域的不同而有大幅度变动。这种划分应当统一和稳定，应当来自人类天然的生物学属性，最好来自统一的数学公式。提出人类年龄期分界点=2^n-1（周岁），据此推算出 1 周岁、3 周岁、7 周岁、15 周岁、31 周岁、63 周岁、127 周岁 7 个分界点，把人的一生分为婴儿期、幼儿期、童年期、少年期、青年期、中年期、老年期和古稀期等 8 个年龄期。这一划分服从人的身体和能力变化先快后慢的指数规律。婴儿期至青年期是出生后成长以至成熟的时期。31～63 周岁的中年期是在成熟基础上身体和能力相对稳定的时期，44 周岁是由升而降的转折点。老年期是 63～127 周岁之间的漫长时期，90 周岁以上为长寿老人。127 周岁是人可以争取的长寿目标。

当前年龄组的划分也存在差异，有的把 8.50～9.49 岁算为 9 岁，有的把 9.00～9.99 岁算为 9 岁，以后者划分方法更为常见。婴幼儿的年龄组还可以分得更细，一般来说，若细一点分组，1 岁前可采用 1 个月、3 个月、6 个月、9 个月、12 个月各为一个年龄组，10 岁前，每半岁为一个年龄组，从 11 岁开始每岁为一个年龄组。而老年人（60 岁以上）可每 10 年或 5 年为一个年龄组。总之，年龄组的划分要根据研究目的、样本的大小、科研设计和实际情况来确定。

目前对于年龄划分与皮肤研究相结合的研究，主要集中于基于人脸图像的年龄估计技术。它作为一种新兴的生物特征识别技术，目前已经成为计算机视觉、人机交互等领域的一个重要研究课题。国内外近几年来年龄估计技术方面的发展主要包括年龄特征提取与年龄分类模式两大部分。然而，由于人的年龄特征具有较强的个体差异性和不可控制性，人的饮食、健康、生长环境、生活方式，甚至心理因素等外在因素都会影响年龄的估计。因此年龄估计结果和实践经验表明：关于年龄估计的研究目前还远不成熟。随着年龄的变化，人脸在不同的年龄段具有不同的外表特征。将数据库以及摄像头采集的、网络上搜索的人脸图像作为实验对象，将年龄估计问题转化为分类问题来研究。

近年来基于人脸图像的年龄估计技术的发展主要服务于互联网行业的图片识别。快速发展的皮肤美容行业需要基于此类技术的美容仪器设备的开发，这个需求是迫切的，市场是巨大的，其未来发展前景十分可观。

三、皮肤的动态年龄

皮肤作为人体的一个重要的器官，也会随着机体衰老发生功能的减弱、丧失，进而出现各种皮肤问题，皮肤状态和指标发生改变，如表 2-3 所示。皮肤的表皮由于衰老，基底层细胞会发生形态变化，真表皮交界逐渐平坦，使真皮、表皮连接不紧密；同时，朗格汉斯细胞减少，使得皮肤的免疫功能、屏障功能均有所下降。皮肤真皮层中的胶原对维持皮肤的张力有重要的作用，胶原蛋白及弹性蛋白能够使皮肤富有弹性，由于衰老，皮肤会变薄，成纤维细胞数量减少，合成胶原

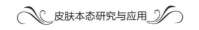皮肤本态研究与应用

蛋白和弹性蛋白的能力下降。蛋白水解酶表达增加，使胶原及细胞外基质成分降解增多，由此导致皮肤松弛，形成细小的皱纹。因此，随着机体的衰老，皮肤会发生多种变化，如皮肤松弛、产生皱纹、皮肤干燥等，使得皮肤状态变差，皮肤衰老。

表 2-3　年龄变化对皮肤状态的影响

相关指标	变化情况	主要影响因素	皮肤状态
皮肤微循环（血流量）	年轻人的皮肤血管排列整齐，年龄较大的人血管排列不规则，血管会扩张增粗、扭曲；前臂和手背皮肤相关血管数量减少，血管总长度增加	血管长度增加可能是由于表皮突扁平化后血管被拉长	血管数量减少导致氧供应不足和新陈代谢能力降低，可能会使老化皮肤生理功能减退和皮肤附属器萎缩
皮肤纹理（皱纹）	眼部皱纹出现最早，室外工作者 30 岁左右基本都出现，超过 55 岁以后面部皮肤基本都会出现皱纹	皮肤水分含量降低，皮肤光老化更加严重，女性闭经前后激素的变化	随着年龄增长，皮肤愈发干燥粗糙，皮肤修复能力和弹性下降
皮肤油脂	老年人的皮肤油脂相对降低很多，青年女性和中年男性油脂分泌相对比较旺盛	皮肤老化后，皮脂腺开始萎缩	青年女性更易出现痤疮，老年人缺乏皮脂保护后皮肤容易干燥
水分含量	年龄增长后皮肤水分含量会显著降低，婴儿的皮肤水分含量是最高的，但婴儿的皮肤较脆弱，天然保湿因子含量比成年人低	老化后，皮肤屏障功能退化，角质层的脂质不断流失	老年人皮肤容易干燥瘙痒
皮肤 pH 值	老年人的皮肤 pH 值比年轻人要高	随着年龄增长皮肤水分含量和油脂分泌减少，酸性皮脂膜易被破坏	
经皮水分散失	皮肤的经皮水分散失随年龄增长不断增加	年龄增长和环境因素影响导致皮肤屏障能力下降，可能与角质层厚度的变化有关	
皮肤肤色	随着年龄增长，皮肤逐渐变暗变黄，肤色不断加深	皮肤的自然老化和光老化，导致色素沉积和聚集	肤色暗沉，并伴有色素斑的出现

　　皮肤的多种变化可以通过仪器进行测量后以数字的形式表征。目前，鉴于无创评估皮肤仪器快速、便捷的特点，国内外的企业、医院以及院校均涌现出不少皮肤本态方面的研究。通过采用仪器进行皮肤测试后，能够分析皮肤的状态以及生活中不同的因素对于皮肤的影响，进一步分析皮肤出现的问题，从而针对皮肤指标的变化以及皮肤的问题来进行针对性的产品研发或者指导消费者进行科学护肤。此外，在日常生活中，越来越多的人关注自己皮肤的状态，使用护肤品，那么皮肤测试仪器也是评价护肤品功效的重要工具，通过测试仪器能够发现肉眼所看不到的皮肤细微的变化，将皮肤状态量化，从而使消费者及企业都能够通过客观的数据证明护肤品的功效，因此，仪器测量皮肤指标是皮肤相关研究重要的组成部分。同时，由于不同地区不同人种的皮肤具有不同的表现，因此，国内外的

企业均有对于皮肤状态的研究。由于皮肤的不健康状态会影响日常生活，甚至皮肤的问题可能会随着程度的加重而产生皮肤病，因此皮肤健康也是人体健康重要的一部分。

在科技高速发展、生活水平大幅度提高的今天，人们追求"美"的方式越来越多样化，追求健康安全的意识日益增强。皮肤温度作为皮肤健康的一个组成部分，也成为目前化妆品领域研究的热点。皮肤温度作为人体的一项重要生理参数，与人体热感觉、热舒适有着密切关系，能反映人体的热平衡状态。医学上，人体处于热平衡状态下，人体的生理反应正常，一旦平衡被打破人体会有病态反应。笔者以此为切入点，分别介绍相关仪器的原理及投入使用情况，这对人们平时保养护肤、提高生活质量具有指导意义。

此外，微循环是微动脉和微静脉之间的血液循环，它是血液与组织细胞间进行物质交换的场所，会直接影响相应器官的生理功能。皮肤作为人体面积最大的器官，与微循环之间的关系自然极其紧密。另外，有研究表明，皮肤某一部位的颜色尤其是红色，依赖于该区域的血流情况，血流和皮肤颜色之间存在着间接的、非恒定的关系。因此，本书希望通过总结近年来对于皮肤微循环的研究，从护理皮肤的五大基本纬度——保湿、美白、敏感、痤疮及衰老，探究皮肤微循环和健康皮肤的关系，对皮肤健康的监测及护理予以很好的指导。

微循环的基本功能是进行血液与组织细胞间的物质交换，而皮肤组织附近的微循环系统分布在真皮层，对皮肤颜色、温度调节、皮肤代谢和透皮转运都有着极其重要的作用，这都与中医理论中"血"的概念如出一辙。皮肤不同状态和局部外用物都可以诱发皮肤血流产生变化，监测皮肤微循环对了解皮肤生理机制、评估化妆品的安全性和有效性有重要的作用。因此，微循环作为血循环的最基本单位，在皮肤健康方面有着极深刻的影响。

第二节　年龄分段与皮肤本态

随着生活水平的提升，皮肤健康美丽越来越受到重视，人们对自身皮肤状态的关注度越来越高。白皙润泽、白里透红的肌肤状态是东方爱美女性的追求。皮肤护理所追求的目的是通过皮肤的美化达到人体在心理上和社会上的适应，从而保持机体健康。从不同角度探讨不同年龄段人群皮肤状态特征对于研发针对不同人群需求的护肤品及消费者选择适合自己皮肤的护肤品具有重要指导意义，是皮肤美容学、皮肤临床及化妆品科学等领域十分关注的问题。皮肤是人体最外层的器官，具有屏障、分泌、吸收、代谢和体温调节等功能。本节对不同年龄段的皮肤特征进行概述，并从不同角度（包括皮肤颜色、皮肤滋润度、皮肤质地、皮肤微循环、皮肤类型及其他方面）来阐述皮肤特征。

一、皮肤特征

1. 皮肤颜色

皮肤颜色是皮肤表面最为显著的特征之一，皮肤颜色的变化不但可以反映皮肤屏障的完整性和皮肤的敏感性，也有助于判断美白祛斑化妆品的功效等。皮肤颜色主要由色素和角质层厚度等因素决定。皮肤组织中的生色团主要有以下五种：黑褐色的黑色素、红色的氧合血红素、蓝色的还原血红素及黄色的胡萝卜素和胆色素。肤色不同，这些生色团构成比例和数量也不同。皮肤的颜色分固有皮肤颜色和可变皮肤颜色。固有皮肤颜色指出生时便具有的皮肤颜色，未受日光照射和其他因素的影响，由遗传基因调控。可变皮肤颜色是因许多因素如紫外线的照射、内分泌因素、精神和神经因素等的影响而变化的皮肤颜色。通过评价皮肤颜色可以了解不同地区、不同年龄人群的肤色差别。

皮肤颜色的客观评估在医学美容中具有重要的作用，在皮肤科学与化妆品领域中也被广泛应用。以前对于皮肤颜色的评价方法主要是肉眼观察，受主观因素的影响较大，近些年随着测量仪器的普及，开始使用无创定量检测的方法。目前用于肤色分级的指标主要为 ITA。ITA 是基于 CIE-L*a*b* 系统提出的用于表征皮肤明亮度的指标。系统中 L* 值表示从白色到黑色的平衡，纯黑色为 0，纯白色为 100，L* 值越大，越靠近白色，L* 值越小，越靠近黑色。a* 值表示从红色到绿色的平衡，其变化范围为 −80～100，正值表示红色方向，负值表示绿色方向。b* 值表示从黄色到蓝色的平衡，其变化范围为 −80～100，正值表示黄色方向，负值表示蓝色方向。根据 Chardon 分组法，将皮肤颜色分为 6 级，如第一章表 1-3 所示。

刘玮等在"四城市 407 例女性皮肤颜色测定和分级"中通过比较不同年龄组 ITA 变化情况发现，在曝光部位皮肤随年龄递增，ITA 值逐渐下降。18～29 岁年龄组与其他年龄组差异有统计学意义（$P<0.05$），30～39 岁年龄组与 50～60 岁年龄组差异有统计学意义。有人也曾经在四川成都地区做过关于不同年龄段皮肤颜色的研究。该研究将 200 名汉族健康志愿者分为了五个年龄段，分别是：18～29 岁、30～39 岁、40～49 岁、50～59 岁及 60 岁以上。其中 60 岁以上的有 35 人，18～29 岁组 75 人，其余各组每组 30 人。该实验采用分光测色仪 CM-2600d 测量了志愿者额部、颊部、侧胸、前臂伸侧、前臂屈侧及手背的皮肤颜色，用单因素方差分析的方法研究了皮肤颜色与年龄的关系。结果显示，额部、颊部、前臂屈侧和手背的 L* 值随着年龄的增加而降低（$P<0.05$），侧胸、前臂伸侧、前臂屈侧、手背的 a* 值和颊部、侧胸、前臂伸侧、手背 b* 值与年龄变化都具有统计学差异（$P<0.05$）。其中颊部的 a* 值和 b* 值随着年龄的增加而增大，而其他部位的 a* 值和 b* 值随着年龄增加而增大的趋势不是很明显。该研究还显示，男性和女性之间的皮肤颜色也有差异，且具有统计学意义（$P<0.05$）。女性的 L* 值要大于男性，说明女性较白皙一些；而男性的 a* 值要大

于女性。颊部、侧胸、前臂屈侧的 b*值男性要大于女性，具有统计学差异（$P<0.05$），而额部、前臂伸侧和手背的 b*值男性与女性之间的差异不是特别明显。

在皮肤颜色方面，肤色暗黄是最为困扰中国女性的面部问题之一。肤色暗黄是指因各种原因导致肌肤表面老化、脸色泛黄、无光泽的一类皮肤问题，它是亚洲中老年女性最为常见的生理衰老现象，并且随着年龄的增大而愈发显得严重，呈现出人们常说的"黄脸婆"状态。青年女性由于外界压力、环境因素、身体状况和不良生活习惯等容易促进皮肤衰老的众多因素也会导致面色发黄。对于肤色暗黄的形成机制，中医认为与肤色暗黄关系最为密切的是肾、脾、肝三脏的脏腑功能失调。现代医学对肤色暗黄生化本质的认识：关于皮肤衰老的机理研究非常多，较为合理地揭示肤色暗黄问题的主要有自由基衰老学说、非酶糖基化衰老学说以及羰基应激衰老学说。

（1）肤色暗黄与自由基衰老学说　自由基（free radicals）衰老学说最早是由 Denham Harman 于 1955 年提出来的。该学说认为：自由基具有极强的氧化能力，当机体内的自由基代谢处于不平衡状态时，过量的自由基就会引起机体损伤，将不饱和脂肪酸氧化成过氧化脂质（lipid peroxidase，LPO），其终产物丙二醛（malonic dialdehyde，MDA）是很强的交联剂，与蛋白质、核酸等生物大分子交联，形成难溶性物质——脂褐素，人进入中老年之后，随着年龄的增大，皮肤内脂褐素类物质的量逐渐增多，从而使肤色暗黄现象愈发严重。

（2）肤色暗黄与非酶糖基化衰老学说　非酶糖基化衰老学说（又称美拉德反应衰老学说），作为分子水平的又一个重要的衰老学说，是近年来衰老机制研究的重点。生物体内非酶糖基化反应是指在酶催化的条件下，还原性糖的醛基或酮基与蛋白质等大分子中的游离氨基反应生成可逆或不可逆结合物——高级糖基化终末产物（advanced glycation end-products，AGEs）的过程。Dyer 等发现皮肤衰老与非酶糖基化有关，皮肤的真皮层中富含胶原蛋白和弹性蛋白，蛋白质分子中的氨基酸容易与细胞外液中葡萄糖的醛基或酮基发生非酶糖基化反应，且随着年龄的增长，AGEs 进行性增加，AGEs 发生褐变后形成棕黄色的生物垃圾，堆积在真皮层，导致皮肤发黄。胶原蛋白和弹性蛋白的羰基化会造成脂褐素的逐渐聚积，导致皮肤发黄、暗沉。

（3）肤色暗黄与羰基应激衰老学说　20 世纪 90 年代，留学瑞典的中国学者 Yin 和 Brunk 教授根据对老年色素逐步形成的生物化学过程的研究，提出了羰基应激衰老学说，该学说认为羰基应激是老年色素形成的核心生化过程。在非酶糖基化、脂质过氧化以及氨基酸的代谢和损伤性生化副反应过程中产生的活性羰基化合物与蛋白质氨基酸残基的羰-氨交联反应诱导了多聚或交联的脂褐质样色素或荧光物质的形成，造成体内脂褐素的逐渐聚积，导致皮肤发黄、暗沉，产生黄褐斑、老年斑，皮肤弹性下降，呈现衰老迹象。羰-氨反应是自由基氧化和非酶糖基化两大生化副反应的共同点和兼有反应，是老年色素形成的关键过程。氧化应激生成的不饱和醛酮

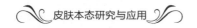

与其他生物分子反应造成生物损伤的过程属于羰-氨反应的过程。而糖作为一种多羟基的醛酮，它与蛋白质或氨基酸发生美拉德反应也属于羰-氨反应。所以，氧自由基损伤、非酶糖基化损伤的本质都是羰基毒化作用。

2. 皮肤滋润度

充足的角质层水分含量、健康的皮肤屏障功能及适量的油脂分泌量对于保持皮肤滋润度具有重要作用。根据面部皮肤油腻及干燥程度的主观感受将皮肤粗略地分为油性、中性和干性三大类型。主观皮肤类型是消费者常用的皮肤分型方法，除以上三种基本类型的皮肤外，还有混合性皮肤和敏感性皮肤。油性皮肤：皮脂分泌量过剩，颜面全体皮肤呈油性，毛囊孔呈扩张状态。当油性皮肤使用不适宜的化妆品或护肤品时可以诱发痤疮、脂溢性皮炎等皮肤疾病。中性皮肤：皮脂分泌量适中，皮肤既不干也不油，皮肤红润细腻，富有弹性，皮肤纹理不粗不细，毛孔较小，厚薄适中，对外界刺激不敏感。干性皮肤：皮脂分泌量不足，颜面全体皮肤呈干性、脱屑状态。在季节的变换或劳累的情况下，干性皮肤的颜面容易出现痤疮、湿疹（变应性）。混合性皮肤：颜面部不同部位皮肤的状态不同，颊部、口周、眼周皮肤呈干燥状态，而额部、眉间皮肤呈油性状态。敏感性皮肤：敏感性皮肤是指与正常皮肤相比，对某些外在因素如化学性刺激等的反应更强烈。这种强烈的反应性可以由一种或多种生理现象引起，例如神经感觉传入增强、免疫反应增强或皮肤屏障功能受损等。

皮肤干燥问题是肌肤护理中的热点之一。秋冬季节皮肤干燥临床上多见，而春夏季节干燥皮肤的发病率会明显下降。健康的皮肤由于表皮通透屏障功能，以及皮肤表面皮脂腺所分泌脂质的覆盖使皮肤水分维持在一定的含量。当表皮屏障功能受到破坏时，体内水分会经角质层丢失，从而引发或加重皮肤干燥状况。皮肤保持一定的水分、动态平衡和正常皮肤外观需要角质细胞、角质层脂质和 NMF 形成的完整的表皮屏障，任何一个组分受到损害都会造成皮肤屏障受损，引起经皮水分散失的增加，导致皮肤干燥。表皮砖墙学说：表皮角质形成细胞层层相叠，这种层层相叠的表皮细胞好比是砖，而层层相叠细胞间的间质好比灰浆。它们致密地结合，使之非常牢固，严密无缝。它能防止真皮内和表皮水分的逸出和丢失，保持正常皮肤的湿度，起到良好的皮肤屏障作用。

皮肤维持自身水分的过程是一个复杂的动态平衡过程，当皮肤长期受到一个或多个干燥因素的影响，该平衡被扰乱而诱发皮肤干燥。如若不及时进行保湿干预治疗，间或的皮肤干燥状况将会恶化为持续周发性的皮肤干燥症，这意味着一个螺旋式上升的恶化过程，最终将会导致干燥症状的反复与恶化。因此，对皮肤干燥症状最好是进行多元干预的预防与治疗措施，即在干燥循环周发的各个关键点处同时进行抑制，从而抑制干燥症状持续性地恶化。

随着年龄的变化，皮肤的滋润度也会发生改变。羽西亚洲护肤研究中心曾经

以年龄分布在 19～58 岁的 53 位上海女性志愿者为测试对象，采用德国 Coutage&
Khazaka 公司生产的仪器（Tewameter TM210、Comeometer CM825、pHmeter 900 和
Sebumeter SM810）在空气流动相对稳定，室温为(22±2)℃，湿度为(47±7)%的房间
内对前额中部、面颊（颧骨处）和下颌皮肤的角质层含水量、经皮水分散失（TEWL）、
pH 值和表面油脂分泌进行测试。发现在青春期时，皮肤的代谢较旺盛，皮肤的角质
层含水量、经皮水分散失和皮脂分泌均有所增加。但是到了 25 岁之后，皮肤的角质
层含水量、经皮水分散失和皮脂分泌开始随着年龄的增加而减少。由此可见，根据
年龄护肤是很有必要的。

3. 皮肤质地

皮肤质地主要由皮肤纹理粗糙度、弹性大小等进行评价。粗糙度作为皮肤表面
状态指标之一，是皮肤衰老课题研究的热点。人体皮肤表面由许多皮沟和皮脊形成，
皮沟的深浅不一又将皮肤划分为许多三角形、长斜方形和多角形等几何形状的皮野，
这些不规则的皮野和沟纹构成了皮肤纹理，通称皱纹或皮纹。从狭义的观点来看，
纹理就是粗糙度。

皮肤弹性在皮肤研究领域应用广泛。皮肤的黏弹性是生物力学的一个重要研究
方向，它受弹性蛋白和胶原蛋白纤维的影响。弹性蛋白是一种弹性纤维蛋白，是人
类身体中最重要的结构蛋白之一。弹性蛋白是有弹性可以弯曲的。它主要存在于肺、
皮肤和血管中，为它们提供弹性。胶原蛋白在人类和其他哺乳动物中的含量很高。
它大部分存在于骨头、软骨、肌腱和皮肤中。胶原蛋白是稳定的支撑性的结缔组织
中必不可少的。随着年龄的变化，由于弹性蛋白产生、增加、降解和加工变化引起
的皮肤组织弹性的降低对组织美学和健康会产生实质性影响。在健康人群皮肤弹性
的调查中，研究内容主要为比较不同部位、不同年龄皮肤弹性的差异性。有报道分
析过中国汉族健康人群的皮肤弹性与年龄、部位的相关性，将 669 例中国汉族健康
志愿者按年龄分为 7 组：0～10 岁为 I 组、11～20 岁为 II 组、21～30 岁为 III 组、31～
40 岁为 IV 组、41～50 岁为 V 组、51～60 岁为 VI 组、61～70 岁为 VII 组，使用无创性
皮肤弹性测试仪对其进行皮肤弹性检测，检测部位有前额、左眼角、鼻尖、左鼻唇
沟、左颈部、左前臂屈侧、脐周和左胫前。结果显示参数 R1、R4、R9 与年龄成正
相关，参数 R2、R5、R7 与年龄则呈负相关。参数 R1、R4、R9 随着年龄的增加而
升高；参数 R2、R5、R7 随着年龄的增加而下降，下降最明显的部位是颈部和眼角，
且 30 岁以后下降会加快；眼角、鼻唇沟、颈部、前臂屈侧 R9 值随着年龄的增长明
显增加，且在 50 岁以后增长更为明显。有学者曾研究过女性皮肤粗糙度、弹性与年
龄、部位的关系，该研究使用皮肤弹性仪和皮肤皱纹测试仪等仪器对 107 名以室内
工作为主，年龄在 20～78 岁汉族女性健康志愿者进行弹性和皮肤粗糙度测试。107
名志愿者依照年龄分为以下 5 组：20～29 岁组 23 人、30～39 岁组 23 人、40～49
岁组 18 人、50～59 岁组 21 人、60～78 岁组 22 人。测试部位有前额、眼角、颧部、

前臂屈侧正中和下腹 5 个部位。发现不同年龄女性的皮肤弹性和粗糙度都存在一定程度的差异。皮肤弹性与年龄呈负相关，具有统计学意义（$P<0.05$），粗糙度参数随着年龄的增长而升高，与年龄呈正相关，具有统计学意义（$P<0.05$）。这说明随着年龄的增长，皮肤弹性会越来越差，粗糙度也随之增加，皱纹越来越深。皮肤皱纹的出现伴随着弹性下降和粗糙度的增加。在皮肤衰老相关因素研究中，主要研究不同因素下皮肤弹性的差异性，如长期紫外线照射引起皮肤弹性减退，皮肤衰老；不同激素水平下皮肤的弹性不同，绝经后女性皮肤弹性以每年 5.5%的速度下降。

4．皮肤微循环

血液循环之于人体，就像山川河海之间的水循环之于大自然。$1m^2$ 人体皮肤之下就包含着 19ft（1ft=30.48cm）的血管，血液在其间为身体各处输送氧气和营养物质并带走废物，这些密集并深入连接人体各处的血管网络构成每一个人的生命循环。

相对于由心脏连接的各级动脉、静脉构成的体循环（也叫大循环），以及由肺动脉、肺静脉构成的肺循环（也叫小循环）而言，微循环指的是器官及组织内血液、组织液和淋巴循环。在微循环系统中，经由细动脉、细静脉、毛细血管、毛细淋巴管壁向细胞和组织提供氧和各类营养物质，输出废物，进行物质交换。微循环承担着运输血液的重要任务，不仅维持循环系统的血压，平衡血流的分布，还要保证机体组织内营养物质和代谢物质的交换能够持续不断地进行，使人体内环境稳态得以维持，组织和器官得到及时调控。

而这其中，皮肤微循环则专指两个平行的血管丛：浅层血管丛处于皮肤表面下 1～15mm；深层血管丛处于真皮与皮下组织交界处，浅层和深层之间由上升支动脉和下降支静脉配对连接。其中浅层血管丛又可细分为真皮乳头层血管和乳头下血管两个部分，真皮乳头层血管是动脉毛细血管在真皮乳头形成的弓状血管襻，垂直于皮肤表面，是皮肤的主要营养血管；而乳头下血管的走向与皮肤平行，它的主要功能为储存血液。微循环速度加快，在单位时间内通过皮肤的红细胞数量增多，血红蛋白量增多，从而使皮肤的红色成分增多，皮肤颜色红润。但皮肤颜色从本质上说取决于不同色素的浓度及它们在皮肤各层中的分布，皮肤颜色最终是几种色素综合作用的结果。

皮肤微循环对皮肤颜色、温度调节、皮肤代谢和头皮转运起着非常重要的作用，了解皮肤微循环变化对于皮肤临床及美容护肤具有重大意义。例如，测量皮肤的微循环可评价皮肤的炎症反应、外用药物的治疗效果以及护肤品的护肤效果。

很多因素可以影响皮肤的微循环。如全身性疾病和机体的功能状态的变化，包括高血压、心力衰竭和情绪低落等；皮肤局部的病变如皮炎、湿疹等，也可引起局部微循环产生显著的变化。另外，皮肤的微循环还受外界环境因素如局部外用药物、温度、辐射等影响，在进行皮肤微循环测量时，要充分考虑这些因素。

皮肤微循环的结构复杂，并随着年龄的增加而改变。为了研究年龄对微循环功能的影响，曾有人使用接触式电视毛细血管镜（videocapillaroscopy，VCP）和激光多普勒血流仪（laser dopoplar flowmetry，LDF）对 50 名年龄在不同年龄段女性的皮肤微循环结构进行初步观察，定量分析前臂和手背的血管密度，参数包括：真皮乳头襻状毛细血管数（capillary number，CN）、襻状毛细血管间距（inter distance，ID）、襻状毛细血管面积比（percentage of capillary，CP）、线状或网状血管总长（vascular length，VL）及 $1\sim2mm^3$ 皮肤容积的血流量。测试室的温度为 20～25℃，湿度为 40%～60%，测试当天局部皮肤禁用化妆品。志愿者为年龄在 20～74 岁之间居住在法国 Besancon 市的白人健康女性，测试部位为前额部、左眼角鱼尾部、左前臂内侧中部和左手背。将志愿者按年龄分为 5 组，每组有 10 人：20～29 岁为 1 组、30～39 岁为 2 组、40～49 岁为 3 组、50～59 岁为 4 组、60～74 岁为 5 组。用 Statview 统计软件中的单因素回归分析进行血管密度与年龄的相关性分析，用非配对 T 检验对比各年龄组间的差异。结果显示前臂逗点状的血管数量和血管间距各年龄段之间具有极显著性统计学差异（$P<0.001$），手背部逗点状的血管数量、血管间距和毛细血管面积比具有显著性统计学差异（$P<0.01$）。逗点状的血管数量和毛细血管面积比随着年龄的增加而降低，血管间距、线状和网状血管长度随着年龄的增加而增加。真皮血流量也随着年龄的增加而逐渐增加，1 组和其他各组都具有显著性统计学差异。这证实了随着年龄的增加，皮肤的生理功能会逐渐下降。

5．皮肤类型

主流的皮肤分型方法包括：传统根据皮肤水/油状况把皮肤分为干性、中性、油性和混合性的分型方法；20 世纪初期美国化妆品巨头 Helena Rubinstein 把皮肤分为干性、油性、混合性和敏感性的分型方法；根据皮肤对日光反应性不同的 Fitzpatrick-Pathak 皮肤分型方法和 Baumann 皮肤分型方法等。

（1）传统皮肤分型　如皮肤滋润度部分所述，根据皮肤角质层含水量和油脂分泌量可把皮肤分为中性皮肤、干性皮肤、油性皮肤和混合性皮肤四种类型。

（2）日光反应性皮肤分型　日光反应性皮肤分型又称皮肤类型或皮肤光型，皮肤的日光反应性是指皮肤对日光照射的反应特点以及反应程度。其概念由美国哈佛医学院皮肤科医生 Fitzpatrick 于 1975 年首次提出，他根据皮肤经一定剂量的日光照射后产生红斑还是色素以及产生程度，将白种人的皮肤分为四个类型。具体方法为：在受试者非曝光区部位用 3 倍最小红斑量的紫外线照射，或在北纬 20°～45°、于春末夏初的中午日晒 45～60min，然后以问卷调查的方式询问受试者 24h 后皮肤晒红、7d 后皮肤晒黑的情况。Ⅰ型皮肤定义为日晒后皮肤出现灼痛性红斑，没有晒黑；Ⅱ型皮肤定义为日晒后皮肤出现红斑并伴有轻微晒黑；Ⅲ型皮肤定义为日晒后皮肤出现轻度红斑并伴有中度晒黑；Ⅳ型皮肤定义为日晒后皮肤重度晒黑没有红斑。后经 Pathak 进一步补充，增加了Ⅴ型、Ⅵ型即未曝光部位皮肤为棕色和黑色的人群，形成了沿用至今的皮肤分型方法，即 Fitzpatrick-Pathak 皮肤分型系统（见第一章表 1-2）。

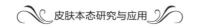

几十年来，Fitzpatrick-Pathak 皮肤分型方法在皮肤光生物学研究、皮肤色素研究、防晒化妆品功效评价以及皮肤祛斑美白等许多领域内被广泛应用。

（3）Baumann 皮肤分型　Baumann 皮肤分型方法是美国皮肤科医生 Leslie Baumann 从长期皮肤科临床实践工作经验中总结出来的皮肤分型方法（见表 2-4）。

表 2-4　Baumann 皮肤分型系统

	油性		干性		
	色素	非色素	色素	非色素	
敏感	OSPW	OSNW	DSPW	DSNW	皱纹
敏感	OSPT	OSNT	DSPT	DSNT	紧致
耐受	ORPW	ORNW	DRPW	DRNW	皱纹
耐受	ORPT	ORNT	DRPT	DRNT	紧致

注：O（oily，油性），D（dry，干性），P（pigmented，色素），N（nonpigmented，非色素），W（wrinkle，皱纹），T（tight，紧实），S（sensitive，敏感），R（resistant，耐受）。

其中，干性/油性皮肤类型问卷是根据皮肤的含水状况和出油程度而设计的。皮肤是干性还是油性主要与皮脂腺分泌功能是否活跃有关。干性/油性皮肤类型可随年龄而变化，如青春期皮脂腺分泌较旺盛，可表现为油性皮肤，而到了中年以后，由于皮脂腺分泌减少，皮肤可呈干性。敏感性/耐受性皮肤类型问卷是根据皮肤趋向于发生各种敏感肌肤症状的程度而设计的，色素性/非色素性皮肤类型是根据皮肤产生色素斑（如黄褐斑、日晒斑、雀斑等）的趋势而划分的。拥有色素性皮肤的人倾向于长色素斑。皱纹/紧致性皮肤类型是根据皮肤产生皱纹的趋势而划分的。

6. 其他

（1）痤疮　痤疮是毛囊皮脂腺组织的慢性炎症性皮肤疾病，主要发生于颜面和胸背多脂区，临床主要表现为粉刺、丘疹、脓疱和结节等多型性皮损，常伴有皮脂溢出，易发于青春期。

痤疮是一种多因素综合作用所致的皮肤附属器疾病。目前多数人认为痤疮的发病与以下因素有关：性激素对皮脂腺的调控异常，毛囊皮脂腺导致上皮的角化异常，局部细菌微生物感染以及炎症和免疫反应。另外，遗传因素、心理因素等均参与痤疮的整个发病过程。由于内分泌失调，雄激素水平过高，导致皮脂腺分泌功能亢进。过多的皮脂分泌引起毛囊皮脂腺导管角化增生，从而使皮脂排泄不畅，毛孔皮脂导管开口阻塞，致使出现粉刺和丘疹。皮脂的分泌过多和排泄不畅容易引起细菌微生物感染，出现红色炎症性丘疹、脓疱以及结节囊肿。反复发作，继发增生性或萎缩性瘢痕以及色素沉着。虽然痤疮被认为是一种主要发生于青少年的疾病，然而回顾过去的三十年，成年人尤其是成年女性发病率日渐升高，痤疮患者较健康人群更倾向于关注自己的皮损区域，更易产生心理方面的压抑。

面部痤疮的病因有很多，且与生活息息相关。化妆品使用不当造成毛囊口皮脂腺的堵塞，精神因素所致的内分泌紊乱，烟、酒及辛辣食物的刺激，食入过多的糖、脂肪、药物性雄激素等均可成为加重或促发痤疮的因素，某些微量元素如锌的缺乏及季节的变化也与痤疮的发病有关。

（2）毛孔粗大　细腻均匀的皮肤一直是健美皮肤的重要标准之一，面部存在粗大毛孔则妨碍美观。毛孔是指毛囊口和皮脂腺的共同开口，皮脂腺分泌物通过毛孔流向皮肤表面。毛孔的直径为 0.02～0.05mm，每平方厘米皮肤上有 100～120 个毛孔，人的脸部约有两万个毛孔。毛孔粗大的原因众多，较常见的原因是毛囊中的结缔组织失去弹性及皮脂腺管口的异常角化，以及皮肤老化组织萎缩导致毛孔变大。有文献提示，性别、年龄、紫外线曝露、遗传、油脂分泌、吸烟等内源性和外源性因素都与面部毛孔粗大有关。随着年龄的增长，皮肤老化不断加剧，表皮变薄，表皮突结构消失，胶原纤维减少，弹力纤维排列紊乱。毛孔由于失去胶原纤维的支持和牵拉而变得松弛，表现为毛孔粗大。因此，随着年龄的增长，自然老化、光老化的累加作用，加上外界化学物质的长期刺激等原因，面部毛孔粗大的发生率增加。

四川大学华西医院皮肤科王青等在中国人面部毛孔粗大测量和影响因素分析研究中，对 1011 例 18～70 岁成年人面部毛孔情况进行了调查。其中问卷内容包括性别、年龄、职业、作息时间、吸烟史、吸烟量、被动吸烟史、饮酒史、饮酒量、饮食习惯、户外活动、卫生美容习惯、化妆品使用频率和种类、是否化彩妆及卸妆习惯、防晒意识和防晒措施等；并结合医师直接观察评估面部皮肤性质。毛孔调查：分别对鼻正面、鼻翼、颊部毛孔粗大严重程度进行评价。毛孔粗大程度分级标准：与调查对象相距 0.5m 观察，几乎无可见毛孔为 0 级；极少可见毛孔为 1 级；轻微可见毛孔为 2 级；清晰可见毛孔为 3 级；明显可见毛孔或内含小于毛孔大小角栓为 4 级；非常明显可见毛孔或内含与毛孔大小一致的角栓为 5 级；明显扩大毛孔或内含突出毛孔的角栓，呈草莓样，为 6 级。面部毛孔粗大诊断标准：将面部毛孔严重程度里 3 级者判定为粗大毛孔。此后对资料进行描述性分析和多因素 logistic 回归分析。结果显示面部毛孔粗大与性别、年龄、遗传、紫外线曝露等因素相关。面部毛孔粗大发生率：面部毛孔粗大在人群中普遍存在，发生率高，且不同部位发生率不同。面部毛孔粗大在正常人群的发生率为：鼻翼＞鼻正面＞颊部。定期清洁鼻正面及鼻翼周围的角栓，可以帮助缩小毛孔。面部毛孔粗大与年龄也有密切关系。随着年龄增长，皮肤老化不断加剧，表现为毛孔粗大。面部毛孔粗大作为皮肤老化的一项特征与紫外线的关系密切。因此，防晒是面部毛孔粗大的防护因素。打伞、戴帽子、涂抹防晒霜、尽量少在阳光强烈时外出等，对延缓和减轻面部毛孔粗大的发生具有一定作用。

二、不同年龄段皮肤特征

随着年龄增长，皮肤特征发生变化。运用多种现代化仪器定量测定皮肤生理指标来评估皮肤在不同年龄段所呈现出的特征。如用皮肤角质层水分含量、经皮水分散失、油脂含量评估皮肤滋润度，用皮肤黑红色素测试仪评估皮肤颜色，用皮肤色度、光泽度评估皮肤色泽等。

针对 22～28 岁、29～35 岁、36～49 岁三个年龄段，以北京地区女性为代表进行分析。结合每个年龄段的人群特点、皮肤本态数据及面部图像全面剖析特定年龄段的皮肤特点。其中，面部图像资料是运用 VISIA-CR 皮肤检测仪拍摄的。VISIA-CR 是专业的皮肤图像采集与分析系统，内置四种光源——标准光、UV 光、交叉偏振光和平行偏振光，其内置的标准色块可用于微弱色差的校准调节。从每个年龄段中筛选好皮肤、一般皮肤、差皮肤典型图像。好皮肤：肤色均匀、光泽度好、皮肤细腻少有细纹、弹性较好。一般皮肤：肤色一般、光泽度一般、少见色素沉着。差皮肤：出现皮肤问题，如痤疮、痘印、敏感、干燥脱屑、色斑、面色晦暗、毛孔粗大、皱纹明显及皮肤松弛等现象。

1．22～28 岁女性皮肤特征

根据《黄帝内经》女七男八定律内容，对于女性来说，三七即 21 岁，属于成长平稳期，肾气平衡，发育基本完成，心理也较为平和；四七即 28 岁，这时候女性的生理状况达到顶峰状态，生殖系统、内分泌系统都是最为和谐的阶段，筋骨强健，精力也较为旺盛。该年龄段女性开始进入职场，消费意愿得到释放。她们成长于互联网时代，接受新事物，意识自主，信息搜集能力强。此年龄段处于人生重要过渡阶段，也是皮肤处于较好状态并开始出现转变的年龄阶段。整体而言，22～28 岁皮肤状态处于较好状态。较好的皮肤生理水平，加之此年龄段女性护肤意识增强使得皮肤保持良好状态，但由于此年龄段女性处于过渡阶段，学业压力、初入职场的压力及不规律的饮食和作息习惯使得皮肤出现问题，较为突出的是痤疮及痘印问题。22～28 岁年龄段好皮肤、一般皮肤、差皮肤代表性图片如图 2-1 所示。

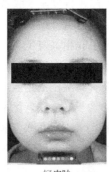 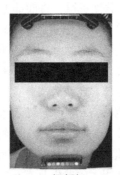 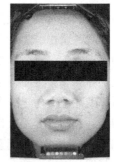

好皮肤　　　　　　　　　一般皮肤　　　　　　　　　差皮肤

图 2-1　22～28 岁女性皮肤状态（彩图见文后插页）

2．29～35 岁女性皮肤特征

四七即 28 岁时女性的生理状况达到顶峰状态；五七即 35 岁时，女性开始衰老，肾气衰退后，最明显的表现是面容开始憔悴，头发掉落。随着工作经验的积累，29～

35 岁女性逐渐成为社会中坚力量，收入水平与消费水平随之提升；物质生活相对充裕，注重精神生活；适婚适育，开始组建家庭，生儿育女；生活压力大，重视健康与休闲。

此年龄段皮肤状态出现下滑，皮肤细腻度、光泽度、色度较 22～28 岁年龄段下降，眼角出现细纹，出现肤色不均、暗沉、毛孔粗大等问题。29～35 岁年龄段好皮肤、一般皮肤、差皮肤代表性图片如图 2-2 所示。

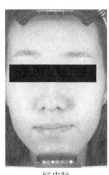 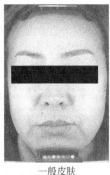 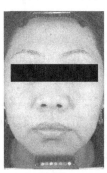

好皮肤 　　　　　　　一般皮肤 　　　　　　　差皮肤

图 2-2 29～35 岁女性皮肤状态（彩图见文后插页）

3．36～49 岁女性皮肤特征

36～49 岁女性积累了丰富的工作经验，具有稳定的收入及物质基础，她们见多识广，更热爱生活；追求高品质的生活；对护肤品品牌忠实度较高，强调使用产品的专业性、有效性。六七即 42 岁，衰老进一步明显，皮肤会松弛缺乏水分，鬓角头发有变白迹象；七七即 49 岁前后，女性开始进入绝经期。

此年龄段皮肤状态逐渐衰弱，出现皱纹、色斑等情况。最为突出的是肤色变化，肤色不均、色斑等问题较为明显；此外，皮肤粗糙度增加，眼角、眼睑及鼻唇沟出现细纹，毛孔粗大，肤质细腻度下降。36～49 岁年龄段好皮肤、一般皮肤、差皮肤代表性图片如图 2-3 所示。

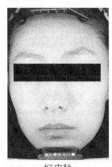 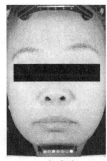 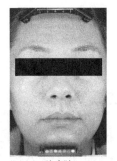

好皮肤 　　　　　　　一般皮肤 　　　　　　　差皮肤

图 2-3 36～49 岁女性皮肤状态（彩图见文后插页）

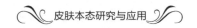

三、不同年龄段皮肤生理

曾有研究为更好地了解不同年龄段北京健康女性面部皮肤特点，对176名生活在北京地区超过5年的健康女性进行问卷调查、临床观察并使用VISIA皮肤分析测试仪对色素斑、毛孔、平滑度、光损伤、皱纹、卟啉值进行定量检测。问卷内容包括：年龄、职业、生活工作环境、饮食习惯、睡眠时间、日晒时间、用药史、月经史、痤疮、洁肤护肤习惯等。临床观察主要包括面部肤色，眼角、眉间、口周皱纹等方面。皮肤类型由医师根据观察法和皮肤脂度测定法判定。所有受试者按照年龄分为20～29岁年龄组、30～39岁年龄组、40～49岁年龄组。按照是否使用防晒产品将受试者分为2组：经常使用防晒产品和很少使用防晒产品。其他分组方式包括：平均每天在户外的时间、皮肤类型等。结果显示光损伤与年龄及户外紫外线照射有关。面部皱纹与年龄及皮肤类型有关，随年龄增加皮肤皱纹增多，油性和干性皮肤皱纹多于中性和混合性皮肤。面部皮肤平滑度与年龄、是否防晒及皮肤类型有关，随年龄的增加，皮肤平滑度呈下降趋势，经常使用防晒产品的皮肤平滑度好于油性和干性皮肤。面部毛孔与年龄、是否防晒及皮肤类型有关，随着年龄增加，单位面积内面部毛孔数量呈增加趋势，经常使用防晒产品的面部毛孔少于不经常使用防晒产品者，油性皮肤毛孔多于中性皮肤。影响毛孔大小的因素有遗传、激素水平、皮肤自然老化等内源性因素和可导致粉刺的化学物质、紫外线照射等外源性因素。总而言之，其观察的健康女性面部皮肤特征是随着年龄增长，面部皮肤光损伤、皱纹增加，平滑度逐渐变差，毛孔逐渐增加。中性和混合性皮肤的面部皱纹要少于油性和干性皮肤，面部平滑度好于油性和干性皮肤。

健康皮肤的维持需要日常护理，皮肤状态随着年龄的增长而发生变化，正确认识自己的皮肤状态，是进行正确皮肤护理的首要条件。应根据自己的皮肤类型、年龄、季节等选用适合自己的护肤品。此外，保持健康皮肤还要养成良好的生活习惯，保证充足的睡眠，少烟酒，饮食均衡，多食蔬菜水果，进行适宜的体育运动、保持良好的情绪对皮肤健康也很重要。

第三节　年龄动态与皮肤本态

一、方法概要

1. 分析方法

动态年龄皮肤本态分析方法主要是对采集数据的分析处理，使用的分析软件主要是SPSS，对数据进行相关性和差异性分析。唐莉等在研究年龄与皮肤弹性的关系时，应用 SPSS11.0 统计软件，先对参数进行描述性分析，用单因素方差检验对皮肤弹性与年龄及各部位进行比较，再做皮肤弹性与年龄的相关性分析；牟雁东等在研究性别及年龄与面部肤色的相关性时，对不同实验组测试的年龄和性别构成比做 χ^2 检验，对不同性别间肤色参数的差异做单因素方差分析（ANOVA），并对肤色参数随着年龄的变化而变化的趋势进行相关回归分析；李利等在研究皮肤纹理与年龄及不同部位的关系时，应用 Statview 统计软件，皮纹参数与年龄的相关性用单因素回归分析，而各年龄组差异和各部位差异采用的是非配对 T 检验的分析方法；杨智荣等采用 SPSS17.0 数据处理软件，先对收集的资料进行描述性分析，再分析所测部位皮肤各参数的变化范围，并对皮肤水分、pH 值在不同体质人群及各部位中的差异性进行比较；李利等在研究不同年龄和皮肤部位与皮肤微循环的关系时，应用 Statview 统计软件，分析血管密度与年龄的相关性时使用单因素回归分析，并用非配对 T 检验来比较各年龄组的差异和各部位的差异。

2．分析内容

不同的研究目的会有不同的动态年龄皮肤本态分析的相关内容，如研究皮肤弹性时分析 R2、R5、R7 等相关参数，研究皮肤皱纹或纹理度时分析 Ra、Rz、Rp 等参数，研究皮肤水分和皮脂时分析角质层水分含量和皮肤油脂含量，研究微循环和温度时分析血流灌注量和皮肤的温度；在选取面部的测试部位时，主要是前额、眼角、脸颊颧骨处和鼻唇沟等位置。由于随着年龄的增长，皮肤光老化的影响越来越大，研究皮肤本态时会考虑分析不同皮肤部位的数据，如光曝露部位和光保护部位。如李利等在研究皮肤微循环与年龄的关系时，分析了前额部、左眼角鱼尾部、左前臂内侧中部和左手背等四个部位；牟雁东等对年龄及性别与肤色的关系进行分析时，测试每名受试者右侧颌面部的颞部、颧部和颊部三个部位的肤色值，从而通过测试不同部位的数据，分析出面部皮肤肤色的大体情况。

二、年龄与皮肤水油含量

水是最重要的内源性成分，皮肤的水分含量能够很好地衡量皮肤的干燥程度。由皮肤结构分析，在角质层和表皮层之间的交界处，皮肤的水分含量仅为 15%～30%，而表皮深层则超过 70%。这个水分含量骤变的区域也被称为角膜表皮交界处，是隔绝身体和角质层的基础，帮助保护内部重要的溶质和水。同时，生理水中的微量元素和丰富营养成分在表皮层下部的不同梯度变化可触发角化细胞的功能。例如，中间丝相关蛋白和角蛋白微纤维结合生成的小分子肽和游离氨基酸，是有助于角质细胞合成天然保湿因子（NMF）的成分。表皮是一个能够自我平衡和自我更新的组织，水在表皮细胞的连续分化过程中起着关键作用，影响脱屑速率和皮肤的最终外观。皮肤中的水主要通过靠近真皮层的毛细血管扩散到真皮层细胞中，进而参与细

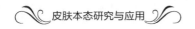

胞活动，即皮肤组织附近的毛细血管微循环是皮肤中水的根本来源，皮肤结构及水分含量如图2-4所示。

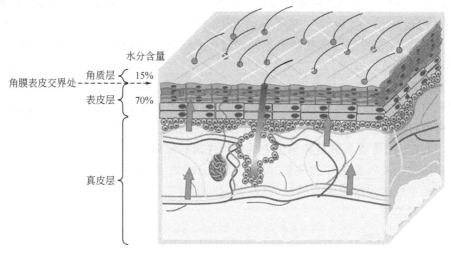

图2-4　皮肤结构及水分含量（彩图见文后插页）

水分可以很好地滋润皮肤，但保持皮肤的屏障功能使皮肤的表面柔软光滑，还需要水和皮肤表面的油脂共同实现。皮脂是通过皮脂腺的全浆分泌而排泄产生的，是整个皮脂腺细胞破裂后，细胞中的内容物溢出后的产物，能够均匀地分布在皮肤的表面，形成皮脂膜，此外皮脂中还存在一些细胞间脂质的代谢物，共同保护皮肤。

国外对水分含量和油脂含量的测试进行得较早，如 S. Diridollou 等在2004年的夏季对311名来自四个种族的女性进行皮肤水分含量的测试，包括非裔美国人、中国人、高加索人和墨西哥人，测试了前臂背侧和腹侧两个部位的皮肤。结果发现18～50岁年龄段中四个种族女性的皮肤干燥程度没有差别，但51岁以后非裔美国人前臂腹侧皮肤的干燥程度明显高于其他三个种族，且51岁以后非裔美国人和高加索人前臂背侧的皮肤干燥程度显著高于中国人。总体数据表明随着年龄的增长，非洲裔和高加索裔的女性皮肤干燥程度要高于中国人和墨西哥人，说明不同民族的皮肤在水分含量上存在差异性，因此需要进行大量全面的皮肤数据采集来研究中国人的皮肤生理特性。

在国内，关于皮肤的水润油脂方面，先后有学者对上海、大连、黑龙江及其他地区人群进行水分含量、经皮水分散失量、油脂分泌量以及皮肤酸碱度进行研究。在上海地区，何永福等为研究中国人的皮肤特征，采集了53位年龄在19～58岁之间女性的皮肤数据，采集部位为前额中部、面颊（颧骨处）和下颌，实验在温度为(22±2)℃、湿度为(47±7)%的房间中进行，实验仪器有 Tewameter TM210、Corneometer CM825、pHmeter 900 和 Sebumeter SM810。结果发现随着年龄的增长，经皮水分散失会增加，在过了25岁后开始逐渐降低，可能是由于25岁之前皮肤代谢旺盛，皮肤排泄能力好，导致经皮水分散失增加；此外面部皮肤的水分含量会随着年龄的增加微微降低，可能是由于皮肤的代谢能力不断降低，而且手臂和小腿的水分含量要小于面部，主要由于面部的皮下血管和神经的分布比手臂和小腿密集，可加强皮肤的微循环，提供水分和营养，且面部皮肤的汗腺和皮脂腺的密度也高于手臂和小腿，因此平时应该加强手臂和小腿的保湿养护。

在大连地区，史月君等利用皮肤表面皮脂测量仪和皮肤水分含量测量仪采集了325 名来自大连市正常人群皮肤的油脂含量和水分含量，采集部位为前额和前臂屈侧，根据生理发育和生长期将受试者分为四组（3～12 岁，13～35 岁，36～50 岁，大于 50 岁）。结果发现小于 12 岁的人群男女之间前额的油脂含量没有差异，13 岁以后男性前额油脂含量高于女性，但前臂的油脂含量在男女之间没有差异，这可能与正常人群的发育期有关，青春期发育前男女皮肤油脂含量没有差别，发育后面部皮肤皮脂腺分泌旺盛的男性油脂含量会高于女性，此外，发育后的男性前额油脂含量随年龄的变化不明显，而女性前额的油脂量会不断地减少，特别是 50 岁以后的女性前额的油脂含量减少的程度比男性更为明显，这可能与更年期后女性雌激素水平下降有关；水分含量方面，仅 13～35 岁组的男性前额的水分含量高于同组女性，且13～35 岁男女前额的水分含量均高于前臂，其他年龄组则没有明显差别，这可能是由于 13～35 岁的男性皮肤代谢旺盛并产生许多甘油的缘故，而甘油能很好地缓解皮肤的干燥。

在黑龙江地区，杨智荣等利用 CK 公司的仪器（Corneometer CM825 和 pH meter 900）测量 77 名女性志愿者的皮肤水分含量和皮肤酸碱度等，志愿者根据年龄分为六组（21～27 岁，28～34 岁，35～41 岁，42～48 岁，49～55 岁，56～73 岁），测试部位为面颊、眼角、颈部、侧胸部、背部和前臂屈侧。结果发现，随着年龄增长皮肤的水分含量不断降低，特别是 56～73 岁这个年龄段，除面部外与 21～27 岁相比有明显的差异，而且前臂屈侧的水分含量与各年龄段比较都有所减少，此外 42～48 岁时的颈部皮肤和 49～55 岁时的背部皮肤与 21～27 岁相比也存在差异。可见，不同部位的水分含量随着年龄的变化也是不同的。

M. Q. Man 等对 713 名受试者（包括 328 名男性和 385 名女性）额头和前臂的角质层的水合作用、皮肤油脂含量和皮肤 pH 值进行测试，并把受试者分为五组（0～12 岁，13～35 岁，36～50 岁，51～70 岁，70 岁以上），使用多功能皮肤生理监测仪测定数据。其中，水合作用是指角质层能吸收水分使皮肤水化，水合作用越好，皮肤的水分含量越高，而且能更好地透皮吸收营养成分。研究发现，在男性中 36～50 岁这个年龄段的前臂和额头油脂含量最高，女性中则是 13～35 岁年龄段内油脂含量最高，总体上看，男性皮肤的油脂含量大于女性，额头的油脂含量大于前臂。先前的研究表明，皮脂的分泌可能与性激素的水平呈正相关，性激素的分泌在年轻时会达到顶峰，在五六十岁后开始明显下降，这与测试数据是相符合的。结果还表明年龄超过 70 岁后测试人群的角质层水合作用普遍偏低，提示老年人的皮肤容易缺

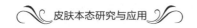

水，而 13～35 岁男性皮肤的水合作用要好于同年龄段的女性，这可在一定程度上说明中国人皮肤的水合作用和油脂含量与年龄相关。

皮肤水分含量和油脂含量与激素的调节有着密切的联系。随着年龄的增长，来到绝经期的女性的皮肤会发生明显的变化，水分含量和油脂含量也会有所改变，可能是由于缺乏雌激素后影响透明质酸和胶原蛋白的合成；有实验证明经激素治疗后皮肤胶原蛋白的含量高于对照组，而透明质酸和胶原蛋白是储存皮肤中水分的重要成分和结构。H. Ohta 等研究了 46 例 41～70 岁之间的女性，并将其分为绝经前、围绝经期、早期绝经期和晚期绝经期四组，使用的仪器有皮脂仪 SM810、Corneometer，用于测量前额、面颊、眼睑和嘴角附近区域角质层的水分含量。结果发现，绝经后女性的油脂含量显著下降，但眼部下方的油脂含量没有变化，油脂含量下降可能是性激素水平发生变化所导致的，而且男性油脂含量减少的时间晚于女性，这也与血清中的雄性激素密切相关。此外，绝经期后的受试者额头的角质层水分含量要高于绝经前和未绝经期，但面颊、眼睑和嘴角附近区域的水分含量没有明显变化，水分含量的差异可能是激素水平下降所导致的，有研究表明用激素治疗可以改善皮肤干燥的情况；除了激素的影响，老年人的皮肤干燥也可能是出汗量增多引起的。此外，平均年龄大概在 60 岁的晚期绝经期的女性角质层功能没有退化丧失，表明皮肤干燥的情况可能会在 60 岁以后发生。

综上可知，随着年龄的变化，不同性别、不同部位、不同地区的人群皮肤的变化也是有差异的，甚至在皮肤老化的过程中，某个特殊时期如绝经期也会导致皮肤水分含量及油脂含量发生明显的改变。从总体的趋势上看，年龄增长的同时，皮肤的水分含量和油脂的分泌都会下降。但现有数据采集中存在的主要问题是受试者数量太少，不能完全反映一个地区人群的整体水平。

三、年龄与皮肤肤色

人的皮肤颜色主要受褐黑色的黑色素、红色的氧合血红素、蓝色的还原血红素和黄色的胡萝卜素四种生物色素的影响。有研究表明，真皮乳头毛细血管间距和血流量随年龄的增加而增加。颜色的测量表明，皮肤颜色参数随着年龄的增长明显增加。值得注意的是，老年皮肤的特点是平坦的真皮-表皮交界处乳头毛细血管襻的消失，这会显著降低皮肤的营养血管密度和营养交换表面积。另外，由于表皮变薄，皮肤的透明度增加，观察乳头下血管丛更容易，从而增加血流量和红色度。可能由于随年龄增加，表皮逐渐萎缩、表皮突变扁平，部分弓状血管消退或随表皮突变扁平逐渐被拉长而与皮肤表面平行。襻状血管减少直接减少氧供应和降低新陈代谢，降低了抗原清除能力。

位于基底层的黑素细胞产生的黑色素上移至角质形成细胞，通过随角质细胞脱落或在角朊细胞内被溶酶体降解两种途径排除，另一部分则沉积于表皮层。下移的部分黑色素通过毛细血管进入血液，并最终通过肾脏代谢排出体外。中医文献中记载的美白古方多以活血为主，也就是说人体面部的肤色在气血充足的情况下才能够红润透亮，血流的不足和不畅都会导致面色晦暗及色素沉着。已有研究证明，常见的女性黄褐斑的发生与血液黏度增加导致血液淤滞即皮肤微循环障碍有一定关系。

而红色的氧合血红素、蓝色的还原血红素皆来自皮肤组织中的毛细血管微循环。皮肤微循环速度加快，在单位时间内通过的红细胞数量增多，红色的氧合血红素随之增多，提高了皮肤的血红素量，肤色就变得红润。同时，血液循环为皮肤的成纤维细胞、胶原蛋白等提供充足的氧和营养物质，有利于将细胞的代谢产物和各种有害物质及时带走排出，保证了皮肤新陈代谢的顺畅。

肤色的定量检测对于皮肤疾病诊断、化妆品效果的分析都具有重要的指导意义。皮肤颜色的变化能够反映皮肤屏障的完整性、皮肤的敏感性，并有助于判断祛斑美白化妆品的功效及色素紊乱性疾病的疗效，因此，对皮肤颜色进行无创性客观定量评价在皮肤科临床和美容护肤工作中具有重要意义。

对于肤色，随着年龄的增加，曝光部位（如面部）的肤色会有明显的变化。牟雁东等进行了性别和年龄对汉族人颌面部肤色影响的相关研究，对 1462 名 18～85 岁的受试者进行肤色相关的皮肤数据采集，其中男性 682 人、女性 780 人，使用的仪器是美能达 CR-100 色度计，分别测试每名受试者右侧颌面部的颞部、颧部和脸颊部位的肤色值，结果表明，男性颌面部肤色参数 L*值和 b*值均低于女性，但 a*值高于女性，而且面部肤色参数 L*值和 a*值与年龄呈负相关，即随着年龄的增加，肤色会越来越黑，此外 b*值与年龄呈正相关，即随着年龄的增加，b*值逐渐增大，说明肤色会越来越黄，愈加暗沉。

李艳等为研究成都地区健康汉族人皮肤颜色与部位、年龄和性别的关系，用分光光度计 CM-2600d、皮肤黑色素和血红素测量仪采集了 200 名汉族志愿者额部、颊部、侧胸、前臂伸侧、前臂屈侧及手背等六个部位肤色的数据，结果表明额部、颊部、前臂屈侧、手背的 L*值随年龄增加而降低；颊部 a*值和 b*值随年龄增加而增大；颊部、侧胸、手背的黑色素含量和血红素含量与年龄变化都相关，说明这些部位的肤色会逐渐加深，脸颊部位会变黄、泛红。

宫爱民等为了解上海地区健康人群面色指数的特征，对 793 名受试者的肤色相关数据进行采集，年龄在 18～83 岁之间，采用中医面色检测系统采集面像，将肤色分为青色指数、红色指数、黄色指数、黑色指数和白色指数等多个参数，结果表明黄色和红色与年龄相关性具有统计学意义，但相关系数较低，说明随着年龄增长肤色有加深的趋势。此外，袁超等调查和分析了上海地区健康成年人不同部位的皮肤颜色，通过扫描反射比分光光度仪对 159 名健康志愿者身体的十个部位进行肤色的检测，年龄在 18～50 岁之间，结果表明身体不同部位的肤色与光曝露的时间有密切联系，其中 L*值的最大值在上臂内侧，说明此处的皮肤最白，最小值在前额，说明前额的皮肤较黑，b*值和 ITA 值也有相似的结果，表明光曝露部位的肤色与光保护部位相比较深，此外，a*值的最大值出现在鼻唇沟，表明该部位的肤色最红。因而，整体数据提示我们，年龄越大，光照对皮肤颜色的影响越大。

林仲贤等对全国 26 个省区市共 1668 人的皮肤肤色进行分析，包括新生儿到 78 岁的老人，使用仪器有 Au-CH-1 型自动测色仪和 302D 型自动测色仪，结果发现新生儿的肤色偏向于黄红，出生 2 月到 2 岁会增加黄的成分，3 岁后增加了橙红色的成分，从皮肤反射率来看，总体上反射率不断增加，直到老年阶段有所降低。从色纯度来看，也是总体上随年龄的增加而增大，但到了老年时期会降低。因而，从这些角度分析，年龄增长以后，特别是到了老年阶段，肤色是不断加深变暗的。

总之，肤色的变化也是皮肤衰老的一种表现，根据对不同地区人群肤色的分析，我们发现，随着年龄的增长，肤色会不断加深，显得愈发暗沉无光，但反映肤色红绿的 a*值的变化趋势说法不一，有待更多肤色相关数据的验证。林仲贤等的研究表明，中国人肤色最白亮的时期是 2～3 岁的幼儿阶段，到了老年阶段，平均肤色光谱反射率与幼儿阶段相比下降了 20%多，这也是由于时间的推移，皮肤的自然老化和光老化共同影响的结果。

四、年龄与皮肤弹性、纹理

中医理论认为，皮肤衰老以及整个机体衰老的直接原因是五脏虚损，气血失调。如果五脏调和，气血充盛，则精神饱满，容光焕发，肤色亮丽，并能健康长寿；反之则面色枯槁晦暗，皮肤粗糙，皱纹增多。

皮肤老化过程中，弹力纤维变性物质在真皮上部沉淀，并取代正常的胶原和弹力纤维，使皮肤失去弹性。皮肤真皮乳头层的微血管发生萎缩，血管壁变薄变脆，脆性增加而易出血，血流量减少，皮肤变薄，并会出现皱纹。皮肤的微循环可以为皮肤成纤维细胞提供足够养分并及时排出代谢废物，减轻胶原纤维的氧化，对皮肤的养护和抗衰老大有裨益。因此，改善皮肤的微循环也是延缓皮肤衰老的一种方法。

关于皮肤衰老方面，Ma 等通过对上海 240 名男性和女性皮肤进行测试，发现皮肤粗糙度与皱纹体积具有异向显著性相关。由此可见，在不同的地区均有对于皮肤不同的指标的研究，也发现了一些规律，但是从结果来看，不同地区指标测试结果存在些许不同，可能由于不同地区生活环境不同从而导致皮肤状态不同。随着年龄的变化，皮肤会发生一定的变化，对于皮肤随年龄的变化，国内外均有针对这一方面的研究。

文翔等研究了年龄对皮肤粗糙度、弹性和纹理的影响，采用 Cutometer MPA580、VISIOSCAN VC98、VISIOMETER SV600 对 56 名 30～59 岁女性眼外眦外侧皮肤进行测量，统计皮肤弹性参数（R2、R5、R7）、纹理参数（SEr、SEsm、SEsc、SEw）和粗糙度参数（R1、R3、R5）等。结果表明利用皮肤无创性检测技术，能比较客观准确地反映不同年龄皮肤纹理、粗糙度、弹性的变化规律，其中皮肤弹性参数、纹理参数 SEsm 与年龄呈负相关，纹理参数 SEw、粗糙度参数与年龄呈正相关，皮肤纹理、粗糙度、弹性部分参数间有相关性。3 种评价参数间有一定相关性，但尚需进一步探索。

李利等通过对 50 名居住在法国的 20～74 岁白种人女性进行皮肤纹理的测试，测试部位为前额正中部位、左眼外眦外侧、左前臂屈侧中部和左手背，并根据年龄分为五组（20～29 岁，30～39 岁，40～49 岁，50～59 岁，60～74 岁），测试环境的室温控制在 20～25℃，湿度为 40%～60%，采用皮肤纹理轮廓仪以及皮肤纹理三维数字化图像处理软件进行皮肤数据的采集。结果发现针对不同部位的曝露情况，其皱纹变化也不同，在光曝露部位，额部皮肤多数参数与年龄的相关性小于眼外眦外侧的皮肤，在光保护部位，前臂内侧纹理参数与年龄的相关性则高于额部，但低于眼外眦外侧皮肤，总体上看，不同部位的纹理度与年龄具有一定的相关性，但还需考虑其他外界因素的影响。研究还发现眼外眦外侧皮肤的各参数标准差的变异幅度最大，在前臂内侧最小，可考虑在前臂内侧进行护肤品的功效研究；此外手背皮肤各参数比眼外眦外侧皮肤和额部皱纹处低，但比前臂皮肤和额部非皱纹处高，且每个年龄段参数平均值的标准差变化大，可能是由于手受到外界的刺激不同所导致的，因而手背不适宜用于护肤品的功效研究。

张洁尘对 246 名受试者的皮肤老化的特征和相关因素进行了调查分析，以问卷的形式调研了日常防晒方式和日晒的时间，室内的温度控制在(20±2)℃、相对湿度在 50%～60% 之间，受试者洁面后休息 20min 开始测试面部四个主要区域（外眦、前额、鼻唇沟、眉间）并进行分级，结果发现有 85 人（34.6%）在 30～35 岁阶段就出现了皱纹，还有 48 人在 25～30 岁已经出现皱纹，皱纹多数出现在眼角，然后是前额和眶周，此外，工作环境不同，皮肤皱纹出现的时间也不同，室内组在静态下要在 45 岁以后才会都出现鱼尾纹，而室外组基本在 30 岁就已经出现了，但动态下室内组在 30 岁出现鱼尾纹的情况也达到了 100%，其他部位如室内组的前额、鼻唇沟和眉间在静态下要到 55 岁以上才会有皱纹出现，而动态下室外组的前额在 30 岁以后就会出现皱纹。因此皱纹的出现主要是由于年龄的增加，同时内分泌的改变和紫外线照射也会促使面部皱纹的出现。此外，该研究还发现了女性皮肤光老化的表现主要有肤色灰黄、干燥粗糙、皮革样外观、明显的红血丝和色素斑、皮肤修复能力减弱、弹性下降等，表明随着年龄增长，光老化的程度不断加深，特别是在闭经以后，皮肤皱纹出现的情况愈加严重。

唐莉等对居住在成都的 50 名 20～78 岁女性使用 Cutometer MPA580 和相应的图像处理软件进行皮肤弹性测试，将受试者分为五组（20～29 岁，30～39 岁，40～49 岁，50～59 岁，60～78 岁），测试部位为前额正中、左眼角鱼尾纹部、左颧部、左前臂屈侧中部和下腹正中脐下 3cm 处，实验环境为湿度 40%～60%、温度为 20～23℃，选取 R2、R5、R7 三个值进行分析，其中 R2 是无负压时皮肤回弹量和有负压时最大拉伸量之比，R5 是皮肤测试的第一次循环过程中皮肤恢复过程的弹性部分与加负压过程的弹性部分之比,R7是皮肤测试的第一次循环过程中皮肤恢复过程的弹性部分与这次循环过程中皮肤的最大拉伸量之比。结果表明前额、眼角、左颞部和前臂的参数 R2 随年龄的增加而降低,特别是 40 岁以后前额、眼角、左颞部的 R2 值下降更明显,但前臂和下腹部的变化不大;前额和眼角的参数 R5 和 R7 随年龄增加而下降,40 岁以后变化更明显,但 R7 值左颞部和下腹部随年龄变化不大,整体上看,眼角和前额的弹性变化程度最大,下腹部变化最小,在超过 40 岁以后,皮肤弹性下降愈加明显。

总之,随着年龄的增长,皮肤的皱纹会不断地显现,皮肤弹性逐渐降低,皮肤弹性与年龄的统计学意义呈负相关,40 岁以后变化更明显。值得注意的是,不同部位、不同的工作环境出现皱纹的先后也不一样,这可能是皮肤生理结构和皮肤光老化程度不同所导致的,此外,还发现通过改善皮肤微循环来增加营养的供给,减少外源性因素和细胞自然衰老带来的影响,可延缓皮肤衰老的速度。

五、年龄与血流灌注量

皮肤微循环对皮肤的生理和病理有重要作用。其结构复杂并随年龄增加而变化。采用非侵入性方法,研究活体状态下体表微循环结构和功能对探索皮肤衰老或疾病发生发展有较高的应用价值。

激光多普勒血流仪(laser doppler flowmetry, LDF)是一种能够实时监测组织内微循环血流灌注并能够连续监测并反映微循环状态的瞬间改变的医用仪器。近十几年来,随着多模块 LDF 的出现以及多种探头的发明,它的应用更加灵活和广泛。

激光多普勒血流仪是利用激光多普勒原理,监测人体组织微循环(包括毛细血管、微动脉、微静脉和吻合支)血流灌注量的一种设备。出于种种考虑,实验室采用的是非接触式扫描式血流成像仪,不接触监测对象,距离 15cm 以上,监测深度为 1~3mm,通过扫描一定区域内的血流,得到该区域的血流成像,观测受试者的皮肤组织血流微循环状况。

它的应用原理是激光多普勒频移,其主要的特点是能够连续监测,并能反映微循环的瞬间改变情况。激光多普勒血流仪可以监测整个微循环系统的血液灌注量,包括毛细血管(营养血流)、微动脉、微静脉和吻合支。该技术基于发射激光通过光纤传输,激光束被所研究组织散射后有部分光被吸收。击中血细胞的激光波长发生了改变(即多普勒频移),而击中静止组织的激光波长没有改变。这些波长改变的强度和频率分布与监测体积内的血细胞数量和移动速度直接相关。通过接收光纤,这些信息被记录并且转换为电信号进行分析。

LDF 主机发出的激光束通过输出光纤探头广泛散射到被测组织中并部分被吸收,其中一部分激光撞击到运动的血细胞后反射回来,组织中运动血细胞反射出的光在频率上将产生频移,频移大小与运动速度成正比,散射光强度与运动的红细胞数量成正比（多普勒频移效应），而散射到静止组织的激光反射波长不变。这些信息被回收光纤接收，然后转换成电信号，经过滤波、放大后再由模-数转换器转换成相对流量的数据，输出反映血流情况的数据和图片。激光多普勒血流仪专门用于测量动物及人体组织的毛细血管血流量，测量毛细血管对冷、热、姿态变化、压力改变、血管活性物质、呼吸等的变化反应，在创伤、皮肤病及药理研究等涉及微循环的基础和临床研究中有其独特的优越性。

通过测定受试者的皮肤组织血流微循环状况，可以判断人体对药物的吸收情况，了解许多慢性、急性疾病的预防治疗情况，观察对患者伤势的临床护理情况，等等。微循环中的血流测定，已经成为当代生物医学中的一项重要研究工作。目前人类最前沿的针对血流流量测量方面的方法是激光多普勒技术。激光多普勒法具有无创伤、适应范围广、操作简便、能实时得到血流信息等优点，采用非侵入式，不需要接触人体组织，更具临床使用价值而得到广泛运用。自从 Stern 首次报道用其监测皮肤微循环血流量后，激光多普勒血流仪愈加广泛地应用于医学研究的各个领域。其中与皮肤温度和皮肤健康有关的有屈箫箫等观察正常人面部穴位温度和血流灌注量，结果表明面部穴位温度和血流灌注量有一定的对应关系，通过对正常人穴位温度和血流灌注量进行观察，提供了穴位温度和血流灌注量的正常值范围。金兰等使用激光多普勒血流仪监测拔罐对健康人背部皮肤血流灌注量的影响，结果拔罐后罐区皮肤血流灌注量明显增加，拔罐前后血流灌注量变化差异有统计学意义。

在中医基础理论中，经络主运行血气，腧穴是脏腑经络气血输注于体表的特殊部位。在经络的现代化研究中，采用了越来越多的先进方法和技术来探索经络实质和腧穴特异性。激光技术在医学领域中的应用范围不断扩展，除进行疾病的诊断和治疗外，在经络腧穴的基础研究中也做出了卓越贡献。其中激光多普勒血流成像技术以其无损伤、可连续地测定组织微血管血流灌注量、适应范围广、操作简便而得到广泛应用。

微循环是各组织器官内最小的功能-形态联系单位，为机体循环系统中一个基层结构，其基本功能是向全身各脏器和组织运送营养物质，排泄代谢产物，并且调节组织内液和血管内液，故健全的微循环功能是保证机体正常生理功能的前提。中医学认为，气血流行全身是一切组织器官包括脏腑进行正常生理活动的物质基础，如果"血气不和"，则"百病乃变化而生"（《素问·调经论》）。"疏其血气，令其调达，而致和平"（《素问·至真要大论》）是中医治疗的基本思想。由此看来，微循环学说与气血理论是有密切联系的。

李利等通过观察不同部位皮肤血管结构和形态差异来研究年龄对真皮微循环功能的影响，实验采用接触式电视毛细血管镜（videocapillaroscopy，VCP）和激光多普勒血流仪（laser doppler flowmetry，LDF），对 50 名 20～74 岁居住在法国 Besancon 市的白人女性皮肤微循环状况进行研究。首先对光皮肤类型为Ⅱ～Ⅲ型白人女性志愿者的前额、眼角、前臂内侧和手背血管做初步观察，并用计算机图像处理技术及

Statview 统计软件进行单因素回归分析，对前臂和手背活体真皮血管密度做定量分析，发现年轻人皮肤血管排列整齐，年龄较大者血管扩张增粗、扭曲，排列不规则，与肢端相比，面部的真皮血流量较高，而且随着年龄的增加，真皮血流量有逐渐增加的趋势。通过对其年龄与皮肤微循环变化的研究发现，年龄会影响真皮微循环的形态和功能。

六、年龄与皮肤温度

我们知道人体是一个生物发热体，而且各个部位的维度不相等。人体正常的温度分布具有一定的稳定性和对称性，如果人的身体某处发生了温度上的变化，就预示着该处存在着病灶。病灶处血流和代谢的改变引起了温度在人体内的分布格局，这种改变可能是温度升高也可能是温度降低。

红外热成像仪会根据人体温度的分布情况来显示人体温度分布变化、变化的部位及其程度。医用红外热成像技术是医学技术、红外摄像技术和计算机多媒体技术结合的产物，是一种记录人体热场的影像装置。医用红外热成像技术通过被动接受人体发出的红外辐射信息，因此凡是能引起热变化的疾病都可以用它来进行检查。医生在观察分析了红外热成像和定量测出的温度差值后，结合解剖学、病理学以及临床的相关经验，就可以诊断出病人有无病症、病灶，以及其位置、性质和程度。此外，医用红外热成像技术在中医辨证、针灸原理、经络穴位温度特性和气功测试等方面的应用也受到国内外的关注，取得了一些研究结果。

红外热成像仪利用红外探测器和光学成像物镜接受被测目标的红外辐射能量分布图形，将物体发出的不可见红外能量转变为可见的热图像。热图像上的不同颜色代表被测物体的不同温度，从而可以观察到受试者的整体温度分布、产热散热状况。人体是一个天然的生物发热体，由于解剖结构、组织代谢、血液循环及神经状态的不同，机体各部位温度不同，形成不同的热场。红外热成像仪通过光学电子系统将人体辐射的远红外光波经滤波聚集、调制及光电转换变为电信号，并经 A/D 转换为数字信号，然后经多媒体图像处理技术成像。

在正常生理状态下且体温处于正常生理水平时，微循环旺盛；低于正常体温或高于正常体温时，循环功能减弱。在寒冷环境中，交感神经活动度增高，引起皮肤血管收缩，血流量剧减，散热量也大大减少，生理学称之为皮肤隔热器作用。反之，在炎热环境中，交感神经活动度降低，皮肤小动脉舒张，动静脉吻合支开放，导致皮肤血流量剧增，散热量增加。

皮肤色泽变化的物质基础是气血运行状态，那么气血运行状态也影响皮肤温度。面部局部充血，皮肤温度升高，表现出颜色红赤；局部血管痉挛缺血，皮肤温度降低，表现出苍白；局部静脉瘀阻，皮肤温度升高或降低，表现出青紫。人体宏观的体温调节机制是由温度感受器、伴于下丘脑的体温调节中枢和受控于植物神经及其递质、肽类物质的效应器官等环节决定的。决定体表温度的因素也很复杂，主要为毛细血管血流量的多少和交感神经兴奋性的高低；局部组织的代谢活动异常（如肿瘤及炎症反应等），也能引起相应区域皮肤温度升高。另外，诸如环境温度和风速的波动、精神状态的变更、皮肤汗腺的分泌活动等均能影响局部血管的舒缩和皮肤温度的高低，因此体表温度的调节受到多种因素的影响。

张栋使用红外热成像方法和超声多普勒技术，对 30 例周围性面神经麻痹患者面部表浅的颞浅动脉和面动脉的血流量与其分布区的皮肤温度进行了对照观察，年龄范围在 12～68 岁之间，参与的患者都通过面部热像图和面部血流量进行观测，实验中使用 AGA-782 型红外热成像仪系统测量面部温度，并用 QFM-1000 型超声多普勒血流测定仪测定面部血流量，测试环境控制温度在 19.4～26.8℃、湿度在 33%～57% 之间，测试过程中会使用针刺法对患者进行治疗，所取的穴位有阳白、攒竹、太阳、丝竹空、四白等，结果显示面部动脉血流量较大者，其分布区的皮肤温度也较高，反之则较低，且针刺后血流量增加，皮肤温度也会随着升高。这表明面部皮肤的血流量与皮肤温度存在一定的联系，皮肤温度越高，皮肤表面的微循环可能越好。

皮肤温度同样会随着年龄的增长而改变，H. Ohta 等通过对绝经期前后女性皮肤温度的研究发现，绝经后额头和脸颊的皮肤温度明显有所下降，但绝经前、围绝经期、早期绝经期组和晚期绝经期组的鼻子、脚后跟和脚趾尖的皮肤温度没有太大差异。

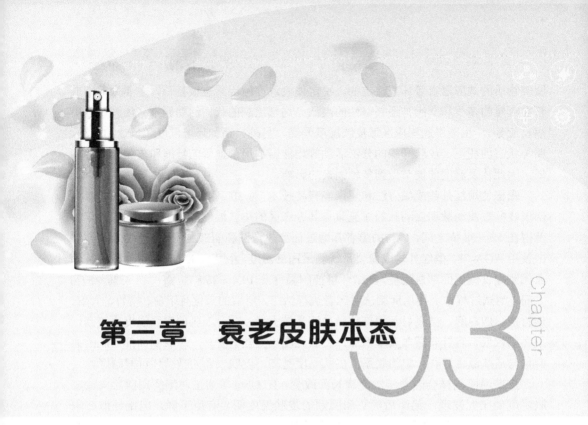

第三章　衰老皮肤本态

第一节　衰老皮肤概述

　　随着年龄的增长和机体的衰老，皮肤出现各种老化的表现，皮肤老化在外观上表现为皮肤粗糙、出现皱纹、色素沉积及松弛等表征。此外，皮肤的各项生理指标如水分含量、经皮水分散失、皮肤色度、皮肤弹性、光泽度、pH 值、油脂分泌量等理化指标也出现变化。皮肤的生理指标可以作为评定皮肤衰老速度及老化程度的可靠依据。皱纹是皮肤老化的表征之一，与皮肤老化关系密切。鱼尾纹则是皱纹最为直观的一种，近年来国内外有关鱼尾纹的淡化与治疗的研究在化妆品行业和医疗美容行业备受关注。本章以鱼尾纹作为衰老肌肤的指代特征，探寻鱼尾纹的深浅程度与皮肤生理指标的关系，借以分析衰老皮肤本态。

一、皮肤老化与皱纹的产生

　　皱纹的产生主要是皮肤自然老化与光老化的结果。自然老化造成皮肤表面细小皱纹的产生，其中，角质层功能低下是细小皱纹产生的主要原因。光老化使皱纹深度加深，同时，皮肤中的光敏物质吸收紫外线后可产生氧自由基，氧自由基可对蛋白质、DNA 以及细胞膜的脂质造成氧化性损伤，也可作为第二信使调节基因表达，加速皱纹形成。皱纹的产生从组织学角度分析，与表皮、真皮以及皮下组织的变化有关。表皮细胞随年龄的增长逐渐衰退，表皮变薄。表皮与真皮之间的基底膜因长时间接受紫外线照射而受损，真皮中的胶原蛋白纤维构造紊乱、弹性蛋白变性导致皮肤弹性降低，形成皱纹。皱纹按其产生机制可分为重力性、动力性和体位性皱纹，眶区老化主要涉及前两类。动力性皱纹是面部表情肌收缩牵拉皮肤导致，眶区主要的动力性皱纹有眼睑纹、鱼尾纹、眉间纹。重力性皱纹相较于动力性皱纹出现年龄较晚，多在 40 岁之后出现，在肌肉较多和骨骼突出处较为多见。在面部的部分区域，重力性皱纹融于动力性皱纹并使皱纹加深。

二、鱼尾纹的定义及发生机制

鱼尾纹又称外眦皱纹，它是指在微笑时眼外眦部位出现的向颞侧走行、由内眦区域放射而出呈鱼尾状的皮肤皱纹。鱼尾纹是表情纹的一种，在面部呈微笑等动态情况下可出现，随着年龄的增长，鱼尾纹在静息状态下也可出现。鱼尾纹与皮肤老化密切相关，是面部和眼部皮肤衰老的重要标志之一。

鱼尾纹作为动态皱纹的一种，其形成的直接原因从组织学角度分析是眼轮匝肌收缩牵拉所致。眼轮匝肌是处于眶周前部与睑缘之间位置、呈同心圆状排列环绕睑裂的环形肌，可分为泪部、眶部和睑部，眶部位于筋膜深面，肌肉收缩较为有力，容易引起鱼尾纹的出现。此外，笑肌、嘴角提肌和颧肌也参与了鱼尾纹的产生。医学上的动态皱纹是指面部表情肌的肌肉收缩牵动而出现的皱纹，包括川字纹、法令纹、鱼尾纹、额纹等。动态皱纹并不是永久性的，30 岁后，随着年龄增长动态皱纹会逐渐发展为静态皱纹，静态皱纹是指面部在无任何表情时，可直观观察到的较明显细小皱纹。面部的静态皱纹可分为过度角化性皱纹和重力牵引性皱纹。过度角化性皱纹发生在眼周，大约 30 岁过后日趋明显。重力牵引性皱纹主要是由于衰老造成的皮下组织萎缩，或因长期肌肉收缩牵拉而造成皮肤失去弹性从而出现的皱纹，如法令纹、嘴角纹及双侧下颌皱纹。老化皮肤上的静态皱纹因皮下脂肪厚度不同分为两种：①静态浅细皱纹，眶区皮下有一定厚度的脂肪；②静态粗深皱纹，皮下脂肪明显缺失导致皮肤与表情肌贴合紧密。除内源性因素外，外源性因素如光老化对鱼尾纹的影响因地区气候、个体生活习惯的不同而存在差异。北京的气候为北温带半湿润大陆性季风气候，夏季高温多雨，冬季寒冷干燥，春、秋季短促。北京年平均日照时数在 2000～2800h 之间。夏季月日照在 230h 左右；秋季月日照时数 230～245h；冬季为一年中日照时数最少的季节（不足 200h），一般在 170～190h。综上所述，除皮肤自然老化的诱因外，鱼尾纹的形成还与皮肤表皮厚度、皮下脂肪量、日晒史、吸烟以及在微笑、斜视表情下外侧眼轮的匝肌收缩量有关。

三、鱼尾纹与年龄的关系

张东妍等的研究表明，随着年龄的增长，女性皮肤老化呈上升趋势，女性体内雌激素分泌呈下降趋势且在绝经后达到最低水平。李利等的研究结果表明皱纹的级别越高，对应的平均年龄就越大，绝经和未防晒与面部皱纹有关。年龄增长与绝经是面部出现皱纹的主要因素，使用防晒剂是预防面部皱纹出现的保护性因素。李丁纯等对女性皮肤老化及相关性因素的研究结果表明，皱纹及色斑是中国女性面部皮肤老化的最主要的特征，雌激素分泌水平降低是显著高于其他影响因素的关键因素。由此可见，女性年龄增长，雌激素分泌水平降低是出现皱纹的关键因素。

鱼尾纹是面部较常见也是最早出现的一种皱纹，国内有研究表明，在多个面部皱纹发生部位（前额、眉间、眼角鱼尾部、耳前、鼻唇线、嘴角、唇线、唇角、唇颊、眶下、水平颈沟）中，鱼尾纹是最先发生的皱纹。随着年龄的增长，鱼尾纹的严重程度加深，同时，皱纹深度与皱纹面积也显著增大。李利等有关面部皱纹的相关研究表明 19～29 岁年龄段是鱼尾纹出现的主要年龄段，另有研究表明在 19～25 岁鱼尾纹的发生率是 22.2%，在 40～44 岁达到 100%。但鱼尾纹的发生及概率也因国家和地区而存在差异性，例如，有研究表明，在 20～30 岁及 31～40 岁年龄组，法国女性眼角鱼尾纹发生率是中国女性的两倍。日本有研究认为，相比日本女性，中国女性的眼周皱纹明显更重。Kane 等把鱼尾纹按形态分为四型并研究其与年龄的关系，结果表明鱼尾纹分型与年龄无显著相关性。本书对鱼尾纹的研究选取的志愿者年龄区间为 35～50 岁。

四、国内外研究现状

目前，国内外有关鱼尾纹的研究主要集中在医疗美容领域，其病因、临床以及治疗方法等也有部分研究。国内外均有研究对鱼尾纹的深浅与鱼尾纹的分型进行探讨，如张洁尘等对鱼尾纹的四种分型：Ⅰ型（完全型或扇型）、Ⅱ型（下睑上颊型）、Ⅲ型（上睑型）、Ⅳ型（正中型）与皱纹严重程度进行了研究，结果显示鱼尾纹的严重程度与皱纹分型无关，个体的皱纹类型一定且不随年龄变化。对于鱼尾纹与皮肤生理指标的研究也集中于一项或几项，如韩国 Ga-Young Cho 等选择 21～56 岁的韩国女性，对眼周区域和脸颊进行了皮肤本态测试，结果表明水分含量眼睑部位大于鱼尾纹部位。目前国内外均无鱼尾纹与皮肤生理指标关系研究的完整记录。

第二节　女性鱼尾纹本态

已有研究表明，鱼尾纹与面部衰老密切相关，是面部衰老的表征之一。本小节将根据具体实验结果阐述女性鱼尾纹与面部皮肤生理指标间的关系，通过主观测评的方式对此结果进行验证，并对此研究的志愿者的衰老情况进行初步的主观评定，旨在给鱼尾纹与皮肤衰老问题建立联系，反映本研究的志愿者面部皮肤衰老状况。

一、主观评价

评估者：选取 15 名化妆品科学与技术专业人士。

临床评估：为保证评估员不受研究课题方向的干扰，15 名评估员皆在未知研究课题的情况下参与评估。将 36 名志愿者用面部图像分析仪 VISIA-CR 在面部静息状态下拍摄的面部照片打乱，15 名评估人员分别对 36 张照片进行整张面部的主观观察评估，评估过后对每个评估者的评估结果进行记录，结果记录为认同衰老与不认同衰老。

鱼尾纹分级方法：运用描述性分级方法将鱼尾纹分为 1～9 九个等级，其中 1、3、5、7、9 为主要等级，2、4、6、8 为介于主要等级之间的分级，以皱纹分级为参考将鱼尾纹按深浅程度划分为轻度（1～3 级）、中度（4～6 级）、重度（7～9 级）鱼尾纹，每个程度分别对应三个等级（详见表 3-1）。

表 3-1　鱼尾纹分级标准

鱼尾纹分级	分级标准
1	刚刚发生的皱纹，表现为皮纹加深，尚未形成容易分辨的皱纹
2	介于 1 级和 3 级之间，表现为刚可辨认的皱纹
3	容易分辨的浅皱纹
4	介于 3 级和 5 级之间，表现为明显可见的皱纹
5	皱纹清晰，境界锐利
6	介于 5 级和 7 级之间，皱纹有一定深度
7	皱纹深如刀刻
8	介于 7 级和 9 级之间，刻皱且刚开始出现皱褶
9	深的皱褶

主观分析衰老的认同结果如表 3-2 所示。

表 3-2　主观分析衰老的认同结果

鱼尾纹分级	样本人数	专家不认同	无法判断	专家认同
轻度	11	11/11	0	0
中度	14	0	2/7	5/7
重度	11	0	1/11	10/11

根据主观分析结果，可以看出，轻度鱼尾纹组表现为低认同度（100%不认同），重度鱼尾纹组表现为高认同度，中度鱼尾纹组有过半人数被认同为衰老。由此可

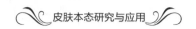

见，鱼尾纹的严重程度与衰老呈正相关关系，皱纹分级的级别越高，其衰老认同率越高。

二、客观评价

1．研究对象

首先针对北京女性眼部有鱼尾纹的人群进行筛选，在北京某社区选取了 36 名志愿者。入选标准：①生长生活于北京当地并符合年龄范围标准的健康女性；②自愿参加本次测试并签署知情同意书。排除标准：①曾进行过医疗美容手术如拉皮、皮肤填充、肉毒素注射、激光等微创或有创性手术者；②患有面部皮肤病者；③近期（一月内）有皮肤晒伤情况者；④面部有未愈合创伤影响测试结果及评估者；⑤患有严重内分泌疾病、慢性疾病、严重传染性疾病而影响皮肤生理状况、皮肤颜色变化从而影响测试结果及评估者；⑥有长期服药史（6 个月以上）者。志愿者年龄区间为 35～50 岁，平均年龄为（42±7.60）岁。测量部位为面部左眼角外眦部位。

2．测量仪器与方法

（1）测量仪器　测量仪器及指标见表 3-3。

表 3-3　测量仪器及指标

测量仪器	评价指标
皮肤水分含量测试仪及测试探头（Corneometer CM825）	MMV 值
皮肤经皮水分散失测试仪及测试探头（Tewamater TM300）	TEWL 值
皮肤油脂分泌测试仪及油脂测试盒（Sebumeter SM810）	皮肤油脂值
多探头皮肤测试仪及皮肤色度测试探头（MPA 9 及 CL 400）	皮肤色度
黑红色素测试探头（Mexameter MX18）	黑红色素值（MI、EI）
皮肤弹性测试仪 MPA580	弹性中的 R2、R5、R7 值
面部图像分析仪 VISIA-CR	面部图像
皮肤酸碱度测试仪及测试探头（Skin-pH-Meter pH 905）	pH 值

（2）检测方法

① 拍照　使用面部图像分析仪 VISIA-CR 进行标准化拍照。拍摄面部静息状态，闭目脸部正面照、左右脸 45°角侧面照各一张。

② 仪器测量　为使受试条件相同，研究对象在清洁面部后，于室温(20±2)℃、相对湿度 50%～60%的房间内休息 20min。

③ 皮肤水分含量测试　将水分含量仪器探头轻贴测试者眼角处并点按相应次数，测试完成后记录数据。

④ 皮肤经皮水分散失、皮肤色度、弹性及皮肤黑、红色素含量测试　测试过程

与水分含量相同。

⑤ 皮肤油脂分泌量测试 采用消光胶带检测法,将油脂分泌测试仪轻贴志愿者的左眼角部位,待仪器显示测试结束提醒后立刻将吸收油脂并变为半透明状的消光胶带头插入仪器,记录仪器显示的数据。

⑥ 皮肤酸碱度（pH 值）测试 首先将测试探头浸泡于氯化钾缓冲液中,测定时把探头在蒸馏水中洗净后轻轻甩几下,并保留部分蒸馏水,然后探头轻贴在测试者眼角处并按下开始按钮,仪器提示测试完毕后记录显示数据。

（3）统计分析方法

应用 SPSS21 数据处理软件对测试结果进行数据分析,用单因素方差分析比较鱼尾纹程度的三个分组的左眼角外眦部位的皮肤生理指标（水分含量、经皮水分散失、油脂分泌量、光泽度、黑色素含量 MI、血红素含量 EI、pH 值、L*a*b*值、ITA值、R2 值、R5 值、R7 值）的显著性差异。用 Pearson 系数比较鱼尾纹的深浅程度与皮肤各项生理指标的相关性。

3．实验结果

（1）鱼尾纹深浅程度与水分含量的差异性 经过数据分析与统计,结果表明轻度、中度、重度鱼尾纹三组的水分含量对比及两两对比结果均无统计学差异（$P>0.05$）,但通过结果可以发现水分含量平均值随鱼尾纹程度的加深而呈下降趋势（详见表 3-4 和图 3-1）。

表 3-4 36 名志愿者鱼尾纹分级与水分含量统计结果 $(\bar{X} \pm S)$

鱼尾纹程度	人数	统计结果/%
轻度	11	66.4 ± 17.16
中度	14	63.6 ± 24.54
重度	11	62.0 ± 19.48

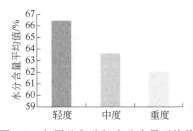

图 3-1 鱼尾纹各分级水分含量平均值

（2）鱼尾纹深浅程度与经皮水分散失的差异性 经过数据分析与统计,结果表明轻度、中度、重度鱼尾纹三组的经皮水分散失对比及两两对比结果均无统计学差异（$P>0.05$）,但通过结果可以发现轻度鱼尾纹组的经皮水分散失平均值最低,中度与重度鱼尾纹的经皮水分散失平均值相近（详见表 3-5 和图 3-2）。

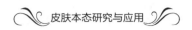
表 3-5　36 名志愿者鱼尾纹分级与经皮水分散失统计结果 ($\bar{X}\pm S$)

鱼尾纹程度	人数	统计结果/[g/(h·m²)]
轻度	11	12.60±9.66
中度	14	14.30±10.04
重度	11	14.15±7.22

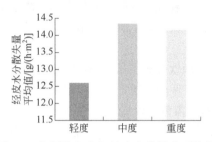

图 3-2　鱼尾纹各分级经皮水分散失平均值

（3）鱼尾纹深浅程度与油脂分泌量的差异性　经过数据分析与统计，结果表明轻度、中度、重度鱼尾纹三组的油脂分泌量对比及两两对比结果均无统计学差异（$P>0.05$），但通过结果可以发现轻度鱼尾纹组油脂分泌量平均值最高（详见表 3-6 和图 3-3）。

表 3-6　36 名志愿者鱼尾纹分级与油脂分泌量统计结果 ($\bar{X}\pm S$)

鱼尾纹程度	人数	统计结果/(μg/cm²)
轻度	11	9.09 ±39.58
中度	14	5.36 ±13.72
重度	11	7.55 ±24.36

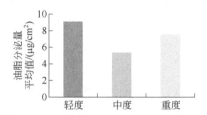

图 3-3　鱼尾纹各分级油脂分泌量平均值

（4）鱼尾纹深浅程度与黑色素含量（MI）的差异性　经过数据分析与统计，结果表明轻度、中度、重度鱼尾纹三组的 MI 值对比结果无统计学差异（$P>0.05$），但通过结果可以发现轻度鱼尾纹组与重度鱼尾纹组对比结果出现显著性差异（$P<0.05$）。可见 MI 平均值随鱼尾纹程度的加深而呈上升趋势（详见表 3-7 和图 3-4）。

表 3-7　36 名志愿者鱼尾纹分级与 MI 值统计结果（$\bar{X} \pm S$）

鱼尾纹程度	人数	统计结果
轻度	11	181.00±67.08
中度	14	192.86±56.84
重度	11	217.58±113.94

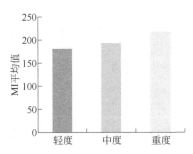

图 3-4　鱼尾纹各分级 MI 平均值

（5）鱼尾纹深浅程度与红色素含量（EI）的差异性　经过数据分析与统计，结果表明轻度、中度、重度鱼尾纹三组的 EI 值对比及组与组之间两两对比均无统计学差异（$P>0.05$），但轻度鱼尾纹组与重度鱼尾纹组对比出现显著性差异（$P<0.05$）。通过结果可以发现轻度鱼尾纹组 EI 平均值最低，中度与重度鱼尾纹组 EI 平均值相近（详见表 3-8 和图 3-5）。

表 3-8　36 名志愿者鱼尾纹分级与 EI 值统计结果（$\bar{X} \pm S$）

鱼尾纹程度	人数	统计结果
轻度	11	247.70±105.20
中度	14	262.00±85.74
重度	11	261.09±99.16

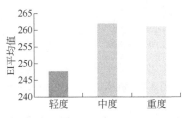

图 3-5　鱼尾纹各分级 EI 平均值

（6）鱼尾纹深浅程度与 L*值的差异性　经过数据分析与统计，结果表明轻度、中度、重度鱼尾纹三组的 L*值对比及组与组之间两两对比均无统计学差异（$P>0.05$），但通过结果可以发现 L*平均值随鱼尾纹程度的加深而呈下降趋势（详见表 3-9 和图 3-6）。

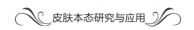

表 3-9　36 名志愿者鱼尾纹分级与 L*值统计结果（$\bar{X} \pm S$）

鱼尾纹程度	人数	统计结果
轻度	11	63.09±5.00
中度	14	60.58±11.8
重度	11	59.93±5.44

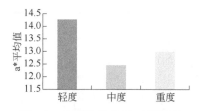

图 3-6　鱼尾纹各分级 L*平均值

（7）鱼尾纹深浅程度与 a*值的差异性　经过数据分析与统计，结果表明轻度、中度、重度鱼尾纹三组的 a*值对比及组与组之间两两对比均无统计学差异（$P>0.05$），但通过结果可以发现轻度鱼尾纹组的 a*值平均值最高，中度与重度鱼尾纹组的 a*值平均值相近（详见表 3-10 和图 3-7）。

表 3-10　36 名志愿者鱼尾纹分级与 a*值统计结果（$\bar{X} \pm S$）

鱼尾纹程度	人数	统计结果
轻度	11	14.20±16.06
中度	14	12.46±2.46
重度	11	12.99±4.58

图 3-7　鱼尾纹各分级 a*平均值

（8）鱼尾纹深浅程度与 b*值的差异性　经过数据分析与统计，结果表明轻度、中度、重度鱼尾纹三组的 b*值对比及组与组之间两两对比均无统计学差异（$P>0.05$），但通过结果可以发现 b*平均值随着鱼尾纹程度的加深而呈上升趋势（详见表 3-11 和图 3-8）。

表 3-11　36 名志愿者鱼尾纹分级与 b*值统计结果（$\bar{X} \pm S$）

鱼尾纹程度	人数	统计结果
轻度	11	16.50±3.20
中度	14	17.10±3.12
重度	11	18.10±4.80

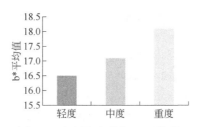

图 3-8　鱼尾纹各分级 b*平均值

（9）鱼尾纹深浅程度与 ITA 值的差异性　经过数据分析与统计，结果表明轻度、中度、重度鱼尾纹三组的 ITA 值对比及轻度鱼尾纹组与重度鱼尾纹组，中度鱼尾纹组与重度鱼尾纹组之间两两对比均出现显著性差异（$P<0.05$），通过结果可以发现 ITA 平均值随着鱼尾纹程度的加深而呈下降趋势（详见表 3-12 和图 3-9）。

表 3-12　36 名志愿者鱼尾纹分级与 ITA 值统计结果（$\bar{X} \pm S$）

鱼尾纹程度	人数	统计结果/(°)
轻度	11	38.30±12.28
中度	14	34.71±12.28
重度	11	28.85±12.28

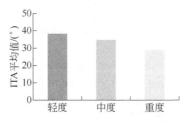

图 3-9　鱼尾纹各分级 ITA 平均值

（10）鱼尾纹深浅程度与光泽度的差异性　经过数据分析与统计，结果表明轻度、中度、重度鱼尾纹三组的光泽度对比无统计学差异（$P>0.05$），但轻度鱼尾纹组与重度鱼尾纹组之间两两对比均出现显著性差异（$P<0.05$），通过结果可以发现光泽度平均值随着鱼尾纹程度的加深而呈下降趋势（详见表 3-13 和图 3-10）。

表 3-13　36 名志愿者鱼尾纹分级与光泽度统计结果 $(\bar{X} \pm S)$

鱼尾纹程度	人数	统计结果
轻度	11	6.62±4.56
中度	14	5.76±3.58
重度	11	4.97±3.58

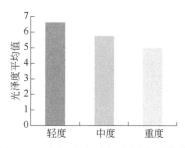

图 3-10　鱼尾纹各分级光泽度平均值

（11）鱼尾纹深浅程度与弹性值的差异性　经过数据分析与统计，结果表明轻度、中度、重度鱼尾纹三组的弹性 R2 值对比及组与组之间两两对比均无统计学差异（$P>0.05$），轻度、中度、重度鱼尾纹三组的弹性 R5 值对比及轻度鱼尾纹组与重度鱼尾纹组，中度鱼尾纹组与重度鱼尾纹组均出现显著性差异（$P<0.05$），轻度、中度、重度鱼尾纹三组的弹性 R7 值对比及轻度鱼尾纹组与重度鱼尾纹组，中度鱼尾纹组与重度鱼尾纹组均出现显著性差异（$P<0.05$），通过结果可以发现弹性 R2、R5、R7 的平均值随着鱼尾纹程度的加深均呈下降趋势（详见表 3-14 和图 3-11）。

表 3-14　36 名志愿者鱼尾纹分级与弹性值统计结果 $(\bar{X} \pm S)$

鱼尾纹程度	人数	R2	R5	R7
轻度	11	0.69±0.12	0.42±0.16	0.28±0.10
中度	14	0.69±0.12	0.41±0.18	0.27±0.10
重度	11	0.62±0.24	0.31±0.12	0.20±0.10

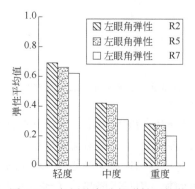

图 3-11　鱼尾纹各分级弹性平均值

（12）鱼尾纹深浅程度与 pH 值的差异性 经过数据分析与统计，结果表明轻度、中度、重度鱼尾纹三组的 pH 值对比及组与组之间两两对比结果均无统计学差异（$P>0.05$）。三组的 pH 平均值对比详见表 3-15 和图 3-12。

表 3-15 36 名志愿者鱼尾纹分级与 pH 值统计结果 （$\bar{X} \pm S$）

鱼尾纹程度	人数	统计结果
轻度	11	6.37±0.88
中度	14	6.44±0.88
重度	11	6.35±0.88

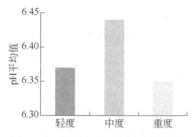

图 3-12 鱼尾纹各分级 pH 平均值

（13）差异性分析 应用 Pearson 系数分析法比较鱼尾纹程度与左眼角鱼尾纹部位 14 项生理指标的相关情况，发现黑色素含量（MI）、b*值、ITA 值、光泽度、弹性 R5、弹性 R7 与皱纹程度均有显著相关性。（详见表 5-16）

表 3-16 36 名志愿者鱼尾纹分级与各项皮肤生理指标的相关性

项目	水分含量	经皮水分散失	油脂	MI	EI	L*值	a*值
相关性	−0.185	0.134	−0.046	0.345*	0.113	−0.291	−0.11
显著性	0.288	0.435	0.788	0.039	0.513	0.085	0.522
项目	b*值	ITA 值	光泽度	弹性 R2	弹性 R5	弹性 R7	PH 值
相关性	0.331*	−0.474**	−0.357*	−0.26	−0.508**	−0.547**	−0.019
显著性	0.049	0.003	0.032	0.125	0.002	0.001	0.914

注：* 表示在 0.05 水平（双侧）上显著相关；** 表示在 0.01 水平（双侧）上显著相关。

第三节 女性鱼尾纹与皮肤指标

一、鱼尾纹与皮肤弹性

年轻的皮肤细腻且富有弹性，但随着时间的流逝，皮肤逐渐衰老。皮肤老化，变化主要发生在真皮层。皮肤因自由基和过氧化作用导致胶原表面形成 AGE（终末

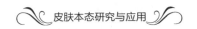

糖化产物）而过度交联，半桥粒结构丧失弹性，表皮与真皮的连接变平，皮肤出现松弛且失去弹性，最终导致皱纹形成。此外，皮肤胶原纤维、弹力纤维和透明质酸的含量也是评价皮肤衰老的重要指标，与皮肤的弹性与保水性有关。胶原纤维是皮肤中含量最为丰富的蛋白质，体积约占真皮的18%～30%，干重约占真皮的75%，是主要的结构蛋白。皮肤在幼年时期较薄，含水量较多，故单位面积皮肤的胶原含量相对较少。随年龄增长，皮肤增厚，胶原逐渐增多。30岁以后，由于真皮成纤维细胞数量减少且活力下降，胶原分泌减少，最终导致皮肤松弛，出现色斑和皱纹。有研究发现，弹性纤维会因紫外线照射而发生日光变性最终失去其正常功能。透明质酸是维持皮肤弹性与稳定性的重要细胞外基质，有极强的吸水能力。紫外线照射引起透明质酸反应积聚，皮肤水合能力下降，皮肤组织细胞出现老化、皱缩、形态学变化。本章研究结果也显示皮肤弹性随鱼尾纹程度加深而下降。

二、鱼尾纹与皮肤色度

皮肤老化引起皮肤组织学改变，皮肤萎缩、厚度变薄导致皮肤对小静脉和毛细血管的支撑力减弱，从而引起小静脉和真皮层毛细血管扩张；此外，皮肤老化可对朗格汉斯细胞和黑素细胞数量产生影响，造成色素细胞的数量、分布及活性发生改变，致使眶区皮肤色素变化。本章研究结果显示，皮肤的ITA值与鱼尾纹的深浅程度存在相关性。

三、鱼尾纹与黑色素

在环境对皮肤老化的影响因素中最为显著的是紫外线即UV的长时间照射产生的光老化影响。受紫外线照射的皮肤发生组织学特征变化，出现局部黑色素细胞数量增多的情况，黑素细胞形成黑色素的活性增强，皮肤因而出现色素沉积等问题。真皮层的弹性纤维因紫外线的长期照射发生蛋白变性。此外，长期反复的紫外线照射使胶原纤维发生蛋白酶水解，紫外线对弹力纤维和胶原纤维的破坏、真皮损伤和不完全修复致使皮肤松弛，出现皱纹。本章研究结果显示，皮肤黑色素含量与鱼尾纹深浅程度存在相关性。

四、鱼尾纹与光泽度

年轻皮肤呈现光滑且富有光泽的状态，皮肤角质层水分含量、油脂分泌水平都高于衰老皮肤。随着光老化对皮肤造成的损伤加深，皮肤出现色素沉着并形成日晒斑点，带有黑色素的角质细胞休眠导致代谢能力降低，皮肤出现肤色暗淡无光、肤色不均的情况。本章研究结果表明，皮肤水分含量、ITA值及皮肤光泽度随着鱼尾纹程度的加深都呈降低趋势，皮肤黑色素含量和b*值都呈上升趋势。

皮肤由表皮、真皮以及皮下组织构成。各层组织都有相应的水分含量范围，当皮肤曝露在大气环境中，皮肤既可由体内向大气中蒸发水分，也可从外界吸收水分。皮肤最外面的角质层一般含水量应不低于 10%，含水量为 10%～20%的皮肤呈柔润、光滑、弹性状态，含水量低于 10%状态下，皮肤角质层过于干燥出现破损。相较于年轻人，老年人的皮肤角质层水合能力降低 20%～25%。角质层含水量对减少皱纹的产生有重要意义。角质层中的天然保湿因子（NMF）含量随年龄增长而减少，即尿酸、尿素、氨基酸、磷酸盐、肌酸、吡咯烷酮羟酸等含量减少，皮肤水合能力因而下降，导致组织细胞发生皱缩、老化，组织形态学改变，最终表现为皮肤细小皱纹。

青年人和处于青春期的人体内激素水平稳定，代谢正常，故皮脂腺的油脂分泌旺盛，皮肤因而呈现润泽光滑的状态。Y. Tamatsu 等通过对面部皱纹与皮肤结构之间的关系的研究发现，维持皮脂腺密度是防止皱纹加深的多重因素之一。皮脂腺是附属于皮肤的重要腺体，可分泌油脂。皮脂有润泽皮肤与毛发的作用，可以和汗液形成脂质膜，可保持角质层的滋润，抑制角质层水分挥发，防止皮肤水分散发。在35 岁之后皮脂分泌量逐渐减少，并且随着年龄的增长与机体的衰老，大的皮脂腺萎缩，较小的皮脂腺逐渐消失，脂质膜的形成减少，衰老的皮肤呈现粗糙、干燥、缺少光泽的情况。

综上内容可知，通过本态研究工作对不同鱼尾纹分级在多项皮肤生理指标上的差异性以及鱼尾纹的深浅程度与皮肤生理指标的相关性进行了讨论，结合主观衰老情况评定与鱼尾纹分级的对比结果，得出如下结论：①皮肤的老化伴随着鱼尾纹的加深；②不同程度的鱼尾纹主要是皮肤色度、光泽度和皮肤弹性的差异；③鱼尾纹越严重，皮肤越干燥缺水，皮肤颜色越深，弹性越低，所以应注意皮肤的补水保湿及防晒护理。

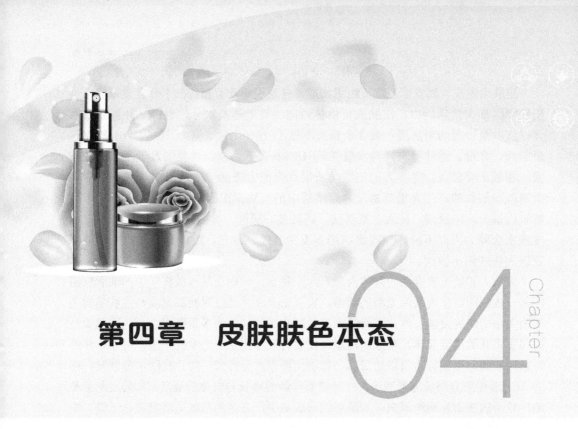

第四章　皮肤肤色本态

中国古语有言：一白遮百丑。随着普通大众审美标准和消费能力的提高，白皙透亮的肌肤越来越被大多数女性所推崇。当前研究表明，两类人群对肤色最为关注：一类是消费者，一类是研究者。根据英敏特最新研究进展可以发现，中国"怕黑人群"在持续增长，2013 年，担心脸色暗沉的人群达到 44%，而在 2014 年这一人群比例达到了 54%；2013 年，担心色斑及色素沉着的人群占比为 36%，而在 2014 年这一比例增长到 48%。因此，对于皮肤的肤色，需要进行细致的研究，以便为中国人群的美妆需求提供理论基础。

第一节　皮肤的肤色

一、意义

皮肤是人体面积最大的的器官，有重要的免疫屏障作用，直接曝露于外界环境中。皮肤颜色是光线照射到皮肤表面，经反射可见光线（波长 400～700nm）刺激人眼，最终传入大脑皮层产生主观感觉所形成的。

皮肤颜色在生理学及社会心理学等方面都具有重要的意义。生理学方面，皮肤颜色的均匀性和分布传达了生理健康状况。研究表明，随着年龄的增长，皮肤颜色和纹理的改变均是皮肤老化的重要现象，其中皮肤颜色对于面部皮肤健康的影响更为明显。皮肤颜色可以作为色素屏障保护皮肤免受外界环境中的物理、化学和生物侵害，如色素沉着可保护活细胞免受环境紫外线（UV）辐射的伤害，并修复已产生的 DNA 损伤。不同种族人群有不同的肤色，如黑种人、白种人、黄种人等。研究表明，亚洲人普遍认为"白"皮肤是女性美的一个重要特点。甚至在日本奈良时期（710～793 年），宫廷女士大量使用化妆品，并在面部涂抹白色粉末，在眉毛、眼睛和嘴唇的外角之间画上红色的美丽斑点。因此在社会心理学方面，皮肤颜色对皮肤外观、自我认知也有着重要影响。

二、影响因素

皮肤颜色受多种内在及外在因素的影响，与相关基因、皮肤组织的光学特性、皮肤表面状态、皮肤结构、皮肤内色素含量及分布、人眼视觉等有密切关系。

1. 皮肤颜色形成的生理机制

人类的皮肤颜色包括构成性皮肤颜色（constitutive skin color）和选择性皮肤颜色（facultative skin color）。其中，构成性肤色的变化是由基因及表皮基底层黑色素含量和类型的差异引起的。皮肤中的黑色素主要在表皮基底层黑素细胞内形成。黑素细胞的来源及生命周期见图 4-1。最初由胚胎神经嵴细胞分化形成黑素母细胞，之后分化形成黑素细胞，黑素小体在黑素细胞中合成黑色素，随后成熟的黑素小体被输送到角质形成细胞保护其免受紫外线辐射，最终黑素细胞死亡。黑素细胞位于基底层细胞之间，通过树突进程，与 30～40 个角质形成细胞构成表皮黑色素单元。黑素小体内黑色素的具体形成过程见图 4-2，黑色素的形成与酪氨酸强烈相关。酪氨酸在酪氨酸酶的作用下形成多巴，继续在酪氨酸酶的作用下形成多巴醌，多巴醌一部分形成褐黑素，一部分形成多巴色素，多巴色素在多巴色素互变酶的作用下形成二羟基吲哚（DHI）和二羟基吲哚乙酸（DHICA），其中二羟基吲哚在 DHI 氧化酶的作用下形成 DHI-黑素，而二羟基吲哚乙酸在 DHICA 氧化酶的作用下形成 DHICA-黑素，最终 DHI-黑素与 DHICA-黑素均形成真黑素。在黑色素合成过程中黑素小体具有不同的发育阶段，第一发育为成卵泡（Ⅰ期）并在内部建立一个由糖蛋白（Pmel17、MART-1）构成的纤维基质，并且获得酪氨酸酶及黑色素合成相关

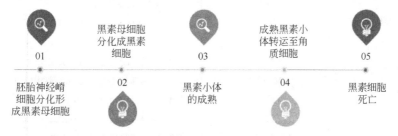

图 4-1　黑素细胞的来源及生命周期

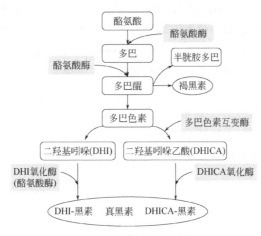

图 4-2　黑色素合成途径

的其他酶（Ⅱ期）。黑素小体产生黑色素，这些黑色素聚合并停留在纤维内部（Ⅲ期）。在最后阶段（Ⅳ期）黑素小体被黑色素覆盖。不同种群皮肤颜色的多样性依赖于真黑素的数量。真黑素可以起到更好的光保护作用以及对 ROS 的降解和中和作用。真黑素和褐黑素的比例决定毛发颜色。

目前已知有超过 125 个基因直接或者间接涉及色素管理这一复杂过程。许多基因通过控制一些特定的酶和功能蛋白来进行有效的黑色素合成，根据黑素细胞相关受体、黑素细胞内黑素生物合成、黑素小体的转录和转运来对黑素表达相关基因进行整理，见表 4-1。其中 MC1R、OCA2、SLC24A5、MATP、ASIP 和 TYR 六个基因与人类正常色素变异最为相关。

表 4-1　黑素表达相关基因

作用途径	基因	作用
黑素细胞相关受体	MC1R	定位在黑素细胞膜上，参与 cAMP 依赖途径，作为 α-MSH 的受体，启动 cAMP-dependent pathway，调控 MITF 的转录
	c-KIT	是酪氨酸蛋白激酶受体家族的成员之一，其配体是干细胞生长因子和肥大细胞生长因子
	FGFR1/2	其配体是碱性成纤维细胞生长因子（bFGF）
	ETBR	其配体是内皮素-1（ET-1）
	TβR	其配体是转化生长因子 β1（TGFβ1）
	NGFR	其配体是神经生长因子（NGF）
	c-Met	其配体是肝细胞生长因子（HGF）
	GMCSFR	其配体是粒细胞-巨噬细胞集落刺激因子（GM-CSF）
	EP1/3	其配体是前列腺素 E2（PGE2）
	FP	其配体是前列腺素 F2α（PGF2α）
	Gp130LIFRα	其配体是白细胞抑制因子（LIF）

续表

作用途径	基因	作用
黑色素合成	TYR、TRP-1、TRP-2	参与酪氨酸合成黑色素
	POMC	阿片促黑素元，合成 α-MSH 的前体，促进 α-MSH 合成
	cAMP	环腺苷酸，在细胞中通常作为第二信使，为黑色素合成过程中重要的信号传导
	GPNMB、MART-1、OA1、AIM-1、TRPMT、BLOC-1、ATP7A、MATP、P 蛋白	黑素小体合成的相关蛋白。GPNMB 是受 MITF 调控的跨膜糖蛋白。OA1、AIM-1、TRPMT 都是 MITF 的作用靶点。OA1、P 蛋白、MATP、ATP7A 和 BLOC-1 协同作用合成真黑素与褐黑素
	PMEL17 gp100 Silv	PMEL17 是黑素小体合成的结构蛋白，出现在黑素小体合成 I、II 期。PMEL17、gp100、Silv 为黑素小体的主要结构成分
	ASIP	抑制黑色素的生成
信号传导	P-CREB	反应元件结合蛋白，激活 MITF 的转录
	cAMP	反应元件结合蛋白，为黑色素合成过程中重要的信号传导
	MAPK	丝裂原活化蛋白激酶，能够介导黑色素生成
	PERK	细胞外调节 MAPK 的蛋白激酶，来调节 MAPK
	p-P13K	磷脂酰肌醇 3-激酶，通过激活 MITF，介导黑色素生成
	p-AKT	调节 p-P13K 的蛋白激酶
黑素转运	Rab27a、肌球蛋白 Va、MLPH、Slp2-a	Rab27a 与 MLPH 和肌球蛋白 Va 结合，构成转运复合体，参与 F-actin 介导的黑素小体的转运；缺少三者之一会影响黑素小体的聚集，Slp2-a 也会参与黑素小体的转运
其他	MITF	参与黑色素合成的转录因子，激活黑素细胞色素形成基因（总数>25 个）
	OCA2	维持黑素小体腔内 pH，与黑素小体形态、结构、数量以及黑色素合成相关
	SLC24A5	可以引起黑色素细胞和视网膜色素上皮细胞的色素减退

2．皮肤组织的光学特性

皮肤组织的光学特性主要可以分为吸收特性和散射特性。吸收特性描述的是物质对光的衰减能力，吸收特性越强，光在该物质中经过单位距离后衰减的能量越多。

皮肤结构主要由表皮、真皮和皮下组织三层构成。人类皮肤的最外层是表皮层中的角质层。当入射光束照射到皮肤表面，角质层的光吸收较低，透射光量在光谱的可见光区域相对均匀。约有 4%～7%的光线被反射回环境，其余光线进入皮肤内部组织，见图 4-3。角质层反射光线受皮肤表面状态和皮肤结构的影响。其中皮肤表面灰尘等杂物易使肤色暗沉，另外皮脂膜和皮肤表面微生态也对肤色有一定影响，例如皮肤表面微球菌或产色素棒状球菌等产生褐色、橘黄色等色素。此外干燥、有鳞屑的角质层因以非镜面反射方式反射光线使皮肤灰暗，而光滑、含水规则的角质层反射可使皮肤形成明亮的光泽。除角质层外，表皮层从外到内依次包括棘层、颗粒层和基底层。表皮层反射并吸收光。吸收性质主要来自天然发色团黑色素。黑色素分为真黑素和褐黑素，分别呈褐色和黄至红褐色，吸收光谱较宽，能吸收可见光和紫外光，具体的吸收光谱如图 4-4 所示，较短波长的光具有较高的吸收度值。表皮中还存在一种色素叫类胡萝卜素。类胡萝卜素是一种外源性脂类，来自水果和蔬菜等，呈黄色，当大量摄入后会在表皮中过多积聚，主要沉积在基底层。光在真皮层内传播到另一层或被吸收之前，会在真皮内多次散射。真皮中的光吸收主要是由血细胞中的血红蛋白引起的，血红蛋白包括红色的氧合血红蛋白和蓝色的还原血红蛋白。根据血红蛋白在可见光范围内的吸收光谱可以看出，波长越长，吸收越少。因此，皮肤内色素含量及分布、血液循环状况及其含水量对皮肤颜色的形成起着重要作用。其他两种血源性色素是胆红素和 β-胡萝卜素，它们对人体皮肤的黄色均有贡献。皮下组织是皮下脂肪组织，其在光谱的可见光区域内的吸收可忽略不计，到达皮下组织的大部分可见光被反射回上层。

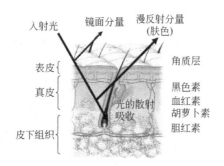

图 4-3　皮肤结构与光线通路（彩图见文后插页）

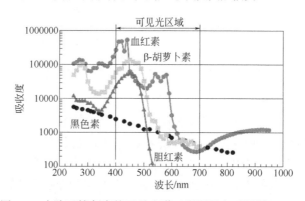

图 4-4　皮肤天然色素的可见光谱（彩图见文后插页）

皮肤中的生物大分子或小分子化合物，作为有色物质，吸收特定波长的辐射，导致细胞内产生级联反应。这些色素物质包括皮肤中的所有核酸、尿刊酸、辅因子 NADPH 和 NADH、色氨酸和酪氨酸等芳香族氨基酸、核黄素、卟啉及其前体和黑色素等大、小分子。这些物质吸收质子，并经历了一系列的结构和化学变化。

黑素细胞合成的黑色素，在保护皮肤免受辐射损伤过程中起着重要的作用。黑素细胞将黑素小体转移至角质形成细胞，在角质形成细胞的核部位形成一个帽子状的防护结构，保护细胞的 DNA 免受辐射损害。紫外线辐射可以诱导黑素细胞合成黑色素，通过对黑色素的化学修饰形成即刻色素黑化（immediate pigment darkening，IPD），并可能导致角质形成细胞和黑素细胞间的黑色素再分布。经过几天或几周的紫外线曝露，可以导致皮肤的延迟性晒黑（delayed tanning，DT）。紫外线诱导的色素沉着，被认为在防止 DNA 损伤和突变的积累过程中扮演着主要角色。

鉴于黑色素和皮肤色素沉着在保护机体免受太阳辐射损伤中的重要性，人类皮肤色素沉着的进化受到了广泛的关注。皮肤色素沉着被认为是人类进化过程中的保护性适应，避免机体直接曝露于太阳辐射下产生的破坏性影响。

三、ITA 值

1. ITA 值的提出

ITA 为个体类型角（individual typology angle），1991 年由 Chardon 首次提出，是基于 CIE-L*a*b* 颜色系统提出的用于表征肤色综合视觉效果的指标。CIE-L*a*b* 色度系统是 1976 年国际照明委员会（Commission Internationale de l´Eclairage，CIE）推荐的物体色在色知觉上的均匀空间，具体用 L*值、a*值、b*值来反映皮肤颜色的色彩变化，该系统不仅能反映肤色的黑白变化，也能反映皮肤的变红、变黄等。

如图 4-5（a）所示，L*值为白平衡，L*值越大，颜色越偏向白色，反之，偏向黑色。a*为红、绿色品，+a*为红色方向，–a*为绿色方向。b*为黄、蓝色品，+b*为黄色方向，–b*为蓝色方向。

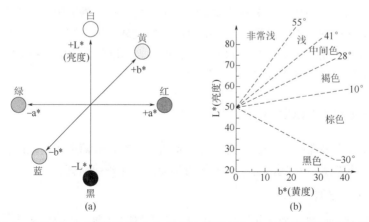

图 4-5　CIE-L*a*b*颜色系统（a）和 ITA 值肤色分级（b）（彩图见文后插页）

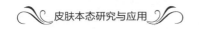

进一步根据 L*值和 b*值相关公式的计算得出 ITA 值，计算公式为：

$$ITA=\arctan[(L*-50)/b*]\times180/\pi \qquad (4-1)$$

ITA 值是被测个体的肤色在 L* 值和 b* 值构成的几何平面中所处的位置角度，根据此角度确定肤色的等级。ITA 值越大，皮肤越明亮；反之，皮肤越晦暗。

根据 ITA 值，皮肤颜色可以分为以下几类，如图 4-5（b）所示：Ⅰ级（very light）>55°，Ⅱ级（light）41°～55°，Ⅲ级（intermediate）28°～41°，Ⅳ级（tan）10°～280°，Ⅴ级（brown）-30°～10°，Ⅵ级（dark）≤-30°。

这种肤色分类方法简单、无创，并且在测量人体肤色和估计皮肤阳光反应性方面的有效性得到了验证，如今已成为国际公认的用于肤色评判的指标，广泛应用于皮肤颜色的分级、美白产品的功效评价等。

2．ITA 值应用现状

通过无创性手段检测 ITA 值的变化进而探索不同人群的皮肤状态，这也是当前皮肤医学及化妆品领域较为热门的人群皮肤无创性检测，根据文献检索可以发现，国际上越来越多的研究者对人体皮肤进行直接测试，因此在研究皮肤的健康美丽时可以实现动态、即时、深入的研究。

以 ITA 值为关键词在 Scifinder 数据库中进行检索，发现这方面的研究呈上升趋势，经总结发现，具体研究内容分为三部分：52%的文献研究以 ITA 值为分类指标探索不同人群的皮肤状态，24%的文献进行 ITA 值评测肤色的方法学研究，其余 24%的文献以 ITA 值为肤色评判指标进行皮肤炎症、美白等的功效评价。

第二节　ITA 值的变化规律

人类的皮肤颜色包括构成性皮肤颜色和选择性皮肤颜色。其中构成性皮肤颜色主要受遗传基因的调控，而选择性皮肤颜色更易受年龄、季节等外部因素的影响发生改变，选择性肤色常见于曝光部位的皮肤，如脸颊、手背等。皮肤颜色的客观评价指标有多种，如 L*、a*、b*、ITA、MI、EI、光泽度等，本节选择 ITA 值作为肤色的评价指标，探究外界环境对其的影响。

一、ITA 值随年龄的变化

为消除季节及紫外线照射等因素对 ITA 值的影响，故筛选北京地区秋季测试皮肤 ITA 值，数据共 363 例，进行 ITA 值与年龄的变化规律研究。

1．ITA 值与肤色分级

脸颊作为一种典型的曝光部位，根据 ITA 值分级得到各年龄段女性曝光区域肤色分级情况，见图 4-6。18～50 岁女性的主要肤色为Ⅲ级肤色（46.2%）及Ⅱ级肤色

（41.8%），其次为Ⅳ级肤色（9.3%）、Ⅰ级肤色（1.9%）、Ⅴ级肤色（0.8%），没有出现Ⅵ级肤色。

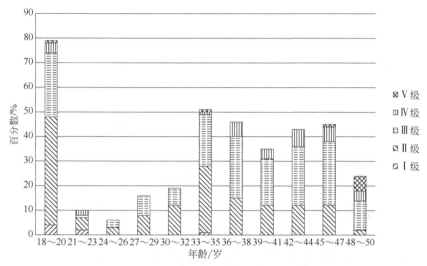

图4-6　北京地区18～50岁秋季女性脸颊肤色分级情况

ITA值作为肤色分级标准以前，大多数学者使用L*、a*、b*进行肤色的分级与评价。国内外学者对不同种族皮肤颜色进行过研究，黑色人种L*、a*、b*均值分别为37.93、12.15、14.45，白色人种L*、a*、b*均值分别为66.38、13.32、16.93，而黄色人种则介于两者之间，细矢由美子等测定日本人颊部皮肤色度，L*、a*、b*均值为63.98、11.94、16.86。林仲贤等于1997年通过26省区市1668人左脸颊肤色检测，发现中国人面部肤色具有很广泛的色度分布，并测定中国人左颊肤色L*、a*、b*均值为55.65、13.24、17.59。本研究得到的脸颊肤色L*、a*、b*均值为61.58、14.74、14.66。较之前数据L*值、a*值均有升高，b*值有所下降，或与测量仪器选择有关。研究表明皮肤颜色测量值与仪器探头直径相关。当直径较小时，在一定程度上会减弱长波反射光（红色光）的比例。

ITA值自提出以来被广泛应用于国际各色人种的肤色评测，其中刘玮进行了北京、上海、广州、成都四城市人群的肤色测量并分级，结果发现北京地区人群曝光部位主要为Ⅲ级肤色（54.4%），其次为Ⅳ级肤色（30.1%）。这一结果与本研究结果相似，主要为Ⅲ级肤色（46.2%），其次为Ⅱ级肤色（41.8%）。亚洲人群多为黄种人，因此肤色分级也应主要分布于中间级别（Ⅱ、Ⅲ、Ⅳ级）。笔者研究团队在之后测定东京地区女性曝光部位肤色时得到的结果也与理论结果一致。Marcus等进行了ITA值分级与Fitzpatrik肤色分型（FST）的对比研究，发现两种分类表现出强烈的相关性，如图4-7所示，Fitzpatrik肤色分型主要应用于主观评价，ITA值采用仪器采集数据比较得出，也从侧面表明ITA值肤色分级法具有科学性和客观性。

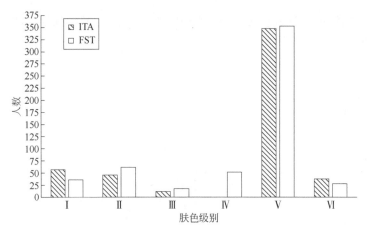

图 4-7　FST 与 ITA 值分级频率

2．ITA 值随年龄增长的变化趋势

应用 MATLAB 曲线拟合工具箱（curve fitting tool box），以拟合度高、整体误差小为原则，经过 182 次函数拟合，最终确定多项式三阶函数用于拟合 ITA 值随年龄增长的变化趋势，如图 4-8 所示。具体函数为：

$$F(x)=0.00103x^3-0.1107x^2+3.487x+9.154 \qquad (4-2)$$

该函数拟合度为 0.8847，整体误差是 8.667。根据函数图像，可以看出 ITA 值随年龄的增长整体呈下降的趋势。函数的拐点（一阶导数为零）表示趋势发生变化的点，函数的凹凸性点（二阶导数为零）表示趋势速率发生变化的点。通过计算确定该拟合函数的拐点是 23.38（另一个舍去），凹凸性点是 35.83。因此，随着年龄的增长，ITA 值在 23 岁附近出现了先增加后降低的趋势，35 岁左右时肤色 ITA 值减小的速率最大。

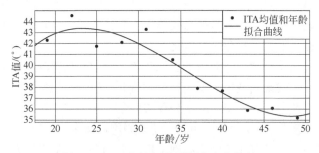

图 4-8　ITA 值随年龄增长的变化趋势

通过 Pearson 双侧检验，得到 ITA 值与其他皮肤生理指标的相关性，见表 4-2。结果表明，ITA 值与油脂含量、黑色素含量、血红素含量、L*值、a*值、b*值、光泽度、皮肤弹性 R5 及面部温度共 9 项指标均具有显著相关性。

相关系数为 0.8～1.0 代表极强线性相关；相关系数为 0.6～0.8 代表强线性相关；相关系数为 0.4～0.6 代表中等程度线性相关；相关系数为 0.2～0.4 代表弱线性相关；相关系数为 0.0～0.2 代表极弱线性相关或无相关。根据相关系数可知，ITA 值与 L* 值具有强线性相关性，与皮肤黑色素含量、血红素含量、a*值、b*值、光泽度、弹性 R5 及面部温度均具有弱线性相关性。

表 4-2 ITA 值与其他皮肤生理指标的相关性

测量指标	Pearson 相关系数	P
皮肤表面水分含量	−0.071	0.175
经皮失水含量	−0.021	0.692
油脂含量	0.111*	0.034
皮肤黑色素含量（MI）	−0.322**	0.000
皮肤血红素含量（EI）	−0.355**	0.000
皮肤 L*值	0.679**	0.000
皮肤 a*值	−0.225**	0.000
皮肤 b*值	−0.288**	0.000
皮肤光泽度	0.279**	0.000
皮肤弹性 R5	0.308**	0.000
皮肤 pH 值	0.020	0.709
平滑深度 Rp	−0.045	0.397
面部皮肤血流灌注量	−0.103	0.051
氧分压	−0.019	0.714
二氧化碳分压	−0.027	0.602
面部温度	−0.200**	0.000

注：* $P<0.05$；** $P<0.01$。

以年龄段为横坐标，以 ITA 值为纵坐标，通过 MATLAB 曲线拟合确定了年龄与 ITA 值的拟合曲线，结果表明 ITA 值随年龄的增长整体呈下降趋势。

3. 35 岁是皮肤变化的重要拐点

刘玮等也发现曝光部位 ITA 值随年龄的增加而降低，且 18～29 岁人群 ITA 值与 30～60 岁人群 ITA 值间有显著性差异。郑冬梅等通过比较青年人和老年人皮肤颜色，发现随着年龄的增长，L*值减小，b*值增加，a*值也逐渐增大，老年人 L*值小，说明肤色暗，a*值和 b*值大，说明老年人肤色偏红和偏黄。青年人和老年人表征肾部的脸颊部肤色有显著性差异，且颧部差异最明显，与中医理论中认为随着年龄的增大，肾气逐渐亏虚的理论一致。但是牟雁东等研究认为 a*值随年龄的增长而逐渐降低。V. Hourblin 对印度 1204 名女性进行了皮肤颜色的分析，结果发现随着年龄的增长，肤色整体无明显变化。J. De Rigal 等通过对住在芝加哥的非洲裔美国人、高加索人、中国人、墨西哥人共 385 例进行研究发现，仅中国人皮肤 L*值随年龄增长而降低，a*值、b*值升高，其他地区人群无明显变化。C. Galzote 等对比韩国、印尼、越南人群皮肤颜色，发现亚洲人皮肤 L*值随年龄增长而降低。中国人在 2～3 岁阶段是人生中肤色最白亮的时期，随年龄增长逐渐下降。笔者的研究表明：中国上海 354 例人群脸颊 ITA 值随年龄的增长逐渐降低；成都地区人群肤色 L*值随年龄增大而降低，a*值、b*值随年龄增大而升高；西安地区人群随年龄增大，皮肤色度值 L*值变小，a*值、b*值变大，但 20 岁与 30 岁之间无显著性差异。笔者通过实验数据进一步揭示了 ITA 值具体的变化过程，如降低速率在 35 岁左右加快等。

从图 4-6 可以看出，35 岁前后出现了主要肤色级别的转变，35 岁前主要为Ⅱ级肤色，35 岁后主要为Ⅲ级肤色。该结果与 MATLAB 曲线拟合 ITA 值随年龄变化结果吻合，即 35 岁左右出现了 ITA 值降低速率的加快。因此提出了 35 岁是皮肤颜色变化的关键点这一观点。

为进一步论证 35 岁是皮肤颜色变化的关键点，以 35 岁为节点，将受试者分为 18～35 岁及 36～50 岁两组，分别是 180 例和 183 例。应用独立样本 T 检验，比较两组间 ITA 值及其他生理指标的平均值及差异性。针对肤色指标，18～35 岁女性 ITA 值高于 36～50 岁，且有强显著性差异，L*值下降，a*值增加，且有强显著性差异，b*值增加，但没有显著性差异，即 18～35 岁女性肤色偏白，36～50 岁女性肤色偏红、偏黄。此外，36～50 岁女性出现经皮失水含量下降、油脂含量降低、弹性 R5 下降、血流灌注量下降及皮肤温度增加，且有显著性差异。因此，35 岁后，皮肤颜色出现了变暗、变红的变化，此外皮肤状态出现了皮肤屏障功能降低及弹性下降。研究发现，35 岁前后，肤色等级占比发生了显著变化，由之前的以Ⅱ级为主要肤色转变为以Ⅲ级为主要肤色，这一结果与王鸿谟教授等之前得到的结果相似，认为 35 岁是肤色转变的一个特殊时期。对于产生这一变化的原因，王鸿谟教授认为与《黄帝内经》中"女七男八"的生长节律相关，女子五七，阳明脉衰，面始焦，发始堕。此外，E. Merinville 等在调研印度女性的视觉性衰老与真实衰老时发现，30～39 岁女性视觉性衰老的主要影响因素是皮肤亮度（L*值）与 ITA 值，皮肤越暗，视觉性年龄越大。笔者通过建立 ITA 值与年龄的数学模型，发现 ITA 值在 35 岁时降低速率发生了由慢到快的变化，因此 30～39 岁的女性应以提亮、均匀肤色预防视觉性衰老为主。

文献调研发现在进行与皮肤相关的调查研究时，研究人员多以 35 岁为节点进行年龄分组，例如程峰伟等进行成都市普通女性化妆品消费者的皮肤基础状况调查时，发现从 35 岁开始，皮肤新陈代谢减慢，自身修复能力逐渐下降，具体表现在皮肤颜色、弹性和粗糙度等方面。辛淑君等进行我国正常人皮肤表面皮脂和水分含量的研究时将人群年龄分组定为 13～35 岁与 36～50 岁，并得到正常人皮肤表面含水量和皮脂含量因年龄的不同而有差异的结论。

35 岁还多为划分青年与中年的分界点，从青年的科学内涵来说，青年是一定社会经济形态和条件下由少年向成年过渡、发展的社会群体，是处在以性的成熟为基本标志、身体继续发育成长、各种器官和机能达到完全成熟，思维、记忆、情感、意志、兴趣、能力、性格迅速发展，积累知识和形成世界观，社会生活范围日益扩大，开始选择职业并迈进成人生活的特定时期的人群。简而言之，青年不仅意味着生理逐渐发育成熟，更重要的是逐步摆脱依赖性，担负起职业和家庭等社会责任，在社会生活中具有独立、相对稳定的地位。现在随着社会创新速度的加快，甚至出现了一种"35岁现象"，例如公务员招考将年龄限定在35岁以下，而很多企业也将人才招聘限定在35岁以下，这在一定程度上也表现出35岁人群压力的增大，一定程度上也会影响肤色。

二、ITA 值随季节的变化

1．ITA 值随季节的变化趋势

为消除地域对皮肤 ITA 值的影响，故筛选北京地区所有测试数据共 658 例进行 ITA 值与季节的变化规律研究。春季数据采集时间为 3～5 月，夏季数据采集时间为 6～8 月，秋季数据采集时间为 9～11 月，冬季数据采集时间为 12～2 月。

四个季节数据采集例数、比例及 ITA 值（平均值±标准差）数据见表 4-3。通过描述性分析，春季脸颊 ITA 值范围在 27.3°～68°，夏季脸颊 ITA 值范围是 0°～56.3°，秋季脸颊 ITA 值范围是 0°～64°，冬季脸颊 ITA 值范围是 31°～61.7°，其中冬季 ITA 值平均值最高，其次为春季、夏季，秋季 ITA 值最低。通过单因素方差分析（ANOVA）发现，除春季与冬季 ITA 值没有显著性差异（$P>0.05$）外，其余季节两两比较均有显著性差异（$P<0.01$），见图 4-9。由此可以发现肤色一年四季呈循环状态，随着时间的推移，ITA 值逐渐降低，至秋季时达到谷底，然后逐渐升高，至冬、春季时恢复正常。

表 4-3 不同季节志愿者占比及 ITA 值

季节	采集时间	脸颊 ITA 值（$\bar{X}\pm S$）/(°)	例数	比例
春季	3～5 月	48.15±7.82	139	21.12%
夏季	6～8 月	41.56±8.52	108	16.41%
秋季	9～11 月	38.40±8.64	363	55.17%
冬季	12～2 月	49.70±6.55	48	7.30%

以春季和秋季为例，应用主成分分析研究 ITA 值的主要影响指标，通过比较各指标的相关系数，最终得到结果为，脸颊 ITA 值随季节变化的主次影响因素是：L*值、b*值、黑色素含量、血红素含量、光泽度。

2．ITA 值随季节变化原因分析

通过比较不同季节女性曝光部位的 ITA 值，发现肤色随一年四季的循环而发生相应的变化，冬季时 ITA 值最高，之后随季节的变化逐渐降低，秋季时 ITA 值最低。这可能与不同季节的紫外线照射、温湿度不同有关。

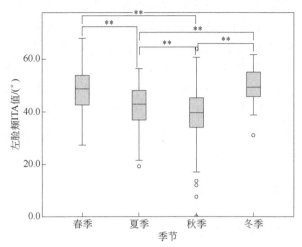

图 4-9　ITA 值在不同季节的数值箱图

注：**表示具有显著性差异；○表示箱图中的异常值。

　　太阳辐射和地面上所有生物的生存息息相关。太阳辐射具体可分为：紫外线、可见光和近红外线。紫外线又分为 UVA、UVB、UVC 三种。到达地面的太阳辐射被称为电磁辐射。在所有光辐射谱中，紫外线（UV）的能量最强且对生物的危害性最大。宽波谱 UV 的波长分布于 100～400nm 之间。在到达地面的紫外线中，95%是 UVA，UVB 只占 5%。而在地面上无可观测到的 UVC，因为波长最短的 UVC 被臭氧层、氧分子和水蒸气所完全吸收。

　　到达地球表面的太阳辐射主要是非电离辐射（紫外线、可见光、红外辐射）。无线电波具有最大的波长，但频率和能量最低；伽马射线的波长最小，但能量最高。射频能量用于临床治疗和美容，如几种无创性以皮肤紧缩为目的的仪器。无线电波可以穿透深层的皮肤，产生热量。该射频辐射热效应可以引起皮肤下层收紧。

　　Karinen 等发现曝露于射频电磁场（radiofrequency modulated electromagnetic field，RF-EMF）（手机属于射频辐射）的志愿者前臂皮肤蛋白表达具有差异，提示人体皮肤蛋白的表达可能受射频电磁场影响。移动电话的使用量呈指数级增加，促使人们对长期使用手机对皮肤和黑色素瘤的风险影响进行研究。

　　具有中间能量的红外辐射，会导致生物分子的振动能量增加，并导致皮肤内产生自由基。微波辐射也是一种非电离辐射，不具有足够的能量以对皮肤造成有意义的伤害。然而，强烈地曝露于这种类型的辐射中会导致细胞内介电场的变化，增加极性水分子之间的摩擦，从而增加环境温度，并可以导致烧伤。

　　太阳辐射可被表皮中的核酸、芳香族氨基酸和黑色素前体等内源性生色物质所吸收。DNA 对 UV 的吸收会引起 DNA 损伤和突变。研究表明，DNA 能吸收 UVA 和 UVB，且对 UVB 的吸收能力是 UVA 的 4 倍。酪氨酸和色氨酸吸收紫外辐射，并与 DNA 结合，产生光损伤作用，使相邻蛋白质的氨基酸损伤。黑色素吸收紫外线辐射，减少紫外线辐射对黑素细胞和角质形成细胞引起的损害。Moan 等提出选择性色素的形成和进化是为了保护叶酸及其衍生物，使其免受紫外线辐射的影响。已报道一种感光色素——视紫红质，存在于黑素细胞中，该物质是眼睛中的感光剂并参与视觉传导，从而说明在这些黑素细胞中存在 UV 光传导。

表皮中黑色素含量会影响皮肤对紫外线的敏感性。研究表明四季中春季对紫外线红斑反应的敏感性最高。在较少受到 UV 等外界因素影响的非曝光部位，春季皮肤中的黑色素含量最少，而在受到 UV 等外界因素影响的曝光部位，冬季皮肤中的黑色素含量最少，夏季皮肤中的黑色素含量较多。G. W. Nam 等通过研究 80 例韩国人皮肤生理指标随季节变化规律时发现皮肤角质层与气温、相对湿度及最高降水量三个环境因素呈负相关。皮肤角质层与气压、日照时间等环境因素呈正相关。弹性与气温呈正相关，弹性与气压呈负相关，皮肤亮度（L*值）随月份增加出现了周期性变化。文翔等测量颈部皮肤肤色发现颈部黑色素含量在秋季最高，血红素含量在夏季最高。

三、ITA 值随地域的变化

为消除季节和样本量对 ITA 值的影响，随机抽取秋季北京地区测试数据 83 例，与秋季东京地区测试数据 83 例进行比较分析。用于比较的皮肤生理指标包括 ITA 值、L*值、a*值和 b*值。

1. 北京、东京两地 ITA 值比较

根据 Chardon 肤色分级法，比较北京、东京两地女性脸颊部位 ITA 值分级情况，详见表 4-4。两地人群中，Ⅲ级肤色均为主要肤色（占比超过 50%），但是排名第二的肤色级别有差异，北京地区是 Ⅱ级肤色（32.5%），东京地区是Ⅳ级肤色（34.9%）。

表 4-4　北京、东京地区女性脸颊肤色分级情况

地区	ITA 值分级				合计
	Ⅰ级	Ⅱ级	Ⅲ级	Ⅳ级	
北京	1（1.2%）	27（32.5%）	49（59.0%）	6（7.2%）	83（100%）
东京	0（0%）	7（8.4%）	47（56.6%）	29（34.9%）	83（100%）

通过描述性分析可知，北京地区受试者的平均年龄是（35.7±10.8）岁，东京地区受试者的平均年龄是（27.4±11.1）岁。北京地区 L*值范围是 54.92~84.57，东京地区 L*值范围是 53.53~63.33；北京地区 a*值范围是 8.56~21.07，东京地区 a*值范围是 7.17~13.00；北京地区 b*值范围是 10.36~21.09，东京地区 b*值范围是 11.77~21.93。各指标平均值±标准差见表 4-5。

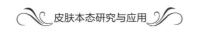

表 4-5　北京、东京地区女性脸颊肤色指标平均值

地区	年龄 ($\overline{X} \pm S$) /岁	L*值 ($\overline{X} \pm S$)	a*值 ($\overline{X} \pm S$)	b*值 ($\overline{X} \pm S$)	ITA 值 ($\overline{X} \pm S$) /(°)
北京	35.7±10.8	61.58±2.73	14.74±2.51	14.66±2.21	38.1±6.8
东京	27.4±11.1	59.25±2.08	10.28±1.34	15.40±1.82	31.1±7.4

通过独立样本 T 检验，发现表征肤色的指标 L*值、a*值、b*值及 ITA 值间均存在显著性差异（$P<0.01$），且北京地区 ITA 值、L*值和 a*值均高于东京地区，但是 b*值低于东京地区，即北京地区女性肤色较东京地区女性整体更亮白、偏红，而东京地区女性肤色偏黄。

2．北京、东京两地气候比较

北京、东京两地地理位置和气候条件有所不同，见表 4-6。

表 4-6　北京、东京地区地理气候情况对比

地区	经度（东经）	纬度（北纬）	气候类型
北京	116°3′	39°9′	温带大陆性气候
东京	139°5′	35°4′	亚热带海洋性季风气候

北京位于东经 116°3′、北纬 39°9′，属于温带大陆性气候，冬冷夏热，年温差大，降水集中，四季分明，年降雨量较少，大陆性强。东京位于东经 139°5′、北纬 35°4′，靠海，属于亚热带海洋性季风气候，终年处在西风带，深受海洋气团影响，沿岸又有暖流经过，冬无严寒，夏无酷暑，最冷月平均气温在 0℃以上，最热月平均气温在 22℃以下，气温年、日差都较小。东京全年都有降水，秋冬较多，年降水量在 1000mm 以上，在山地迎风坡可达 2000～3000mm 以上。

3．ITA 值随地域变化原因分析

皮肤颜色因种族不同而不同，这主要是遗传基因的影响。但是在同一种族中居住环境不同也会对肤色造成影响。以前的许多研究比较了不同种族之间的肤色，但对同一种族群体内人群的比较甚少。由于北京、东京各自作为中国、日本的首都，均为人口众多的国际性大都市，民众对自身的皮肤较为关注，且两地居民均为黄种人，遗传基因相似，因此对北京和东京两个地区的女性曝光部位肤色情况进行了比较分析，结果显示北京和东京地区女性均表现出相似的肤色级别（ITA 值分级），但是北京地区女性肤色较东京地区女性整体更亮白、偏红，而东京地区女性肤色偏黄。本研究发现北京人和东京人的 L*值、a*值和 ITA 值差异是肤色的显著变化。这可能与地理位置、紫外线辐射情况及消费者护肤习惯有关。

由于经纬度的不同会影响日照时间和日照强度，地理位置上北京的纬度高于东京地区，且紫外线辐射水平较低，因此北京人的肤色更浅，在紫外线照射下更易被灼伤。Changhui Cho 等通过比较韩国人和中国广东人的肤色差异，也发现了相似的结论，即生活在较高纬度和日照环境相对较低的环境中的韩国人比中国广东人肤色

浅，在紫外线照射下更易被灼伤。

维生素 D 在机体中具有广泛的生理作用，但是皮肤合成维生素 D 需要黑色素吸收太阳辐射，人类的进化使皮肤失去暗淡的色素沉着，成为浅色的皮肤，导致皮肤最大限度地吸收太阳辐射以合成维生素 D，然而也增加了对紫外线破坏性影响的敏感性，这被认为是早期人类向高纬度地区迁移的代价。

S. Shono 等研究了紫外线照射引起的皮肤颜色变化与迟发性红斑和迟发晒黑（DT）之间的关系。依据皮肤的反射率，使用黑度计来确定皮肤构成性和选择性色素的沉着情况。在 UVA 辐射下，使用可见光的皮肤反射率与紫外线照射引起的最小即刻色素黑化量密切相关，这可能与表皮黑色素含量（一种皮肤颜色的决定因素）有关，最小红斑量（MED）与皮肤颜色有很好的相关性，但由于黑色素生成受遗传因素控制，最小黑色素产生剂量与皮肤颜色或 MED 之间的相关性较小。就 MED 而言，DT 也与 UVB 的剂量相关。此外，DT 的回归线系数也可体现皮肤的晒黑能力。

此外，皮肤颜色也与不同地区人群的生活习惯及化妆习惯相关。嘉娜宝针对北京和东京地区女性的一项调研结果如表 4-7 所示。

表 4-7　北京、东京地区女性特点及化妆习惯比较

城市	特点	化妆习惯
东京	① 随时保持与周围的和谐 ② 工作中更看重人际关系而非职业进步 ③ 对日常生活满足感较差 ④ 对自己的未来更感兴趣 ⑤ 更希望听到别人夸自己"好相处"和"可爱"	① 较暗的眼部和脸颊妆容，辅以闪亮、透明感的唇部妆容以平衡眼部妆容 ② 享受化妆的乐趣，但是并不特意区分工作和私人生活的妆容
北京	① 对美丽和个性具有强烈追求 ② 注重美容护理，将化妆作为一种自我表达 ③ 有事业心与职业追求 ④ 更希望听到别人夸自己"优雅"与"温柔"	① 更注重底妆，也喜欢裸妆感 ② 更喜欢使用冷色系

通过比较北京及东京地区的地理、气候特征及人群习惯，笔者推测造成北京地区女性肤色更亮、白、红的原因（见图 4-10）主要包括纬度较高，紫外线辐射强度弱（但更易灼伤皮肤），及生活满意度较高，化妆更偏向于底妆，底妆中的防晒成分有助于预防皮肤晒黑。

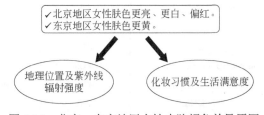

图 4-10　北京、东京地区女性皮肤颜色差异原因

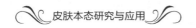

第三节 ITA 值的综合应用

一、ITA 值与肤色

根据英敏特的调研结果发现，现在消费者更期待能够同时提升肌肤白度和光泽度的产品。因此在产品研发过程中确定能综合体现肌肤白度和光泽度的指标具有重要意义。

皮肤表面光泽度是由照射到皮肤表面的光的直接反射和散射来反映的，与皮肤颜色的形成有一定的相关性。通常情况下，评价美白产品的功效性时经常将色素性指标与光泽度指标同时测试，将两者结果综合形成最终产品的功效性。因此笔者提出用 ITA 值综合表征提亮肤色这一观点。

二、ITA 值与色素指标、光泽度指标

通过将 ITA 值与黑色素含量 MI、血红素含量 EI、L*值、a*值、b*值等单一指标分别画散点图并进行线性拟合确定拟合方程，结果显示：其中黑色素含量、血红素含量、a*值、b*值均与 ITA 值呈负相关，而 L*值、光泽度与 ITA 值呈正相关。

应用 Pearson 双侧检验可发现 ITA 值与黑色素含量 MI、血红素含量 EI、L*值、a*值、b*值均有强的显著相关性（$P<0.01$）。相关系数排序为：L*值>b*值>血红素含量 EI>光泽度>a*值>黑色素含量 MI。

三、ITA 值用于综合评价提亮肤色

本小节中，应用主成分分析将 ITA 值与其他影响皮肤颜色的生理指标如皮肤表面水分含量（$X1$）、经皮失水含量（$X2$）等共计 16 个成分进行综合性评价，以确定 ITA 值的主次影响因素。具体成分见表 4-8。

表 4-8 用于主成分分析的所有成分

成分	测量指标	成分	测量指标
$X1$	皮肤表面水分含量	$X9$	皮肤光泽度
$X2$	经皮失水含量	$X10$	皮肤弹性 R5
$X3$	油脂含量	$X11$	皮肤 pH 值
$X4$	皮肤黑色素含量（MI）	$X12$	平滑深度 Rp
$X5$	皮肤血红素含量（EI）	$X13$	面部皮肤血流灌注量
$X6$	皮肤 L*值	$X14$	氧分压
$X7$	皮肤 a*值	$X15$	二氧化碳分压
$X8$	皮肤 b*值	$X16$	面部温度

首先使用 SPSS21.0 软件进行数据标准化处理，而后采用 R.3.4.3 软件进行主成分分析，并将提取出来的主成分进行线性拟合，通过主成分分析后提取出 16 个成分的标准偏差、方差贡献率及累计贡献率。

根据累计贡献率大于 80% 的原则，本次研究中取前 11 个成分作为本次实验结果的代表，它们的累计贡献率可达 83.18%。这 11 个主成分如下所示：

$$Z1=-0.119X1-0.351X5+0.546X6-0.421X7+0.176X9+0.422X10+ \\ 0.119X11+0.117X13+0.163X14+0.118X15-0.301X16 \tag{4-3}$$

$$Z2=-0.281X2-0.512X3-0.104X4-0.317X5+0.375X8-0.344X9- \\ 0.128X10+0.316X11-0.353X13-0.106X14+0.127X15-0.114X16 \tag{4-4}$$

$$Z3=0.522X1-0.461X2+0.160X3-0.151X4-0.182X5+0.152X6- \\ 0.225X7-0.183X10-0.271X11-0.157X12-0.230X13-0.409X15 \tag{4-5}$$

$$Z4=0.577X4-0.138X6-0.296X7+0.438X8-0.232X9+0.208X13+ \\ 0.412X14-0.257X15 \tag{4-6}$$

$$Z5=0.121X2-0.103X6-0.151X8-0.185X9+0.256X11-0.795X12+ \\ 0.368X13-0.155X14-0.186X15 \tag{4-7}$$

$$Z6=-0.352X1+0.157X2+0.216X4-0.322X5+0.112X6+0.111X7+ \\ 0.476X9-0.143X10-0.177X12-0.282X13-0.224X15+0.504X16 \tag{4-8}$$

$$Z7=-0.314X1-0.192X3-0.488X4+0.197X5-0.107X8-0.185X9+ \\ 0.237X10-0.220X11-0.230X13+0.484X14-0.366X15 \tag{4-9}$$

$$Z8=-0.241X1+0.319X2-0.107X3+0.145X6-0.357X7-0.325X9- \\ 0.368X11+0.148X12-0.585X14-0.256X15 \tag{4-10}$$

$$Z9=-0.221X4+0.166X6-0.218X7-0.259X9-0.154X10+0.167X12+ \\ 0.342X13+0.247X14+0.282X15+0.686X16 \tag{4-11}$$

$$Z10=0.370X8+0.103X9+0.209X10-0.600X11-0.406X12+0.491X15 \tag{4-12}$$

$$Z11=0.331X1+0.503X2-0.328X3-0.370X5+0.171X7-0.357X10- \\ 0.237X11+0.119X13+0.288X14-0.261X16 \tag{4-13}$$

将 ITA 值设为因变量 Y，将 Y 与主成分 $Z1$、$Z2$、$Z3$、$Z4$、$Z5$、$Z6$、$Z7$、$Z8$、$Z9$、$Z10$、$Z11$ 进行拟合，得到因变量 Y 随着所有原始成分（自变量）变化的方程：

$$Y=-0.001+0.032X1+0.041X2+0.082X3-0.189X4-0.202X5+0.334X6- \\ 0.164X7-0.276X8+0.186X9+0.113X10+0.074X11+0.003X12+ \\ 0.058X13-0.013X14-0.009X15+0.002X16 \tag{4-14}$$

ITA 值拟合方程具有显著性（$P=2.2e^{-16}<0.05$），根据其系数可得出各个自变量对因变量 ITA 值的影响程度。由上述方程可以发现，ITA 值的主要影响因素包括

L*值、b*值、血红素含量、黑色素含量、光泽度及 a*值，而水分含量、经皮失水含量、皮肤温度等对 ITA 值几乎无影响。

由 ITA 值计算公式可知，其与 L*值、b*值显著相关。Marcus 等进行了 ITA 值与黑色素含量的比较，发现呈指数负相关。

研究表明 L*值与黑色素含量呈指数相关。Claire Marionnet 等使用三刺激（L*a*b*）色度计在一系列不同种族皮肤类型中进行人体肤色的客观测量，将得到的数据与从相同部位获得的皮肤活组织中的黑色素含量、黑色素组成和黑素小体大小的生化测量结果进行比较，发现 L*值、a*值和 b*值随种族差异显著。一般来说，黑色皮肤类型与组成性皮肤类型相比，L*值较低，a*值较高，b*值较高。总表皮黑色素含量似乎是人类皮肤中 L*值的主要决定因素（$r=-0.88$；$P<0.00001$），而黑素小体大小对 L*值也具有显著但更微妙的影响（$r=-0.73$；$P<0.00001$）。表皮黑色素总量对 a*值也有很强的正面贡献（$r=0.66$；$P<0.00001$），相关分析表明，与 L*值相关性最好的单一生物组分是表皮的总黑色素含量。总黑色素含量和 L*值在每个种族皮肤类型和整个研究人群中都观察到强烈的负相关性。尽管在 L*值和光量、碱溶性黑色素之间也观察到相关性（在大多数情况下较弱），但是对 L* 的最显著贡献似乎来自皮肤中黑色的不溶于碱的黑色素的量。没有证据表明 L*值与碱溶性或碱不溶性黑色素（未显示）的百分比之间的选择性关系。此外，L*值与球形黑素小体的百分比无关，它是表皮相对黑色素含量的良好指标。这表明与黑色素含量不同，黑色素组合物似乎对皮肤表面的绝对反射率或 L*值没有特定影响。

当 L*值与总黑色素含量作图时，发现这两个数据集之间的关系呈指数关系而非线性关系。因此，当皮肤较白时，黑色素含量的微小变化可能导致 L*值发生较大变化。然而，当皮肤较黑时，黑色素含量的相同变化可能仅对 L*值产生适度影响。

相关分析显示 L*值与黑素小体尺寸之间有高度显著的逆线性关系（$r=-0.73$；$P<0.00001$）。但是总黑色素含量是人类皮肤中 L*值的主要决定因素，并且黑素小体尺寸可能起更微妙或次要的作用。

人们普遍认为人类皮肤中红色着色和三刺激 a*值的关键生物来源是血液，但是通过观察五个种族群体在发红方面的显著差异，发现其中较深皮肤类型（较红皮肤）比较白皮肤类型 a*值更高。文献中没有证据支持皮肤血流量随着种族的变化而变化的观点。因此，需要进行相关分析以确定人类皮肤中不同黑色素组分水平和 a*值之间是否存在关联。在表皮黑色素总量和 a*值之间观察到最强的关联，其中存在正指数关联（$r=0.66$；$P<0.00001$）。这意味着随着黑色素含量的增加，皮肤的 a*值或红色也会增加。这几乎可以肯定是黑色素（尽管主要是褐色）反射大量红色入射光的事实。相反，a*值与黑色素组合物、黑素小体形态或黑素小体尺寸（未显示）之间没有选择性关联。

对于轻度色素沉着的皮肤类型（高加索人、中国人、西班牙裔）而言，黑色素总量与 b*值之间存在显著的正向线性相关性（$r=0.71$；$P<0.00001$）。因此，随着黑

色素含量的增加，皮肤的 b*值或黄色也会增加。这很可能是棕色表皮黑色素反射来自皮肤表面的黄色入射光的事实。相反，b*值与黑色素组合物、黑素小体形态或黑素小体大小（未显示）之间没有选择性关联。

另外，在细胞水平方面，S. DelBino 等认为太阳照射造成从晒伤到光老化和皮肤癌的有害损害，这种损害很可能受到色素沉着的影响。根据由比色参数确定的各个 ITA 的值，分析 42 个离体皮肤样品的紫外线（UV）灵敏度和肤色类型之间的关系，所述样品客观地从浅肤色到深肤色进行分类。通过在曝露于增加剂量的 UV 太阳模拟辐射后定量晒伤细胞来确定每个样品的生物有效剂量（BED）。分析典型的紫外线诱导的生物标志物，如 DNA 损伤、细胞凋亡和 p53 积聚，发现 ITA 和 BED 以及 ITA 和 DNA 损伤之间存在统计学显著相关性。而且 DNA 病变分布在整个表皮层和最上面的真皮细胞中，在 II 级、III 级和 IV 级皮肤中，而它们被限制在褐色或黑色皮肤中的上表皮层中。研究表明，在细胞水平紫外线敏感度和肤色类型之间存在关系。

综上可知，ITA 值与色素性指标 L*、MI、a*、EI 在细胞水平及人体水平均具有显著相关性，ITA 值和光泽度指标在人体水平具有显著相关性，因此 ITA 值可以作为提亮肤色的综合评判指标。

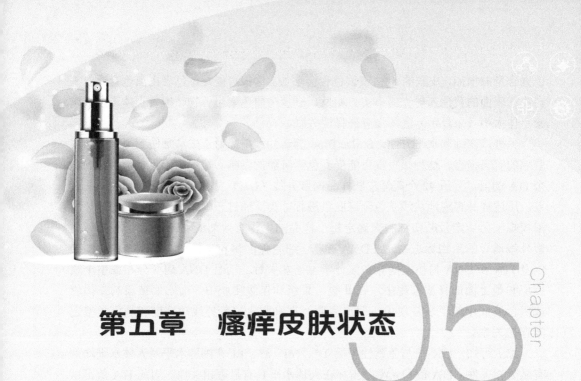

第五章　瘙痒皮肤状态

　　除了前几章介绍的皮肤本态以外，还有一些处于问题状态的肌肤同样值得运用本态研究的方法去对其进行细致的分析，以期解决这类皮肤状态的问题，如瘙痒、痤疮、干燥肌肤等。

　　皮肤瘙痒，是仅有瘙痒而无原发性皮肤损害的症状，对身心健康会造成影响。本章以老年瘙痒皮肤作为瘙痒皮肤的指代特征，探寻瘙痒皮肤的问题。从皮肤状态提供的各项信息入手，为皮肤瘙痒提供解决方案。

第一节　老年皮肤瘙痒

　　老年皮肤瘙痒为一种仅有瘙痒症状而无原发性皮损的皮肤状态，多发于老年人，其主要表现为皮肤没有明显变化，大多伴有干燥、脱屑的现象，瘙痒的感觉有的发于身体某几个部位，也有扩展到全身的状况。瘙痒感的强度有时轻有时重，持续时间为几分钟到几小时，发生时间不定，但有一定规律，通常夜晚发生频率较高。瘙痒会引起抓挠反应，可能导致抓痕，产生继发性皮损，随后环境过敏原和病原体容易穿透皮肤，增加引发刺激性接触性皮炎和感染的风险。由于瘙痒多发生于身体多个部位，反复发作，病程较长，皮肤自觉不适感，影响老年人的睡眠，打乱正常作息规律，同时会对情绪造成不良影响，严重影响老年人的生活质量和身心健康。瘙痒可能是某些疾病的表现，应当引起重视，提前进行控制和管理，以便尽早发现潜在的疾病。老年皮肤瘙痒应排除一些能导致瘙痒的原发性皮肤病、系统性疾病、内脏和血液恶性肿瘤和药物引起的过敏性反应。R. Valdesrodriguez 等通过横断面调查墨西哥养老院及老年门诊中心的 302 名老年人，发现其中患有慢性瘙痒的占 25%。武娜等发现原济南军区青岛第二疗养院中的 1286 名老年人中老年性瘙痒症高达42.4%，且有皮肤瘙痒症状的风险随年龄的增加而增加。联合国人口老龄化报告报道，2050 年老年人（60 岁或 60 岁以上老年人）人口将超过年轻人，全球老龄化的趋势提醒我们老年皮肤瘙痒作为老年人最常见的皮肤问题不容忽视。

一、瘙痒机制

瘙痒是一种不愉快的主观感觉，可以由多种机制产生。痒感可能由单一机制引发，也可能由多个机制相互影响、共同作用，其中涉及复杂的皮肤细胞网。外界不良因素刺激皮肤，皮肤中的角质形成细胞、肥大细胞、淋巴细胞等与特异性 C 神经纤维和 A-delta 痛觉神经之间相互作用，这类特异性的无髓鞘的传导速度慢的 C 神经纤维可在外周和中枢传导痒觉，末梢延伸至表皮和真皮连接处及表皮部位的特异性 C 神经元能传导来自皮肤的痒感。皮肤中还存在很多瘙痒介质，有白介素-2、白介素-6、白介素-31、肿瘤坏死因子-α、前列腺素、组胺、5-羟色胺、蛋白酶、P 物质、阿片样物质、神经生长因子和神经递质、肽酶。诱发瘙痒的因素有内因和外因，内因分为生理性因素和病理性因素。生理性因素主要是衰老导致的皮肤屏障功能受损、内分泌紊乱等。病理性因素包括：一些原发性皮肤病，如银屑病、原发性淀粉样病变；血液系统疾病，如真性红细胞增多症、原发性血小板增多症、嗜酸性粒细胞增多症等；代谢及内分泌疾病，如原发性胆汁性肝硬化、尿毒症、糖尿病等；传染病，如获得性免疫缺陷综合征、水痘带状疱疹；以及神经性皮肤病。引起老年皮肤瘙痒的机制非常复杂，可能与多种衰老因素有关，主要有皮肤屏障功能受损、免疫系统衰老、神经退行性改变及内分泌系统变化。

二、瘙痒的评价方法

由于瘙痒是一种主观感觉，因此瘙痒虽是非常常见的皮肤症状，却很难被定性定量地描述。为了更科学地评价瘙痒，G. Yosipovitch 等首次将其定义为符合以下条件之一的瘙痒感人群才属于瘙痒症状皮肤人群：①至少 2 周内发生 3 次，每次持续时间超过 5min 并令人不适；②痒感断断续续持续 6 个月，频率低于条件①。国际瘙痒协会（IFSI）将慢性瘙痒界定为瘙痒症状持续 6 周以上，并将瘙痒症状在学术研究的 6 个月前消失的称为有瘙痒史。对瘙痒的评价主要通过调查问卷实现，其中主要包括：对瘙痒特性的研究，其中有单维度评估法、多维度评估法和其他综合性评估调查问卷，除此之外通过观察患者抓挠的情况也可以对瘙痒特性进行评估，红

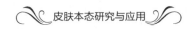

外录像、手腕活动监视器、压力传感器、振动传感器等可记录抓挠动作，功能成像技术可用来分析瘙痒时的大脑活动；瘙痒对患者生活质量的影响，如生活质量调查问卷 DLQI、Skindex-29、ItchyQoL、PLQI 等，此外，还有针对瘙痒对抑郁情况的评估和影响睡眠的评估。

1. 单维度评估法

图 5-1 为瘙痒强度评估方法。

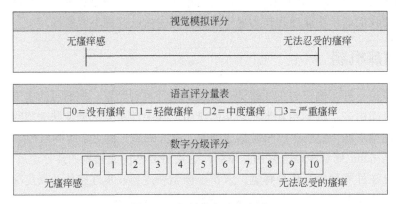

图 5-1　瘙痒强度评估方法

视觉模拟评分（visual analogue scale，VAS）是最早使用的图形评级方法，最初开发用于评估疼痛的强度，是最常用的一种瘙痒严重程度评估的方法，它提供了一个简单和快速的估计痒感严重程度的途径。这种方法是将 10cm 长的直线用描述性语言在两端标示"无瘙痒感"和"无法忍受的瘙痒"。志愿者被告知要以"无瘙痒感"一端作为零点，将标志叉画到志愿者体验到的痒感所对应的直线位置，以"无瘙痒感"到标志叉的长度占整个直线的长度比例作为志愿者痒感的严重强度，由测试工作人员来测量和分析。这条直线在纸面上画出来可以是水平的也可以是垂直的，同一个体不同时期使用时非常精准，个体差异和文化差异可能会导致表达差异。VAS 应用于老年人和儿童需要相应的人员进行适当解释和培训。其局限性在于有些志愿者需要理解该方法的原理，测试人员需要时间将图形结果转换为数字结果。

语言评分量表（verbal rating scale，VRS）由一系列描述性语言组成，描述强度逐渐增加的瘙痒感觉。在四级评分系统（VRS-4）中，0～3 分别表示的是没有瘙痒、轻微瘙痒、中度瘙痒和严重瘙痒，由志愿者来选择其痒感属于哪种程度。在回顾性研究中，较常使用五级分级，VRS-5 的划分为没有瘙痒（0）、轻度瘙痒（1）、中度瘙痒（2）、严重的瘙痒（3）和非常严重的瘙痒（4）。另外，还有六级行为学评分法，其包括一系列表明瘙痒对日常生活干扰程度的陈述：0 为无痒感；1 为痒感存在，但很容易被忽略；2 为有痒感，不能被忽略，但是也不足以影响日常活动；3 为有痒感，不能被忽略，影响注意力；4 为痒感存在，不能被忽略，影响除基本生活需要如大小便和饮食之外的所有任务的完成；5 为痒感存在，不能被忽略，使患者丧失生活能力（患者自己不知道要干什么）。

数字分级评分（numerical rating scale，NRS）也是较为常用的评价瘙痒强度的方法。志愿者被要求将感受到的瘙痒严重程度用数字进行分级，0 表示无瘙痒感，100 或 10 表示无法忍受的瘙痒，用一个数字将自己体会到的痒感进行分级。这个数字可由患者写出或在调查问卷上的数字中标出，也可口头表达给研究者记录。

VAS、VRS、NRS 这三种常用于评价瘙痒强度的方法之间有一定相关性。P. Ngoc Quan 等对 471 名慢性瘙痒者进行前瞻性研究，发现在瘙痒强度的评价方法中 VAS（10cm）、NRS（10）和 VRS（4 点）有较强的相关性。A. Reich 等对 310 人进行问卷调查，比较通过水平 VAS、垂直 VAS、VRS 及 NRS 进行瘙痒强度评价的数据，发现在所有尺度上显示很好的再现性，性别、年龄、是否服用止痒药物、不同引起瘙痒的疾病等不同条件与使用水平或垂直 VAS、NRS、VRS 没有明显差异，VRS 与 NRS 最相关，接下来是水平 VAS、垂直 VAS。VRS（4 点）与 NRS（10）相对应的分级为 0 =没有瘙痒，大于 0 至小于 4 为轻度瘙痒，大于等于 4 小于 7 为中度瘙痒，大于等于 7 小于 9 为严重的瘙痒，大于等于 9 为非常严重的瘙痒。M. Kidonakahara 等发现 VAS 评定的严重程度划分 3-7-9 和 VRS-5 不受性别和民族的影响。2015 年 IFSI 会议口头报告 VAS 和 NRS 最适当的一组临界值是 3-7-9。还有一种评价瘙痒严重程度的方法，即通过瘙痒对患者睡眠有无影响进行评价：瘙痒偶尔影响睡眠为 1，经常影响睡眠为 2，瘙痒导致无法睡眠为 3。特应性皮炎患者由于皮肤瘙痒产生抓挠，搔抓动作可表现为手腕速度的变化情况，唐苏为等通过让患者佩戴加速度记录仪对其瘙痒程度进行了评价。

2. 多维度评估法

三项瘙痒测评包括瘙痒的严重程度、频率和瘙痒的分布三个方面，用来综合评价瘙痒严重程度。瘙痒严重程度量表（itch severity scale，ISS）包括瘙痒强度、瘙痒频率、瘙痒涉及的体表面积、睡眠、心情、性欲、性功能七项，分别评分之后按一定比例用总评分表示瘙痒的严重程度。5D 瘙痒多维测评（5D pruritus scale）是一个简短而多层面的瘙痒评价的调查问卷设计，在临床试验中得到的结果是 5D 瘙痒多维测评是有效的。这五个维度是瘙痒程度、瘙痒持续的时间、瘙痒趋势、对正常生活的影响和瘙痒的分布。

3. 瘙痒评估临床调查问卷

与疼痛相比，感觉生理学的研究表明，瘙痒的主观感觉是由许多因素影响的复杂的情感体验。因此，U. Darsow 等设计了埃普多夫（Eppendorf）瘙痒问卷，包括用 5 级语言评分量表（VRS-5）来评价瘙痒程度，用 40 个形容词描述瘙痒的感觉特性，用 40 个形容词描述瘙痒的情感特性，询问了志愿者针对瘙痒的措施，缓解瘙痒和加重瘙痒的因素；然后再使用 VAS 进行总的自我评定，这份问卷适用于所有瘙痒者。Yosipovitch 等建立了瘙痒问卷（the short-form of Mc Gill PQ）来评定尿毒症皮肤瘙痒。对 145 人进行了问卷调查，总的瘙痒强度用视觉模拟评分确定，还包括用6 个形容词描述瘙痒的感觉特性，用 4 个形容词描述瘙痒的情感特性，瘙痒对睡眠和日间活动以及日常习惯的影响，对处理瘙痒的行为学以及生活质量的评定。E. Weisshaar 等建立的瘙痒问卷（Heidelberg PQ）中还提到了个人的疾病史、伴发疾病、现在和过去的治疗效果、治疗频率和瘙痒对生活质量及工作的影响等。IFSI 标准共识调查问卷（Elke Weisshaar M. D. PQ）包含了瘙痒部位、频率、持续时间、强度、感觉（纯痒/刺痒/灼烧/混合）、抓挠回应（摩擦/挤压/揉捏）、患者个人观点、情感（烦恼/无法忍受）、加重或缓解因素、如何影响日常生活、当前治疗方法是否有效、特定应对措施、对痒的认知（小题大做/当作重要问题来对待）和生活质量量表。鲁汶痒量表（the Leuven itch scale，LIS）是一个新开发的瘙痒评价量表，评价了烧伤患者（n=46）、特应性皮炎患者（n=63）和慢性荨麻疹患者（n=41）的瘙痒程度及特点，研究证明鲁汉痒量表适用于不同群体瘙痒者。

三、老年皮肤瘙痒状态

1. 采用的方法

（1）入选标准

① 60～90 岁人群。

② 自愿参加本试验，签署知情同意书并完成调查问卷的志愿者。

（2）排除标准

①排除无自主思考能力，如智障者或阿尔茨海默病患者。

②排除原发性皮损皮肤病，如原发性淀粉样病变；血液系统疾病，如真性红细胞增多症、原发性血小板增多症、嗜酸性粒细胞增多症等；代谢及内分泌疾病，如原发性胆汁性肝硬化、尿毒症、糖尿病等；传染病，如获得性免疫缺陷综合征、水痘带状疱疹；以及神经性皮肤病患者。

（3）问卷调查　参考以往典型调查问卷，自行设计包括志愿者的基本信息、瘙痒状况、生活习惯三个部分的瘙痒调查问卷，旨在对瘙痒进行全面评估。

志愿者基本信息包括年龄、学历、婚姻状态、职业、月收入及是否有疾病。

瘙痒状况包括志愿者的瘙痒强度、分布部位、频率、持续时间、多发时间和季节，对瘙痒的感觉特性和情感特性，志愿者应对瘙痒的措施。

瘙痒强度的评估使用语言评分量表（VRS）：没有瘙痒（0）、轻微瘙痒（1）、中度瘙痒（2）、严重的瘙痒（3）和非常严重的瘙痒（4）。志愿者根据自己的感觉标出瘙痒强度的程度。

生活习惯包括洗衣用品、洗澡频率、洗澡温度、洗澡用品、洗澡后是否使用护肤品、护肤方面花费、着装习惯、饮水情况、饮食状况、饮用咖啡、饮酒、饮用浓茶、吸烟、睡眠时间、作息情况和情绪状态。

（4）统计方法　应用 SPSS19.0 统计软件进行统计分析，计量资料以平均值±标准差（$\bar{X} \pm S$）表示，平均值比较采用 T 检验，计量资料采用百分比分析和卡方检验，当 $P<0.05$ 时表示差异有统计学意义。

2．皮肤本态测试的结果

调查问卷共发出 550 份，有效问卷 484 份，有效率 88%，于 2016 年 4 月至 2016 年 9 月在北京地区进行收集。志愿者年龄分布于 60～84 岁，平均年龄（69.30±6.88）岁。男性 191 例，女性 293 例。没有瘙痒者 118 例，轻微瘙痒者 252 例，中度瘙痒者 91 例，严重瘙痒者 18 例，非常严重瘙痒者 5 例。

（1）志愿者基本信息及其与瘙痒的关系　根据填写有效调查问卷的志愿者基本信息可知：60～69 岁年龄段 299 人，有 230（76.9%）人有瘙痒症状，与 70～79 岁（73.0%）和 80～90 岁（74.6%）年龄段相比瘙痒发生率高，但是卡方检验显示在不同年龄段人群之间有无瘙痒症状没有显著差异（$P=0.644$）。

男性 191 例中瘙痒 140 例，女性 293 例中瘙痒 226 例，瘙痒者中男性占 38.3%，女性占 61.7%。初中学历者 242 例，高中及同等学历 97 例，本科及同等学历 110 例，硕士及以上 35 例，其瘙痒发生率分别为 76.4%、69.0%、78.2%、80.1%。志愿者中未婚 22 例，已婚已育 422 例，已婚未育 26 例，保密 14 例。农民 57 例，工人 123 例，商业、技术人员 35 例，干部职员 48 例，个体户 9 例，退离休 176 例，家庭主妇 35 例，其他 1 例。在不同性别（$P=0.337$）、学历（$P=0.376$）、婚姻状态（$P=0.924$）、职业（$P=0.985$）、月收入（$P=0.0.838$）人群之间比较其瘙痒情况，卡方检验结果没有显著性差异。

（2）老年瘙痒人群瘙痒特点　如图 5-2 所示，使用语言评分量表（VRS）评估瘙痒强度得出：轻微瘙痒者 252 例（52.1%），没有瘙痒者 118 例（24.4%），中度瘙痒者 91 例（18.8%），严重瘙痒者 18 例（3.7%），非常严重瘙痒者 5 例（1.0%）。如图 5-3 所示，使用数字分级评分（NRS-10）得出：若以数字 0 为"无瘙痒感"，数字 10 为志愿者无法忍受的瘙痒，认为自己瘙痒程度为"1"的有 120 例（24.8%），

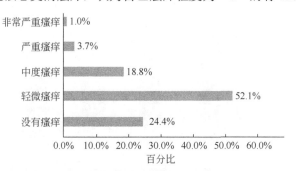

图 5-2　志愿者瘙痒程度分布（一）

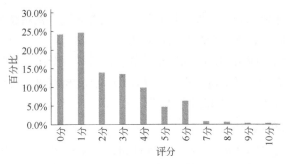

图 5-3　志愿者瘙痒程度分布（二）

"2"有 69 例（14.3%），"3"有 66 例（13.6%），"4"有 48 例（9.9%），"5"有 23
例（4.8%），"6"有 31 例（6.4%），"7"有 4 例（0.8%），"8"有 3 例（0.6%），"9"
有 1 例（0.2%），"10"有 1 例（0.2%）。

瘙痒累及部位：小腿 254 例（52.5%），背部 150 例（31.0%），手臂 120 例（24.8%），
腹部 57 例（11.8%），面部 18 例（3.7%），如图 5-4 所示。

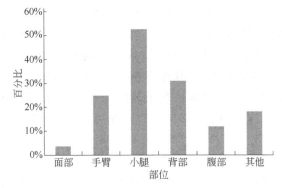

图 5-4　志愿者瘙痒部位分布

175 例（36.2%）志愿者瘙痒频率在每天 1 次或以上，137 例（28.3%）一周 3
次左右，76 例（15.7%）两周 3 次左右，96 例（19.8%）两周 3 次以下，如图 5-5
所示。

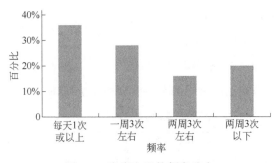

图 5-5　瘙痒出现的频率分布

如图 5-6 所示，每次瘙痒持续时间≥5min 而<30min 的有 282 例（58.3%），≥30min 而<2h 的有 189 例（39.0%），≥2h 的有 13 例（2.7%）。

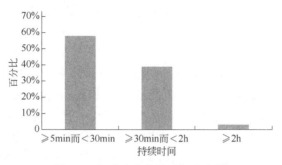

图 5-6 每次瘙痒持续时间分布图

一年中瘙痒多发生在秋季（45.5%），冬季（37.2%）和春季（35.5%）次之，如图 5-7 所示。在一天之中瘙痒发生于夜晚的最多，有 150 例（31.0%），发生于傍晚的有 106 例（21.9%）。

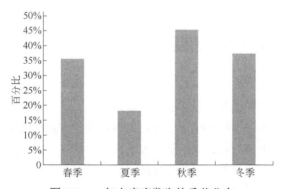

图 5-7 一年中瘙痒发生的季节分布

如图 5-8 所示，当志愿者感到瘙痒时，255 例（52.7%）采取单纯抓挠的行为，117 例（24.2%）会通过涂抹护肤品缓解瘙痒，68 例（14.0%）使用治疗瘙痒的外用

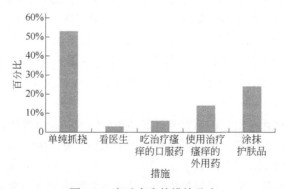

图 5-8 应对瘙痒的措施分布

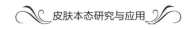

药局部涂抹瘙痒处，31 例（6.4%）选择吃治疗瘙痒的口服药，13 例（2.7%）志愿者选择看医生。

（3）老年瘙痒人群生活习惯　分别统计在不同生活习惯下不同瘙痒强度志愿者的例数，通过卡方检验，提示洗衣用品、洗澡频率、洗澡温度、洗澡用品、洗澡后是否使用护肤品、护肤方面花费、着装习惯、饮水情况、饮食情况、饮用咖啡及浓茶、吸烟、作息规律和情绪状态与瘙痒强度有显著性差异。使用洗衣粉作为洗衣用品的志愿者总共 225 例，没有瘙痒者 48 例，占使用洗衣粉总人数的 21.3%，轻微瘙痒者 130 例（57.8%），中度瘙痒者 30 例（13.3%），严重瘙痒者 13 例（5.8%），非常严重瘙痒者 4 例（1.8%）。使用洗衣液的总共 183 例，没有瘙痒者 53 例，占使用洗衣液总人数的 29.0%，轻微瘙痒者 89 例（48.6%），中度瘙痒者 40 例（21.9%），严重瘙痒者 1 例（0.5%）。使用不同洗衣用品（洗衣粉、肥皂、洗衣液）与不同瘙痒强度具有显著性差异（$P=0.002$），使用洗衣粉的瘙痒发生率较高。洗澡频率每周3 次以上、洗澡温度偏高、使用碱性洗澡用品、洗澡后不使用护肤品、护肤方面花费较少、着装为化学纤维、饮水较少、吃辛辣食物、经常饮用咖啡及浓茶、经常吸烟、作息不规律、情绪状态不佳的志愿者瘙痒发生率高。

四、老年皮肤瘙痒改善方法

目前，对皮肤瘙痒症状的一般外用局部治疗方法主要有：第一，通过外用润肤剂防止皮肤干燥和修复退化或受损的皮肤屏障功能，缓解皮肤由于外界不良刺激导致的瘙痒；第二，通过抑制瘙痒因子或阻止瘙痒因子与神经元上的受体结合产生的瘙痒感，如使用抗组胺药物抑制组胺引发的瘙痒症状；又如外用糖皮质激素通过其抗炎活性而达到止痒的目的，但其有导致皮肤变薄等不良反应的情况，不能用于化妆品，而红没药醇是目前常用于化妆品的抗炎止痒剂；免疫调节剂如钙调神经磷酸酶抑制剂他克莫司、吡美莫司及炎性介质拮抗剂可干扰某些瘙痒因子，其不良反应包括暂时性的烧灼感和刺痛感，不能作为化妆品原料；第三，麻醉药，如普莫卡因、聚多卡醇，通过阻滞神经冲动的传递达到抑制瘙痒的目的，不适用于化妆品；第四，通过激活瞬时型电位感受器抑制痒感，如可涂抹薄荷醇和辣椒碱。

保湿剂、润肤剂和防护霜是治疗老年人皮肤瘙痒的基本产品，尤其是同时患有干燥症的患者，使用这些产品可增加皮肤水分含量；有些成分具有修复皮肤屏障功能的效果，起到防止刺激物和其他致痒因子接触皮肤的作用从而减小瘙痒发生的概率。

薄荷醇是一种天然产生的植物来源的环状萜烯醇，经常被用来作为一种外用止痒剂。研究证明，薄荷醇可通过激活瞬时型电位感受器（transient receptor potential cation channel subfamily M member 8，TRPM8）引发一种清凉感从而抑制瘙痒感。另外，有实验证明薄荷醇可以降低瘙痒小鼠血清中组胺和白介素-6 的含量，但是薄荷醇的效果持续不到 30min，其使用受疗效短暂的限制，另外，高浓度的薄荷醇可能会引起过敏和短暂的灼烧感。

辣椒碱对慢性的、局部的瘙痒性疾病有益，尤其是老年人常见的神经源性疾病，例如带状疱疹后神经痛、感觉异常性背痛、肱桡肌瘙痒和尿毒症瘙痒。最近已证实辣椒碱可通过激活瞬时型电位感受器香草酸受体（transient receptor potential vanilloid 1，TRPV1）使 C 神经元释放 P 物质，持续使用造成 P 物质耗竭，引起神经元去敏化而发挥止痒作用。其不良反应是在使用前两周外用部位可出现强烈的暂时性的烧灼感，这可能导致受试者依从性差，特别是老年人。

水杨酸是一种环氧合酶抑制剂，局部外用水杨酸，其在一个双盲交叉安慰剂试验中已被证实可以明显减轻慢性单纯性苔藓患者的皮肤瘙痒，可能是因为它能抑制前列腺素类介质的作用。然而，水杨酸有一定刺激性，过度使用可能使角质层变薄，反而引发瘙痒或过敏症状。

第二节 老年皮肤瘙痒与皮肤屏障

老年皮肤瘙痒是由于机体衰老和外界环境因素导致的复杂的皮肤症状，其发生与皮肤屏障功能的衰退有着密切联系，也与生活习惯、季节变化和机体衰老等导致皮肤屏障功能退化的因素有关。瘙痒的发生机理尚未十分明确，如何更安全有效地缓解和预防老年皮肤瘙痒的发生值得更多的探索，因此对老年皮肤瘙痒与皮肤屏障功能的关系的研究非常重要。

本节主要研究老年皮肤瘙痒与皮肤屏障功能的相关性，分析对皮肤屏障功能产生影响的生活习惯与瘙痒的关系，探究皮肤屏障修复剂的止痒功效。通过检测皮肤生理参数，量化研究皮肤瘙痒老年人的皮肤表面特征，指导老年人改善生活习惯与护肤习惯从而安全有效地预防、缓解皮肤瘙痒，且该研究对止痒护肤品的研发及功效评估有重要的指导意义。本小节工作的主要内容由以下几部分构成：第一，通过调查问卷综合评估老年皮肤瘙痒的流行程度、分布、强度和特征，分析生活习惯与瘙痒的关系；第二，通过主观调查问卷和客观无创皮肤测试，研究老年皮肤瘙痒与皮肤屏障功能的相关性，分析生活习惯通过改变皮肤屏障功能对瘙痒的影响；第三，制备皮肤屏障修复剂并对其稳定性和安全性进行评价；第四，评价皮肤屏障修复剂的皮肤屏障修复效果及其止痒功效。

一、皮肤的屏障功能

1. 皮肤屏障功能简介

皮肤是人体接触外界环境最直接的器官，具有重要的屏障作用，不仅可以对抗各种外部环境危害，如机械应力、化学损伤和紫外线辐射等，还可以防止组织内的各种营养物质、水分、电解质丧失，从而保持机体内环境的相对稳定。此外，它还具有内分泌功能并在防止入侵病原体的免疫防御中发挥积极作用。表皮是一种复层鳞状上皮，并且是皮肤的最外层，皮肤稳态需要严格的平衡，角质化是一个动态平衡过程，角质形成细胞从表皮的基底层迁移上升并扁平化成为角质细胞，另外，角质细胞随细胞的死亡从皮肤上脱落。表皮渗透层发挥着重要的屏障作用，砖墙学说将致密的富含蛋白质的角质细胞比作"砖块"，将富含脂质的填充在角质细胞间隙的细胞外基质比作"砂浆"，其中脂质主要成分是 50%的神经酰胺、25%的胆固醇和15%的游离脂肪酸。形成脂质的过程为：皮肤的颗粒层中合成脂质前体，然后板层小体将脂质前体和脂质代谢相关酶分泌至颗粒层与角质层的交界处，随后在角质细胞间隙进行处理将极性脂质前体转化为一种疏水性混合物，形成具有屏障功能的板层膜结构，脂质处理过程受细胞外 pH 值的影响。皮肤屏障功能是抵御外界不良刺激的第一个重要环节。

2．老年人皮肤屏障功能的变化

随着年龄的增加，皮肤屏障功能衰退，皮肤更易受到外界的不良刺激，可能导致瘙痒症状易发。

老年人衰老过程中皮肤角质化过程发生变化，细胞的脂质蛋白质膜和角质细胞的胞间连接被破坏，发生角质化异常，皮肤变薄，随后皮肤的屏障功能逐渐消亡。

皮肤中的脂质成分是皮肤角质层屏障的重要结构之一，皮肤表面脂质主要来源于皮脂腺分泌和表皮细胞的脂质。衰老皮肤中乳头层萎缩，毛细血管襻逐渐消失，小血管退化和紊乱，皮肤汗腺与皮脂腺周围的小血管的密度和数量减少，可能导致汗腺和皮脂腺萎缩。完整的外分泌腺数目减少直接导致皮肤中的水分和油脂含量减少，皮肤水分损耗增加，造成皮肤干燥。表皮细胞分泌的脂质由神经酰胺、胆固醇和游离脂肪酸等组成，具有参与细胞的代谢和维持正常的屏障功能的作用。有研究表明50～80岁的中老年人皮肤中板层小体分泌物的合成及分泌正常,但是在角质层中的脂质代谢过程有缺陷，从而影响角质层中脂质的含量。此外，水通道蛋白 3（aquaporin3，AQP3）是一种水通道蛋白，利于水和甘油在细胞膜间的运输，以保持表皮含水量。皮肤干燥与 AQP3 的缺乏有关，皮肤衰老造成皮肤中 AQP3 和丝蛋白表达下降。

皮肤表面 pH 值由皮肤分泌的皮脂、汗液等多种成分决定，是评价皮肤屏障功能的重要指标之一。正常情况下，皮肤表面的pH 值维持在 4～6，60 岁以上人群各检测部位的皮肤 pH 值高于年轻人。内因是衰老导致老年人皮肤汗液、皮脂分泌减少，并在 Na^+/H^+ 逆向转运蛋白和分泌型磷脂酶 A2 这两种机制的作用下提升了角质层的 pH 值；外因可能是多年清洁和日晒作用的蓄积。老年人皮肤的 pH 值随着年龄变大会影响角质层中脂质代谢相关的酶的活性，如 β-葡萄糖脑苷脂酶和酸性鞘磷脂酶等，这些酶的活性降低，抑制脂质处理过程，导致表皮渗透屏障内稳态变化。有研究发现，老年人角质层中神经酰胺的水平降低，游离脂肪酸含量减少，神经酰胺和游离脂肪酸是复层板层膜结构的重要组成部分，脂质代谢相关酶活性降低导致角质层中神经酰胺的含量下降，皮肤变得干燥，皮肤的屏障功能也会降低。

衰老导致部分激素水平的下降会影响皮肤，尤其是在女性中雌激素水平的下降可影响胶原纤维的数量、排列和形态，表现为皱纹加深、增多，皮肤粗糙度增大，降低皮肤对氧化应激的防御，使皮肤变薄，皮肤中血管减少，伤口愈合速度减慢。

3. 皮肤屏障功能评价方法

评价皮肤屏障功能的手段主要有：①无创性皮肤生理功能测试，通过仪器直接测试人体皮肤表面的水分含量、水分散失、油脂含量等；②组织化学法，皮肤经过固定、包埋、切片、染色等样品制作过程，在光学显微镜和电子显微镜下观察皮肤超微结构及表皮脂层、板层小体、桥粒结构间的关系；③免疫组化法，测量角蛋白K17、水通道蛋白 AQP3 等相关蛋白或因子的表达；④生物化学法，测量与皮肤脂代谢有关的酶活性，如β-葡萄糖脑苷脂酶和酸性鞘磷脂酶。

其中，无创技术是一种便捷的量化皮肤屏障功能状态的手段，不需要从人体取皮肤样本，达到无创测量的目的，更方便快捷，为我们了解皮肤的生理功能提供了客观的、可量化的评价方法。皮肤生理参数是皮肤状态的量化指标，皮肤表面的水分含量、水分散失、油脂含量、pH 值及角质层厚度和表皮厚度是评价皮肤屏障功能的常用指标。共聚焦激光显微镜（三维皮肤 CT）可以清楚地看到受试者皮肤的各层结构，测量的角质层厚度为从皮肤表面至视野范围内探测到的第一个颗粒层有核细胞的深度，表皮厚度为从皮肤表面至视野范围内探测到的真皮乳头层顶部的深度，厚度单位为μm。

二、老年皮肤瘙痒与皮肤屏障功能相关性

利用无创测试手段针对老年皮肤瘙痒人群皮肤屏障功能的研究较少，这类研究多应用于特应性皮炎、银屑病等皮肤病。Long 等研究老年皮肤瘙痒人群皮肤角质层变化，招募 13 名 60 岁以上仅有瘙痒感并诊断排除其他疾病的人作为病例组，及 13 名年龄和性别匹配的无瘙痒者作为对照组，比较病例组和对照组的自我感知干燥视觉模拟量表评分、电导、粗糙度、红斑。病例组自我感知干燥视觉模拟量表评分显著降低，皮肤表面电导显著降低，粗糙度显著增加。

Valdesrodriguez 等通过问卷调查及临床特征的评价，发现慢性瘙痒患者中有69%的患者病因是干燥症，干燥症与老年人瘙痒有密切关系，并且干燥症患者皮肤水分含量明显少于正常人群。

本小节通过无创测试手段评价皮皮肤屏障功能，评价指标包括皮肤水分含量、经皮水分散失量、皮肤表面 pH 值、皮肤表面油脂含量、皮肤角质层厚度及表皮层厚度，分析皮肤瘙痒老年人的皮肤屏障功能特征，并进一步分析其与瘙痒强度的等

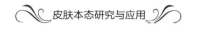

级相关性。通过结合调查问卷所得的生活习惯信息和测试所得皮肤屏障功能生理指标，深入探究生活习惯通过改变皮肤屏障而影响皮肤瘙痒的途径。

1. 采用的方法

（1）入选标准

① 60～75 岁女性，测量部位无皮损。

② 自愿参加本试验，签署知情同意书并完成调查问卷和皮肤生理数据测试的志愿者。

（2）排除标准

① 排除无自主思考能力，如智障者或阿尔茨海默病患者。

② 排除原发性皮损皮肤病，如原发性淀粉样病变；血液系统疾病，如真性红细胞增多症、原发性血小板增多症、嗜酸性粒细胞增多症等；代谢及内分泌疾病，如原发性胆汁性肝硬化、尿毒症、糖尿病等；传染病，如获得性免疫缺陷综合征、水痘带状疱疹；以及神经性皮肤病患者。

③ 排除 3 个月内接受过口服或外用治疗瘙痒的药物的志愿者。

（3）测试方法　选择 20℃和 50%相对湿度的室内环境下测量，无日光直射，无风。受试者提前 20min 清洁面部后进入测试环境中，试验前，所有仪器都进行了校准，保证仪器的准确性。每位受试者被告知试验的过程，并签署知情同意书。招募志愿者填写调查问卷并进行皮肤屏障功能指标测试，瘙痒组 40 人，无瘙痒组 40 人，测试部位为小腿。测试时间为 2016 年 9 月～11 月，在北京地区进行。

（4）统计方法　应用 SPSS19.0 统计软件进行统计分析，计量资料以平均值±标准差（$\bar{X}+S$）表示，平均值比较采用 T 检验，Spearman 等级相关分析用于皮肤屏障相关参数与瘙痒强度的关系分析，单因素方差分析用于生活习惯对皮肤屏障相关参数的影响分析。当 $P<0.05$ 时表示差异有统计学意义。

2. 皮肤本态测试的结果

（1）老年皮肤瘙痒人群皮肤屏障功能特点　无瘙痒组与瘙痒组皮肤水分含量、经皮水分散失量、皮肤表面 pH 值、皮肤表面油脂含量、皮肤角质层厚度及表皮层厚度如表 5-1 所示，经 T 检验，无瘙痒组与瘙痒组的水分含量、水分散失量、pH 值、油脂含量、角质层厚度有显著性差异。无瘙痒组皮肤水分含量（47.40±11.68）高于瘙痒组皮肤水分含量（40.89±10.48），差异有统计学意义。与无瘙痒组相比较，瘙痒组皮肤水分散失量升高（$P=0.039$），pH 值升高（$P=0.027$），油脂含量降低（$P=0.04$），角质层厚度变薄（$P=0.049$）。

（2）老年皮肤瘙痒强度与皮肤屏障功能参数等级相关性　皮肤水分含量、经皮水分散失量、皮肤表面 pH 值、皮肤表面油脂含量、皮肤角质层厚度与皮肤瘙痒强度等级相关性如表 5-2 所示，经 Spearman 等级相关分析，皮肤水分含量、经皮水分散失量、pH 值、油脂含量、角质层厚度与皮肤瘙痒强度有显著等级相关性。

表 5-1　无瘙痒组与瘙痒组皮肤屏障功能测试参数差异性

参数	无瘙痒组	瘙痒组	P
水分含量（CM units）	47.40±11.68	40.89±10.48	<0.05
经皮水分散失量/[g/(h·m²)]	13.28±2.32	14.72±3.36	0.039[*]
pH 值	5.67±0.38	5.85±0.41	0.027[*]
油脂含量/(μg/cm²)	5.36±3.79	3.73±3.12	0.04[*]
角质层厚度/μm	9.63±1.30	9.08±1.12	0.049[*]
表皮厚度/μm	44.25±3.87	42.98±3.60	0.139

注：* $P<0.05$，有显著性差异。

表 5-2　老年皮肤瘙痒强度与皮肤屏障功能参数等级相关性

参数	轻微瘙痒组（n=13）	中度瘙痒组（n=11）	严重瘙痒组（n=11）	非常严重瘙痒组（n=5）	P	相关系数
水分含量（CM units）	45.62±8.59	40.68±10.67	39.68±11.41	31.70±7.54	0.001[*]	−0.351
经皮水分散失量/[g/(h·m²)]	15.37±3.03	15.79±4.32	16.99±3.11	17.22±5.44	0.001[*]	0.379
pH 值	5.88±0.31	5.94±0.23	5.97±0.48	6.14±0.26	0.002[*]	0.345
油脂含量/(μg/cm²)	4.57±3.62	4.27±3.15	3.08±2.71	1.78±1.85	0.009[*]	−0.292
角质层厚度/μm	9.99±1.10	9.47±0.88	9.24±1.03	9.12±1.03	0.009[*]	−0.292

注：* $P<0.05$，有显著统计学意义。

　　轻微瘙痒组、中度瘙痒组、严重瘙痒组、非常严重瘙痒组平均经皮水分散失量分别为(15.37±3.03)g/(h·m²)、(15.79±4.32)g/(h·m²)、(16.99±3.11)g/(h·m²)、(17.22±5.44)g/(h·m²)，水分散失量与瘙痒强度呈显著等级正相关（P=0.001），相关系数为0.379。pH 值也与瘙痒强度呈显著等级正相关（P=0.002），其相关系数为 0.345，水分含量（P=0.001）、油脂含量（P=0.009）、角质层厚度（P=0.009）与皮肤瘙痒强度具有显著等级负相关性，其相关系数分别为−0.351、−0.292、−0.292，由相关系数可得，皮肤水分含量、水分散失量、pH 值、油脂含量、角质层厚度对皮肤瘙痒强度的影响大小顺序为：水分散失量>水分含量>pH 值>油脂含量>角质层厚度。

　　（3）与瘙痒有关的生活习惯对皮肤屏障功能参数的影响　将 80 位志愿者的主观问卷所得生活习惯因素与无创测试所得皮肤屏障功能生理指标做单因素方差分析。洗衣用品分别为洗衣粉、肥皂和洗衣液的三组志愿者之间皮肤表面 pH 值有显著性差异（P=0.032）。洗澡频率分别为每周 1 次、每周 2～3 次、每周 3 次以上的三组志愿者之间皮肤表面油脂含量有显著性差异（P=0.023）。洗澡用品为香皂、沐浴液和不使用洗澡用品的三组志愿者之间皮肤表面 pH 值有显著性差异（P=0.006）。每季度护肤方面花费不同，皮肤水分含量（P=0.008）和经皮水分散失量（P=0.042）也有显著性差异。其他不同生活习惯的志愿者生理参数未见显著性差异。

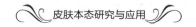

综上所述，瘙痒是皮肤的一种常见状态，同生活习惯、季节变化、皮肤结构和功能的正常与否都息息相关，但瘙痒的发生机理尚未十分明确。根据本态测试结果可知，皮肤瘙痒与水分含量的高低、皮肤 pH 值的情况以及皮肤油脂的含量均有联系。建议在日常生活中注意皮肤的保水，保持一个较好的水油平衡状态，即不要一味地对皮肤进行"去油"，能够从一定程度上预防皮肤瘙痒的发生。

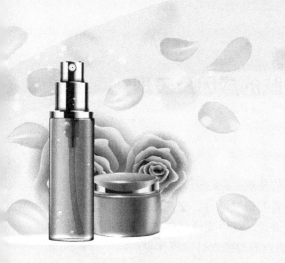

第六章　痤疮皮肤状态

06
Chapter

　　痤疮属于一种毛囊皮脂腺的慢性炎症性疾病,这种疾病的起因主要有皮肤炎症、雄激素诱导的毛囊皮脂分泌过量、痤疮丙酸杆菌感染及皮肤角质化。临床包含:非炎性皮肤损伤;皮脂分泌过旺,如封闭性及开放性粉刺;炎性损伤,包含囊肿、丘疹、结节、脓疱等。面部、胸部、后背及肩颈部这些部位皮脂腺分布比较多,是痤疮主要的发生区。据统计,约 80%的痤疮患者处于 11~30 岁;近年相关研究统计表明,在成人群组中的痤疮发病率不断升高,它已经不再只是荷尔蒙爆发的青春期少年的独有疾病,任何年龄患者都会受到它的影响。临床研究发现,痤疮病患女性所占比例略低于男性,并且男性痤疮患者病情略严重于女性。因为不同研究报告对痤疮的定义及严重程度的分级存在较大的差异,且不同医治方法之间的有效性、实用性相对杂乱,所以痤疮的发病率通常难以比较,调研方式若采用患者自述,所得到的数据结果主观性较强而且不可靠。痤疮一直以来被认为是青春期特有疾病,但是现在越来越多不同年龄层的患者发生痤疮的事实很清楚地否定了这种观点。本章主要对 18~25 岁痤疮与非痤疮人群皮肤进行研究,对其生理指标进行数据分析,了解两者间生理指标的差异。

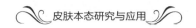

第一节　痤疮皮肤的成因及表现

一、痤疮的社会心理学

　　痤疮主要产生于面部，严重影响患者的外观，在这个人人追求美的时代，这不仅对患者造成严重的心理负担，同时对患者的日常学习、交友、工作等也造成了很大的困扰。一项研究对 625 例病人进行了调查，其中女性痤疮患者和男性痤疮患者的失业率分别高达 14.3%和 16.2%；而健康对照组的女性和男性失业率仅为 8.7%和9.2%。刘肇瑞等对 3060 例痤疮患者进行调查研究，发现其中有 838 名学生因为患有痤疮疾病而感到羞愧，发生率约为 27.4%；同时有 690 名学生因为痤疮类疾病导致自信丧失及情绪低落，发生率约为 22.5%。痤疮患者在日常生活中常常感到沮丧，与人交流中表现为害羞和自卑，并且伴随着抑郁、失落等情绪。国外相关研究显示，患有严重痤疮的学生与相同年龄的正常学生相比，他们的学习效果以及其他在校表现都普遍劣于后者。同时也因为患有严重痤疮，在职场中患病人群明显比同性别、同年龄的无痤疮人群绩效差，也更容易失业，而且越来越多的公司或者岗位开始关注工作者的外貌。大学时期正是大家独立面对生活、爱情、社交、事业等问题的关键时期，在各种社交场合中，大学生开始关注自己的外貌和衣着，但是这个时期也是痤疮爆发的高峰期，患有痤疮的大学生承受的生理与心理压力远远大于普通大学生的正常水平。因此，对痤疮患者心理变化的研究与正确的教育引导引起了越来越多社会学家的重视，迫切希望能够探索出更加有效的改善病情的方法。

二、痤疮病因

　　痤疮病发的原因复杂，常常和人体内分泌因素、皮肤毛囊内微生物种类及多少、毛囊皮脂腺导管的异常角化等有较大关系，而遗传因素、免疫因素以及精神压力等也提高了痤疮发生的可能性。痤疮病发情况也会受到环境因素影响，如灰尘黏附于脸部肌肤而不及时清理、空气污染程度、日晒时长、紫外线强度以及环境湿度等都可能加重痤疮的病情；无规律的生活习惯，如熬夜、睡眠不足、喜好食用辛辣刺激性食物，以及生活压力过大都会导致皮肤抵抗力下降，降低皮肤自我修复能力，不仅易爆发痤疮还会使痤疮恶化；有些护肤品或彩妆使用不当也会阻塞毛孔引起痤疮；部分药物的服用也会引起痤疮，如某些抗结核药、抗癫痫药、糖皮质激素等。

三、痤疮临床表现

1. 基本损害

表 6-1 为痤疮基本损害表述表。

表 6-1 痤疮基本损害表述表

损害名称	相关表征描述
点状痤疮	痤疮的主要损害是黑头粉刺，堵塞在毛囊皮脂腺口的半固体乳酪，露在毛囊口的外端发黑，挤压可见头部呈黑色而体部黄白色的半透明脂栓
丘疹性痤疮	小丘疹为主的炎性皮损，小米至豌豆大小，坚硬呈淡红至深红色。丘疹正中央可见黑头粉刺或顶端未变黑的皮栓
脓疱性痤疮	以脓疱为主症，毛囊性脓疱和丘疹脓疱，皮肤脓液黏稠，时常遗留浅的瘢痕
结节性痤疮	比较深的发炎部位，脓疱性痤疮形成皮囊壁厚大小不等的结节，呈淡红或紫红色。位置较深，隆起明显，呈半球形或圆锥形。有些长期存在或渐渐被皮肤吸收，有形成瘢痕的可能性
萎缩性痤疮	丘疹或脓疱损害腺体，引起皮肤细胞下凹萎缩形成瘢痕。破损的脓疱或丘疹及脓疱都可导致纤维病变和皮肤萎缩
囊肿性痤疮	皮脂腺囊肿大小不等，容易化脓，破溃流出带血的胶状血脓液，往往炎症不重，之后形成窦道及瘢痕
聚合性痤疮	最严重的皮肤损害，皮损多形，很多粉刺、丘疹、脓肿、囊肿、脓疱及瘢痕、窦道、疙瘩集簇发生
恶病性痤疮	小米至蚕豆大小的损害，紫红色或青红色丘疹、脓疱或结节，有血液及脓液，长久不愈，愈后遗留微小瘢痕，不痛不浸润。此型多见于身体虚弱的人

2. 临床分级

学者们至今已经提出了 20 多种痤疮严重程度分级方法，大致可分为照相法、皮损计数法和分级法 3 类，以此指导临床治疗和评价新药疗效。目前，在这 20 多种痤疮严重程度的分级方法中，仍然没有一种合适有效的方法被临床医生所普遍接受，其中有的分类法过于繁杂需要计数定量，有的需要标准照片，有的无定量指标等，这些均难以推广应用于临床。目前较为常用的分级方法是 Pillsbury 法和国际改良分类法，而本章对痤疮皮肤状态的研究中，痤疮志愿者的入选标准参考"Pillsbury 法及国际改良分类法"，具体参考标准见表 6-2。

表 6-2 Pillsbury 法及国际改良分类法参考标准

级别	Pillsbury 法	国际改良分类法
Ⅰ级	黑头粉刺，散发至多发，炎性皮疹散发	粉刺为主，有少量丘疹及脓疱，总病灶少于 30 个
Ⅱ级	Ⅰ+浅在性脓疱，炎性皮疹数目多，限于面部	有粉刺及有中量丘疹和脓疱，总病灶在 30～50 个之间
Ⅲ级	Ⅱ级+深在性炎性皮疹，可发生于面及胸背部	大量的丘疹和脓疱，有大的炎性皮损，总病灶在 51～100 个之间，结节、囊肿<3 个
Ⅳ级	Ⅲ+囊肿，易形成瘢痕，发生于上半身	结节、囊肿或聚合性病灶，总病灶>100 个，结节、囊肿>3 个

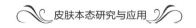

第二节　18～25岁女性痤疮皮肤状态

在此研究中，选取北京在校大学生（女性）100例，年龄均在18～25岁，其中50例面部无痤疮（即常态人群）为对照组，平均年龄为（19.89±1.09）岁；50例面部经过"Pillsbury法及国际改良分类法"评价后满足Ⅰ级痤疮患者（即痤疮人群）为观察组，平均年龄为（20.13±1.91）岁；分别对每位受试者面部的左脸颊区域进行生理指标的测量，测试指标包括：皮肤水分含量、经皮水分散失量、皮肤油脂含量、黑色素含量（MI）和血红素含量（EI）、光泽度、ITA、pH值及面部温度。

一、测试女性选择方法

1．入选标准

① 年龄在18～25岁之间的健康女性。

② 要求被测人员除痤疮外无其他疾病史。

③ 被测人员未服用可干扰皮肤痤疮炎症的药物。

④ 4周内未服用维A酸。

⑤ 排除任何内分泌疾病，例如肾上腺皮脂增生、多发卵巢性囊肿、肾或卵巢肿瘤，没有服用任何激素避孕药、雌性激素类固醇等药物。

⑥ 痤疮人群经过"Pillsbury法及国际改良分类法"评价后满足Ⅰ级痤疮患者。

2．排除标准

① 填写问卷个人信息不全，存在少测或中途因种种原因不能进行合作者。

② 患有严重心血管和造血系统疾患，或其他严重原发性疾病及精神疾病患者。

③ 妊娠期或哺乳期妇女。

④ 已用激素及胰岛素治疗者。

⑤ 近1个月严重感染者。

⑥ 有酗酒或有吸毒史者。

二、痤疮皮肤生理指标

作为人体防御系统第一道防线的皮肤屏障，可以抵御外界的一些伤害，在角质层的保湿、整体保护方面起重要作用。皮肤角质层、皮肤脂膜和结构性脂类是皮肤的主要构成。皮肤结构受损可引起皮肤干燥、皮肤老化、色素沉着以及皮炎等疾病的发生，痤疮是其中一种常见的慢性炎症性皮肤病，但通常在发病的早期即痤疮轻中度时给予及时正确的治疗，病情基本上会得到缓解或治愈，因此发展到重度病情的情况比较少。本研究对痤疮人群与常态人群黑色素含量（MI）、血红素含量（EI）、光泽度、ITA、pH 值、温度（红外热成像）、水分含量/经皮水分散失、油脂含量/经皮水分散失、油脂含量/水分含量这九项生理指标数据进行了统计学分析，探索两者间数据的差异性，为痤疮治疗以及针对痤疮人群的化妆品开发提供量化指标，以便进行更加科学的指导。

由表 6-3 可知，痤疮患者痤疮部位皮肤与常态人群相同部位皮肤比较，18～25 岁女性痤疮人群面部 MI（黑色素含量）、EI（血红素含量）、温度（红外热成像）、水分含量/经皮水分散失、油脂含量/水分含量、油脂含量/经皮水分散失这六个生理指标高于 18～25 岁女性常态人群；而 18～25 岁女性痤疮人群光泽度、ITA（色度）、pH 值这三个生理指标低于 18～25 岁女性常态人群。

表 6-3　18～25 岁女性痤疮人群与常态人群皮肤各项生理指标（$\bar{X} \pm S$）

指标	痤疮人群（50 例）	常态人群（50 例）
MI（黑色素含量）	172.98±47.04	17 0.83±35.98
EI（血红素含量）	347.5±74.42	249.91±58.41
光泽度	6.51±1.5	6.72±1.3
ITA（色度）/(°)	44.66±9.2	49.14±6.79
pH 值	6.18±0.45	6.31±0.44
温度（红外热成像）/℃	31.5±1.36	30.5±1.6
水分含量/经皮水分散失	2.89±3.23	2.82±3.87
油脂含量/水分含量	0.73±1.08	0.14±0.40
油脂含量/经皮水分散失	2.12±3.47	0.38±1.54

关于痤疮人群与常态人群皮肤 pH 值的报道存在一定的差异，有研究表明，痤疮患者皮肤 pH 值偏高，可能是因为在高 pH 值的环境下痤疮致病菌更容易生存，偏高的 pH 值能够促进痤疮丙酸杆菌繁殖，因此面部 pH 值高的人更容易发生痤疮。樊昕和陶宇等的研究结果均为痤疮人群的皮肤 pH 值偏低，可能是皮肤受损后，皮肤水油失衡，皮肤油脂分泌量增多，导致表皮游离脂肪酸含量增多，进而导致皮肤 pH 值偏低。本实验结果显示，18～25 岁女性痤疮人群面部 pH 值低于 18～25 岁女性常态人群的面部 pH 值，这与樊昕等的研究结论一致。

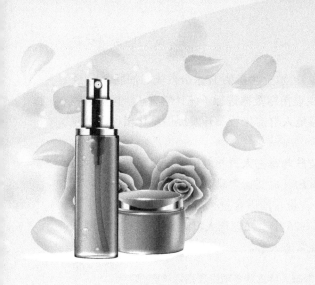

第七章　皮肤本态测试方法

07 Chapter

皮肤测试在化妆品行业中的应用十分广泛，其中目前最为熟知的是化妆品的功效评价。除此之外，皮肤测试还能运用于皮肤本态研究，即：采集皮肤各方面指标的数据，建立相应的数据库，并针对某组数据进行不同统计学方法的研究，找寻皮肤状态呈现的规律并加以解释和利用。本章将介绍皮肤本态测试中使用到的部分仪器及其操作原理、测试数据的处理方法和建议的皮肤本态测试流程。

本态测试中所使用的仪器有 VISIA-CR、Dermatop 皮肤三维扫描仪、CK 公司的皮肤测试仪器系列、激光多普勒成像仪、共聚焦激光显微镜、红外热成像仪、经皮氧分压监测仪等，分别能够测试或获取皮肤图像、皮肤纹理度、皮肤水分含量、经皮水分散失量、皮肤 pH 值、皮肤色度、光泽度、皮肤弹性、血流灌注量、皮肤温度和经皮氧分压等；皮肤测试中得到的皮肤数据通过各种分析途径，包括数据预处理中的数据标准化、删除异常值，数据模型建立中的主成分分析、逻辑回归模型和神经网络的分析，以及同个样本或不同样本的相关性、显著性分析，从而得到各个指标之间的关系，并与问卷中的问题结合起来，为化妆品公司开发出更加适合消费者的产品提供依据。最后且最重要的是：完整皮肤测试的实现需要合理的流程安排，包括符合要求的志愿者的招募、合理安排测试时间和测试流程、控制环境误差和操作误差的发生、志愿者奖品的发放及数据录入，以保障皮肤本态测试的顺利进行。

第一节　皮肤本态测试使用仪器

皮肤是人体最大的曝露器官，除保护机体、抵御外界侵害外，还承担感受刺激、吸收分泌、调节体温、维持水盐代谢、修复及排泄废物等功能，与整个机体的健康状态息息相关，并且直接影响着我们外在的美观。随着现代科学技术的进步，观测皮肤结构和功能变化的仪器设备逐渐发展升级，已可实现皮肤结构与功能的无创性观察，并逐渐发展形成了一套比较完善的横跨工程技术与皮肤科学的全新的皮肤检测系统。生物物理技术已被广泛用于研究人类皮肤生理学的各种变化中，且这些技术通常都配备了非侵入式探针。随着这类技术的不断完善和发展，皮肤无损观测在皮肤药代动力学、皮肤疾病研究等多个领域中显示出举足轻重的地位。而对于化妆品行业来说，无创无损的皮肤检测技术可使受试者了解自己的皮肤状况，更能为宣称具有保湿、美白、抗衰老等功能的化妆品进行功效评价并提供客观的数据。

下面分别从皮肤屏障功能的测量、皮肤颜色的测量、皮肤弹性和纹理的测量、皮肤微循环的测量四个方面来介绍皮肤本态相关的测试仪器及方法。

一、皮肤屏障功能的测量

皮肤屏障功能在维持机体内环境的稳定、抵御外环境的有害因素方面具有重要的生理意义。屏障功能受损，对外界刺激的抵御能力降低，会导致疾病的发生，监测与皮肤屏障功能相关的参数可以掌握疾病的发展。另外，皮肤屏障功能状况的动态观察对疾病疗效的判断、化妆品的功效性和安全性评价均有重要意义。由于多项因素均可影响皮肤的屏障功能，因此临床中需要综合分析各项参数，才能对皮肤的整体状况做出客观的评估。

1. 皮肤水分的测量

（1）角质层中水分含量的测量　适当的角质层含水量（stratum corneum hydration，SCH）是维持皮肤基本结构和功能的首要条件。一方面，角质层中的水从内到外呈递减梯度，使一些角质形成相关酶保持适当的活性，从而影响角质形成细胞的主要功能，如丝聚蛋白酶水解，天然保湿因子的合成；另一方面，皮肤的柔润、光滑、弹性等视觉观感也与角质层含水量密切相关。水分含量常与经皮水分散失量、皮肤表面 pH 值、皮肤表面脂质含量等参数共同被认为是评价皮肤屏障功能的重要测量指标。

测量角质层含水量的方法包括直接测量法和间接测量法。利用核磁共振光谱仪、衰减全反射-傅里叶变换红外光谱仪（attenuated total reflection Flourier transformed infrared spectroscopy，ATR-FTIR）或近红外光谱仪（near infrared，NIR）等直接对水分子进行检测的方法都较为准确可靠。共聚焦拉曼光谱仪（confocal Raman spectroscopy，CRS）能对角质层水分在不同深度的分布状态进行精确分析，但由于其测量要求高，仪器设备昂贵并未得到广泛运用。Joachim 等对 CM820、CM825、Skicon-200、Nova DPM 9003、Derma Lab 等五种仪器进行的对比研究结果显示，五种仪器的相关性良好（$P<0.0001$，相关系数 r 值介于 0.7928～0.9358 之间），其中图 7-1 为皮肤水分含量测试仪 MDD4-Corneometer CM825。试验也发现电容法在干燥皮肤的测试中精确度更高。利用皮肤角质层的电生理特性，间接测量 SCH 的方法简便易行，已被皮肤科研及化妆品领域研究者广为接受。随着皮肤科学和化妆品行业的不断发展，近 30 年来已有越来越多的研究者利用基于电学原理的无创测量仪进行皮肤 SCH 的测试。这些测试帮助我们了解了不同疾病、不同部位、不同环境下皮肤的生理状态，也对各种化妆品的保湿功效进行了评价。

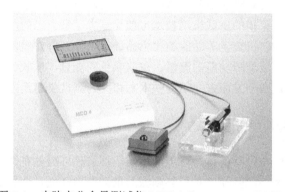

图 7-1　皮肤水分含量测试仪 MDD4-Corneometer CM825

已知皮肤中至少有三种类型的带电物质参与角质层的电荷流动，包括电子、质子及大于质子的离子。其中，电子的流动被认为主要在极度干燥的情况下进行，而离子的流动则在电场受到兆赫刺激时活跃（一般用于检测皮肤 SCH 的仪器工作频率为数十赫兹）。在具有 10%以上含水量的角质层，质子（氢离子）的流动占据了主要的地位，而这就使皮肤表面的电学参数与其含水量紧密相关。皮肤中的水分按其与角蛋白结合的紧密程度不同表现出不同的电学特性，因此皮肤的导电能力与其含水量并不呈简单的正比关系。目前主要采用三种电学参数来间接反映 SCH，包括电容、电导、电阻。这三个参数都与 SCH 密切相关，但相互不完全对等。测量仪器虽然原理类似，但由于测量时间、探头设计及具体测量参数的不同导致测量结果有所不同。间接测量法最常应用 Corneometer 测试法，也就是电容法。测试探头与皮肤接触后的电容值读数能相对地反映皮肤表层中的含水量。采用这种电容测试法，在测试探头和皮肤之间没有电流通过，皮肤表面也没有极化效应产生，皮肤表面上的化学物质和盐类产品也不会影响测试结果。因此，这种方法能够客观又直观地反映受试者的皮肤含水状况和皮肤屏障保水能力。

（2）经皮水分散失的测量 经皮水分散失是指水分通过皮肤扩散到外界的量与皮肤从外界吸收的水分的量的差值。经皮水分散失（trans epidermal water loss，TEWL）的测量是根据扩散原理来测量邻近皮肤表面水分蒸气压的变化。使用特殊设计的两端开放的圆柱形腔体测量探头在皮肤表面形成相对稳定的测试小环境，通过两组温度、湿度传感器测定近表皮（约 1cm）以内由角质层水分散失形成的在不同两点的水的蒸气压梯度，直接测出经表皮蒸发的水分量，以此来衡量皮肤表面水分散失情况。目前，常用经皮水分散失测量仪的型号为 Tewameter TM300/MPA9、MDD4（见图 7-1）等。TEWL 已广泛用于监测表皮屏障功能的变化，TEWL 是几种皮肤疾病的主要指标，同样也可以作为屏障功能障碍的早期指标，用作美容研究和检测的基本变量。化妆品保湿功效的评价通常会通过测量使用产品前后皮肤电容值的变化来进行，以电容值的变化来衡量浅表层含水量的变化，从而考量保湿功效。TEWL 也是反映化妆品刺激性的一个重要指标，尤其是对于敏感性皮肤。磨砂类清洁剂有特殊的物理摩擦作用，因此对其与皮肤屏障功能的关系进行评价十分重要。化妆品界常用 TEWL 反映斑贴试验和刺激试验后的皮肤屏障变化。

2．皮肤油脂的测量

皮肤表面的脂质由皮脂腺来源（其标志物为鲨烯）和表皮来源（胆固醇，尤其是神经酰胺为其特征）的分子混合物所组成。部位不同，皮肤表面脂质混合物的皮脂腺脂质和表皮脂质的种类和含量也均不同。前额、面部的其他部位、胸部和肩部的混合物富含皮脂腺脂质，而四肢处则以表皮脂质为主。皮脂腺分泌油脂时产生的脱落物会堵塞毛孔，从而出现痤疮。反之，皮脂分泌下降，水脂乳化物形成减少，会导致皮肤干燥、粗糙、无光泽等。皮脂腺的分泌与激素水平有关，新生儿受母体激素的影响，皮脂腺功能活跃，且皮脂腺的分泌具有节律性。特应性皮炎（atopic dermatitis，AD）患者表面脂质减少，尤其是神经酰胺和脂肪酸的减少，是导致 TEWL 增加的主要原因。干燥性皮肤病的皮脂（尤其是游离脂肪酸）较正常人群明显减少。

应用在皮肤、头发及头皮上的油脂测试仪是基于全世界公认的光度计原理测试 Sebumeter 法开发的。一种 0.1mm 厚的特殊消光胶带吸收人体皮肤上的油脂后，就会变成一种半透明的胶带，它的透光量就会发生变化，吸收的油脂越多，透光量就会越大，这样就可以测量出皮肤油脂的含量。图 7-2 为皮肤油脂测试仪 Sebumeter SM815，其最大的特点是测试探头体积小，使用方便，可测试皮肤的任何部位。Sebumeter 法是一种皮脂腺分泌物的间接测量法，经软件处理后的数据代表受试者皮肤表面的油分含量。每测试一个部位都要更换一次测试胶带，保证采样的准确和受试者之间不交叉混乱。

3．皮肤 pH 值的测量

皮肤的 pH 值指的是皮肤表面的 pH 值，一般情况下，皮肤表面为弱酸性，pH 值维持在 4.5～6.5 之间。这种相对稳定的 pH 值是由角质层中的水溶性物质、皮肤

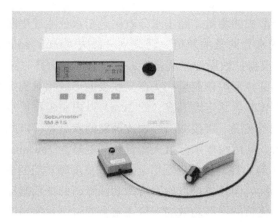

图 7-2　皮肤油脂测试仪 Sebumeter SM815（德国 Courage&Khazaka 公司）

排出的汗液、皮肤表面的水脂乳化物以及皮肤呼吸作用排出的二氧化碳等多种物质共同作用形成的。此外，皮肤表面的 pH 值还会受汗液、外界温度、外源性接触物（如清洁剂）的影响。现已证实，角质层从深层到表层存在着一个酸性梯度，这种梯度的形成可能与角质层本身的水分浓缩作用和皮肤表面细菌的酸化作用有关。角质层酸性梯度具有重要的生理意义，表皮 pH 值分布梯度在调节表皮一些酶的活性以及参与正常的表皮细胞代谢方面发挥着重要作用。这些酶的活性和一些其他因素对角质层的屏障功能的维持起主要作用。酸碱度 pH 值测量仪的原理是将一个玻璃电极和参比电极做成一体的特殊测试探头，其顶端由一个半透膜构成，该半透膜将探头内部的缓冲液和外部被测皮肤表面所形成的被测溶液分开，但外部被测溶液中的氢离子却可以通过该半透膜，从而进行 pH 值的测定。不同部位的 pH 值是有差异的，这主要与各部位皮肤表面的成分不同有关。身体的皱褶部位如腋窝、腹股沟、乳房下等处因为皮肤表面湿度较大而导致 pH 值升高。有研究认为，pH 值与年龄的关系不密切，70 岁后 pH 值才见明显升高，但不同种族、不同性别人群的皮肤 pH 值可有差异。新生儿全身的 pH 值均较高，然后慢慢降低。痤疮患者与正常人群相比，pH 值无明显差异，而花斑癣患者皮损处 pH 值比正常皮肤高。pH 值也常用来评价清洁产品对皮肤屏障功能的影响，敏感性皮肤对清洁剂的要求更高，一般认为 pH 值为 5.5 的清洁产品对皮肤屏障功能的影响最小。

二、皮肤颜色的测量

临床色素性疾病的医学诊断、治疗效果评价，化妆品中美白成分的人体验证等过程均需要简便、精确地评价皮肤颜色。现代科学技术的进步推动了测量皮肤颜色方法的不断更新，出现了许多无创性皮肤颜色评估的技术和仪器，下面从测量方法和测量仪器两方面进行介绍。

1．皮肤颜色的测量方法

皮肤颜色的测量方法分为主观测量法和客观测量法，客观测量方法又可按照定性定量等方法来细分。

（1）主观测量法　目前国际上广泛采用孟塞尔颜色系统作为分类和标定表面色的方法：用一个三维空间类似球体的模型把各种表面颜色的3种基本特性即色调、明度和饱和度全部表示出来，在立体模型中的每一部分代表一个特定颜色，并给予一定的标号，其中色调分成100个等级，饱和度和明度均分成10个等级。将要测量的颜色和颜色参照物进行比较是颜色评估的基础。颜色图册中包含用纸片制成的标准颜色样品，可用于颜色的对比。标准色板法的成本低，操作简单快速，对专业及经验要求低，观察者不需训练，但对标准色板的要求较高。很多研究表明，如果同时评估不同的皮肤颜色，人的眼睛可以和任何仪器一样准确地区分颜色，然而定量评价和可重复性评价只能依靠仪器来进行。

（2）客观测量法　正常皮肤的肤色变化是色泽的微小改变，故对皮肤颜色分析的要求更高。借助各种分析仪器进行的数字图像分析，结果较视觉分析更为准确可靠，重复性好，能获得精确的数据。此类方法使用的仪器较为昂贵，操作人员常需经过特定的训练，主要应用于化妆品领域的有效性验证或是对精确性要求较高的临床疗效研究。

目前，很多客观分析皮肤颜色的仪器已经进入市场，得到较多应用的是反射光谱分析技术，应用于皮肤颜色测量已有50多年的历史了。基本原理是用光度计测量皮肤对每一波长光的反射率，从而获得被测皮肤表面的分光光度曲线。也可将测得值转换成其他颜色空间系统值，如 CIE-XYZ、CIE-L*a*b*颜色空间。主要应用的仪器有三刺激值色度计、窄谱分光光度计和扫描反射分光光度计等，尤其前两者使用较多。为了保证结果的合理性，测量前应局部禁用化妆品和药物，避免任何血管活性物质的影响。测量时应远离日光照射，探头应垂直于被测皮肤表面，不能压迫皮肤。测试个体应在休息后进行测量，其姿势和周围环境温度要严格控制。结果取3次读数的平均值，以排除其他所有可能导致皮肤颜色改变的因素。将可见光以10nm波长为单位逐渐增加，照射皮肤表面，然后逐点测量反射率。

2．皮肤颜色的测量仪器

（1）三刺激值色度计　三刺激值色度计是一种模拟肉眼接受颜色刺激的客观测量仪器。脉冲氙弧灯发出强白光照亮皮肤，环境光以及测量装置发出的光线穿透皮肤到不同的深度，会以不同的方式被吸收和反射。发射的光在各个方向散射，有些穿过各个层，有些散布在皮肤外面，通过滤光片收集450nm、560nm、600nm的反射光，进行三刺激值色度计测量分析。仪器会使用特殊颜色矩阵校正探针的原始数据，从而使其尽可能接近标准值，使得测量所得的数据更加准确。结果可用多种表色体系显示，其中最常用的是国际照明委员会（Commission Internationale

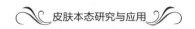

del'Eclairage，CIE）的 L*a*b*颜色空间体系（见图 7-3），即通过描述亮度（L*）、绿/红度（a*）、蓝/黄度（b*）建立的一种标准表色体系。L*和 a*、b*数值分别构成一个三维坐标空间的垂直轴和水平轴，L*值代表颜色的亮度（从黑到白），b*值用于测量着色情况，a*值则很好地表达皮肤红斑或发红程度。通过多年的实验和实践，于 1976 年建立了基于该测量方法的 Fitzpatrick 肤色分级标准，该标准经过几十年的应用已十分成熟，得到广泛的使用和信任。目前常用的三刺激值色度计有 Photovolt Colorwalk 色度计（Photovolt，UMM 电子公司）和 Minolta Chromameter（日本，美能达公司）。

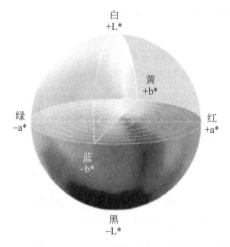

图 7-3　CIE 的 L*a*b*颜色空间体系（彩图见文后插页）

（2）窄谱分光光度计　对皮肤黑红色素值的测量基于光谱吸收的原理（RGB），皮肤中的两种基本色素——黑色素和血红素分别有不同的吸收光光谱曲线（血红素对绿光有吸收高峰，但基本不吸收红光，而黑色素对所有波长光均有吸收作用）。通过测定特定波长的光照在人体皮肤上的反射量来确定皮肤中黑色素和血红素的含量。仪器探头的发射器发出波长分别为 568nm、660nm 和 880nm 的光，光照射在皮肤表面，接收器测得皮肤反射的光。因此，测量红光光谱的窄谱光反射强度能用于评估皮肤中的黑色素含量，而用皮肤对绿色光谱的总吸收度减去相应黑色素的吸收度即得到皮肤的红色度，结果用黑色素含量（MI）和血红素含量（EI）表示。常用仪器有 Derma Spectrophotometer（Cortex 技术）和 Mexameter（德国，Courage&Khazaka 公司，如图 7-4 所示）。

（3）共聚焦激光扫描显微镜　共聚焦激光扫描显微镜（confocal laser scanning microscopy，CLSM）常称为皮肤 CT（见图 7-5），自 20 世纪 90 年代中后期开始应用于皮肤科临床研究，近十年来在皮肤科临床和科研中的应用逐渐增多。它是基于光学聚焦原理，光源为 830nm 的二极管激光，最大能量不超过 35mW，物镜的放

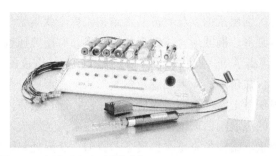

图 7-4　皮肤黑红色素测试仪 Mexameter MX18/MPA 10

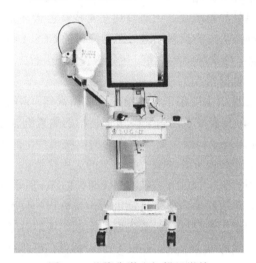

图 7-5　共聚焦激光扫描显微镜

大倍数为 30 倍，用蒸馏水作为黏合窗与组织之间的浸液。CLSM 的空间分辨率横向为 0.5～10mm，纵向为 3～5mm，通常可以测到 350μm 的深度，这个深度刚好是真皮乳头层的深度。激光通过物镜集中在皮肤上，检测器收集反射光信号，将合成的信号体现在屏幕上，并进行计算机分析。激光束水平移动扫描受检皮肤，垂直照射产生连续的断层，可从角质层到真皮乳头层。计算机三维断层成像技术可直观实时、动态地对活体皮肤进行成像，并对其微观结构形态学进行分析，具有高分辨率、无创伤的特点。在三维皮肤 CT 高清晰的显示屏上，可以清楚地看到受试者皮肤的各层结构，包括角质层的屏障是否完整，表皮内的色素增多还是减少，表皮内有无水疱、真菌、有无脓液聚集，真皮浅层胶原纤维的排列等，为针对性的皮肤护理提供了准确客观的依据。CLSM 图像下，黑色素作为一种主要的内源性对照物，其折射率为 1.7，高于角质形成细胞，因此在角质形成细胞背景上可呈现出明亮结构，特别是在基底层与真表皮交界处，含有较高色素的基底层细胞围绕真皮乳头层形成明亮的色素环结构，非常便于色素性皮肤病的成像。

　　CLSM 特别适用于色素性皮损的检查，因为黑色素能提供内源性反差，产生亮白色信号，从而可区别黑素细胞与表皮其他结构。单个或巢状分布于基底层的黑素细胞在图像上可呈圆形、椭圆形、纺锤形和树枝形。有研究通过对门诊病人病理图片进行分析总结，得出了一些皮肤病的共聚焦激光扫描显微镜图像特点。正常皮肤：在真表皮交界处，含黑色素的黑素细胞及角质形成细胞形成一个折光明亮、结构完整的色素环；在组织学上，色素环对应的是基底层，而色素环内的暗色区域则对应真皮乳头。白癜风的进展期白斑区部分区域可见色素完全缺失，部分区域可见残存色素环，残存的色素环结构欠完整且色素含量降低；交界处界限模糊；白斑周边正常皮肤可见部分色素环失去完整性，折光变弱。当进入白癜风的稳定期时白斑处色素环完全消失；交界处界限清晰；白斑周边正常皮肤色素环完整，折光明亮；恢复期可见到树突状、折光明亮的黑素细胞。无色素痣的 CLSM 图片中所有无色素痣白斑处都可见到色素环，色素环结构完整，色素含量降低，折光变弱;交界处界限不清，白斑周边正常皮肤未见异常。

目前 CLSM 在临床上主要用于早期检测原位黑素瘤，它的图像表现与组织细胞学上的改变相符合，可见表皮各层内呈多角形结构的黑素细胞数目增多、排列紊乱，并有异形核。CLSM 为皮肤科医生提供了优化的皮肤切片，而且不需进行皮损活检，在基础研究、临床试验和化妆品领域中有很大的应用价值。

（4）VISIA 皮肤检测仪　VISIA 皮肤检测仪拥有 Mirror 医学成像软件（见图 7-6），是目前市面上唯一能对皮肤的病理学特征进行定量分析的仪器，运用先进的光学成像技术，不仅可以检测已经暴露在肌肤表面的问题，还能够通过定量分析将隐藏在皮肤基底层的问题直观地展示出来。通过 VISIA 拍摄，可即时测出和分析受试者皮肤下 2mm 内的红血丝、色斑、紫外线斑、油脂点、荧光残留等（见图 7-7），并可随着时间的变化继续测量和监控。

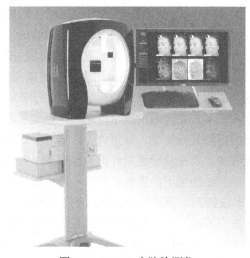

图 7-6　VISIA 皮肤检测仪

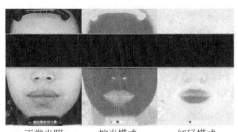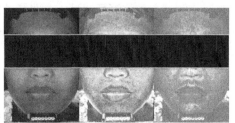

| 正常光照 | 棕光模式 | 红区模式 | 紫外荧光模式 | 紫外模式 | 卟啉光模式 |

图 7-7　VISIA 图像示例（彩图见文后插页）

三、皮肤弹性和纹理的测量

皮肤的纹理和弹性是影响皮肤状态的重要因素。皮肤弹性无创性评价把皮肤弹性的研究加以量化，使皮肤弹性的评价有了客观的标准。近年来国外采用无创方法分析皮肤弹性，并以此作为整形手术、皮肤激光治疗及保湿抗皱延缓衰老化妆品效果评价的重要指标。皮肤纹理的评价主要利用皮肤三维扫描仪，通过三个维度分析皮肤表面纹理的深浅、粗细和分布情况。

1. 皮肤弹性的测量

（1）吸力法　20 世纪 80 年代就有这方面的研究，基于吸力原理的测试仪使用较广泛。这类测试仪的探头内有中心吸引头及测试皮肤形变的装置，可以发射和吸收光波或声波及超声波。测试时，吸引头持续产生的较低吸力会拉伸皮肤，吸力消失后，皮肤形变消失。皮肤随时间和吸力的变化可以由测试形变的装置测得，然后根据得到的曲线进行分析。此类测量方法的代表仪器是 CK 公司的 Cutometer 系列，从最早的 SEM474 到 SEM575、MPA580（见图 7-8），都是基于吸力和拉伸原理设计的。在被测试皮肤表面产生一个负压将皮肤吸进一个特定的测试探头内，皮肤

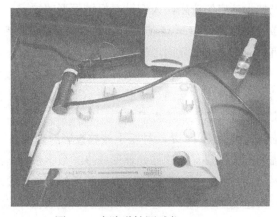

图 7-8　皮肤弹性测试仪 MPA580

被吸进测试探头的深度通过一个非接触式光学测试系统测得。测试探头内包括光的发射和接收装置，发射光和吸收光的比率与被吸入皮肤的深度成正比，这样得到一条皮肤被拉伸的长度和时间的关系曲线，通过此曲线得到的弹性参数代表皮肤的弹性特征。该方法测试程序迅速简便，采用的参数不受皮肤厚度的影响，是研究皮肤老化的较好方法。

仪器测试皮肤以毫米为单位。每一次测试时间为 2s，其中 0～1s 为恒定负压，1～2s 为取消负压，皮肤进行恢复。常用的参数有：回弹部分的弹性量（Ur）、有负压时弹性部分值（Ue）、有负压时最大拉伸量（Uf）、黏弹性部分值（Uv）等。年轻、弹性好的皮肤，Ue 较高；年老、弹性差的皮肤，Ue 比较低，Uv 比较高；越年轻、弹性越好的皮肤，Ur 的数值就越高。也有通过这些参数的比值进行皮肤弹性的研究：R2 是 Ue 与 Uf 之比；R5 是皮肤测试时第一次循环过程中 Ur 与 Ue 之比；R7 是皮肤测试时第一次循环过程中 Ur 与 Uf 之比。这些比值代表皮肤形变后恢复到最初位置的能力，其优点是不受皮肤厚度的影响。

（2）扭力法　扭力法是使用较早的方法。其基本的原理是扭力马达驱动贴在皮肤上的圆盘，通过连接在马达轴上的旋转传感器产生相似的与移动角度成比例的扭力-时间曲线信号，然后扭力-时间曲线的各部分即可做分析。扭力法较适合对皮肤硬度做评价，但无法对其他弹性参数做独立评价，故其应用局限性较大。

2. 皮肤纹理的测量

皮肤表面检测最传统的方法是制作皮肤硅胶复制品。皮肤纹理的硅胶复制品反映了皮肤表面负像结构，按等级评分法对其皮肤纹理的粗细和皮丘的大小进行半定量评分。在此基础上，近些年发展了多种类型的皮肤镜，它们可直接观察活体皮肤纹理。硅胶复制品硬化后物理性能稳定，易于测量，但其局限在于皮肤复制品制作较烦琐，且皮肤是软组织，制作复制品时由于压迫变形容易造成复制品与皮肤本身的三维结构不一致。另外，制作复制品产生的气泡会对测量产生很大影响。

随着后来激光技术的广泛应用，人们针对机械面形的缺点，提出了用激光探针取代金属探针的激光面形法（laser profilometry），不仅提高了精度而且缩短了测量的时间。但无论机械面形还是激光面形的方法都需要逐点扫描，都存在着速度慢的问题。相比之下，透光面形是一个较好的选择，但其精度没有激光面形高；而光栅投影法则采用主动光学传感的方法通过皮肤表面不平对规则的结构光进行调制，不仅仅实现了在线实时测量，而且精度也很高。

皮肤三维扫描仪（见图 7-9）是一种基于波纹投影原理的系统，设备包括 3 个补充镜头，在扫描局部皮肤后，经软件处理形成 3D 数字模型。经分析后可得皮肤纹理度、毛孔、眼袋、皱纹、细纹等数据，皮肤的质地可通过纹理度值进行体现。它是一种非接触的快速测量仪器，能进行三维皮肤快速成像，采用蓝色光源，一秒内完成测量。高分辨率的镜头和条纹投影器可以进行调整和固定，使整个系统更加稳定、精确和可靠。在数据方面，现在常采用以下三个指标来进行皮肤纹理粗糙度的考量：

① 平均粗糙度 Rz：5 个测量段皮肤粗糙度的平均值。

② 平滑深度 Rp：通过皮肤的表面轮廓作一中线，将轮廓分成两部分，使中线两侧轮廓线与中线之间所包含的面积相等，平滑深度是峰值与中线之间的高度。

③ 算术平均粗糙度 Ra：皮肤轮廓上各点至中线距离绝对值的算术平均值。

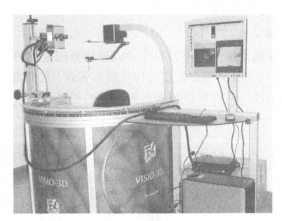

图 7-9 皮肤三维扫描仪 VISIO-3D

皱纹形成是皮肤衰老的最重要特征，受遗传、内分泌等诸多内源性因素的影响，同时外源性因素如紫外线、吸烟等可明显加速、加重皱纹的形成。皮肤纹理扫描仪可以将同一受试者不同时间测试的图像重叠比对，从而得以直观精确地观察皮肤质地、纹理的变化。

四、皮肤微循环的测量

皮肤的微循环是一个复杂的动力系统，对皮肤颜色、温度调节、皮肤代谢和透皮转运起着非常重要的作用。研究表明，皮肤某一部位的颜色（红色）依赖于这个区域的血流程度，皮肤血流和皮肤颜色之间存在着间接的、非恒定的关系。所以，测量皮肤血流比测量皮肤颜色能更加客观和准确地评价皮肤炎症反应，试验的结果更加可靠。促进皮肤微循环的护肤品可以延缓皮肤衰老，其机制是血流速度加快，为皮肤的角质形成细胞等提供了充足的氧气和营养物质，并将细胞的代谢产物和各种有害物质（如超氧阴离子等）及时清除，减少胶原纤维的氧化，从而使皮肤的各种细胞维持良好的功能，角质层水分充足，皮肤表面明亮光泽。同时，微循环速度加快，在单位时间内通过皮肤的红细胞数量增多，血红蛋白量增多，从而使皮肤的红色成分增多，皮肤颜色红润。因此，对皮肤微循环的测量具有十分重要的意义。但皮肤颜色从本质上说取决于不同色素的浓度及它们在皮肤各层中的分布，皮肤颜色最终是几种色素综合作用的结果，因此单纯测量皮肤颜色并不能确定是改善微循环导致的血流速度增加所起的作用，必须用测定皮肤的微循环的方法评估。

有很多技术可用于皮肤微循环的测量，比较常用的有激光多普勒血流仪、体积描计法、毛细血管显微镜等，还有荧光示踪、红外热成像、热传导、放射性核素氙清除等，都可用来测量皮肤微循环血流，在这些技术中，激光多普勒成像仪应用最广泛，放射性核素氙清 除在皮肤研究中很少使用。下面我们以红外热成像仪、激光多普勒血流仪、经皮氧分压监测仪为例进行介绍。

1. 红外热成像仪

红外热成像仪利用红外探测器和光学成像物镜接收被测目标的红外辐射能量分布图形，将不可见红外能量转变为可见的热图像。热图像上的不同颜色代表被测物体的不同温度，从而可以观察到受试者的整体温度分布、产热散热状况（图 7-10）。

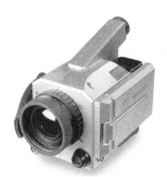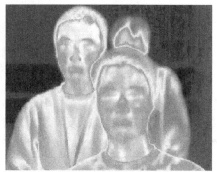

图 7-10　红外热成像仪（彩图见文后插页）

红外热成像仪利用人体产热和散热机制。人体体温调节主要通过体温调节中枢来实现。体温调节中枢接收来自皮肤等处的传入冲动后，通过对产热和散热两个过程的调节使体温维持在正常水平。对产热过程的调节主要是通过骨骼肌紧张度增加及寒颤来实现的。而对散热过程的调节主要是通过改变皮肤血流量来完成的。皮下脂肪组织，热导率甚小，可将其视为身体的绝热系统。机体深部的热量只有通过血流才能传导至皮肤表面。体表皮肤的温度取决于局部血流量和局部组织代谢机能。皮肤血液循环的特点是，分布至皮肤的动脉穿过绝热系统（脂肪），在皮肤乳头下层形成动脉网，皮下毛细血管异常弯曲，进而形成丰富的静脉丛，皮下还有大量的动静脉吻合支。此外，在人体深层动静脉之间还存在着一个热量交换的逆流机制，即静脉以网状围绕着动脉，这样温度高的动脉血与温度低的静脉血就发生了热量交换，结果使动脉血温度降低，而静脉血温度升高，以减少热量的损失。在决定局部血流量的诸多因素中，小动脉的收缩或舒张状态起了决定性作用，而小动脉收缩或舒张受控于自主神经的调节。因此，除局部血流量、组织代谢外，体表皮肤温度还反映了自主神经功能状态。当上述三个因素出现异常时，首先会在体表温度即皮温上显示出来。

2. 激光多普勒血流仪

激光多普勒血流仪是利用激光多普勒原理，监测人体组织微循环（包括毛细血管、微动脉、微静脉和吻合支）血流灌注量的一种设备（图 7-11）。实验室采用的是非接触式扫描式血流成像仪，不接触监测对象，距离 15cm 以上，监测深度约为 1～3mm，通过扫描一定区域内的血流，得到该区域的血流图像，观测受试者的皮肤组织血流微循环状况。

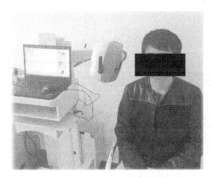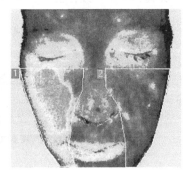

图 7-11　激光多普勒血流仪及面部测量图（彩图见文后插页）

激光多普勒原理——激光穿透组织后被散射，部分激光被吸收。部分散射的激光回到组织表面，被设备内部的探测器探测到，然后激光信号被转换为组织微循环血流信号。根据激光多普勒原理，激光击中移动的物体后，波长/频率发生了变化（多普勒频移）；而击中静止结构则不会变化。激光多普勒频移的强度及频率分布与组织中血细胞移动速度正相关，与移动方向无关，根据这一原理可计算出血流灌注量。

PeriScan PIM 3 血流灌注成像仪基于激光多普勒技术，通过低能量激光束对组织进行扫描，生成彩色编码微循环血流灌注图像。与使用探头的点式激光多普勒血流仪相比，该系统虽不能实时研究血流动态变化，但可监测较大范围的血流灌注数据，每张血流灌注图像最多可包含 255×255 个监测位点，并且监测过程为非接触式，不需接触监测目标。它在人体和动物微循环血流研究方面有着广泛的应用。常见应用领域包括烧伤评估、不愈合创面研究、皮瓣移植研究以及皮肤护理产品研发等。

3. 经皮氧分压监测仪

经皮氧（二氧化碳）分压是指血液弥散到皮肤组织中的氧气（二氧化碳）的分压。皮肤角质层细胞内含有大量角蛋白丝，其所形成的天然屏障可以防止各种理化因素及微生物的侵入。但在温度升高的情况下，该屏障结构发生改变，气体更易于

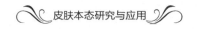

透过皮肤。正常情况下，血液中的氧在被组织消耗时，通过皮肤释放出来的氧很少，但通过加热局部皮肤，皮肤的通透性发生改变、毛细血管扩张，使其接近动脉血。因此，通过将加热电极放于皮肤表面可以了解组织的氧合情况及血流灌注状态。近年来，有文献报道，经皮氧分压与血气中的氧分压有较好的相关性。因此，经皮氧分压可为微循环障碍的识别提供有力的依据。

经皮氧分压监测仪（图 7-12）可无创深入组织层面观测从血液弥散到皮肤组织中的氧气、二氧化碳含量。皮肤组织的氧分压只来源于当前毛细血管的血液，二氧化碳分压则受到新陈代谢以及血流灌排出二氧化碳能力的影响。当机体整体正常时，皮肤组织缺氧仍可能持续存在，表现为皮肤组织代谢和功能继续恶化。

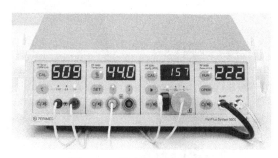

图 7-12　经皮氧分压监测仪

目前国内已有许多单位购置上述仪器，并开展皮肤测试的工作。例如北京工商大学中国化妆品研究中心在上述设备的基础上建立起国内先进的皮肤数据采集系统、化妆品功效评价体系，且在多年实践中不断完善升级，形成了较为完备的皮肤本态研究流程和方法，为化妆品及皮肤科学的研究提供强大助力。

笔者进行皮肤测试研究的同时也在思考皮肤本态测试使用仪器的发展。目前市面上与皮肤研究相关的仪器几乎全部源于进口，德国 CK 公司的系列仪器更是占据半壁江山，且已十分成熟完备，国内厂家很难挤占市场。近年来，随着国内民众生活水平的提高、美容护肤意识逐渐增强，随着美颜相机等产品在人脸识别研究方面的进展，我国市场涌现出了许多小型手持皮肤检测仪及配套的 APP。但是这类产品目前来说较为粗糙，仍需要不断地改进完善。相信随着国内科技水平的不断提升，该类型的产品研发势必将更为成熟完善，为中国企业在皮肤测试仪器领域开辟出一条新的路径。

第二节　皮肤本态测试流程设计

广泛考评国内外皮肤研究相关文献所介绍的皮肤本态测试方法及仪器后，笔者结合实际工作情况设计出一套皮肤本态测试流程，如图 7-13 所示。

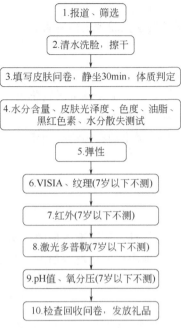

1.报道、筛选

2.清水洗脸，擦干

3.填写皮肤问卷，静坐30min，体质判定

4.水分含量、皮肤光泽度、色度、油脂、黑红色素、水分散失测试

5.弹性

6.VISIA、纹理(7岁以下不测)

7.红外(7岁以下不测)

8.激光多普勒(7岁以下不测)

9.pH值、氧分压(7岁以下不测)

10.检查回收问卷，发放礼品

图 7-13　皮肤本态测试流程图

一、受试者招募阶段

招募符合条件的受试者，对各地区、各年龄、各职业、各民族有意愿参与测试的人员，均报以热情的态度、严谨的操作、科学的方法。

在受试者招募期间，实验人员有义务向有意愿的群众介绍皮肤测试数据采集工作的目的及意义、测试项目及本测试无创无损客观科学的特点，对受试者本身的一些要求进行阐明。

二、受试者遴选

受试者条件：符合 1997 年版《化妆品接触性皮炎诊断标准及处理原则》的入选、排除标准。其中受试部位未附着化妆品。具体如下：

1. 入选标准

① 无严重系统疾病、无免疫缺陷或自身免疫性疾病者。

② 测试当天无感冒、头疼发热等症状，志愿者应处于健康状态。

③ 无活动性过敏性疾病者。

④ 既往对护肤类化妆品无过敏史者。

⑤ 近一月内未曾使用激素类药物及免疫抑制剂者。

⑥ 未参加其他临床试验者。

⑦ 志愿参加并能按试验要求完成规定内容者。

2.排除标准

① 妊娠或哺乳期妇女。

② 试验期间全身应用激素类、免疫制剂类药物者。

③ 未按规定使用受试物或资料不全者。

④ 其他遴选条件根据数据采集的实际情况而定。

三、测试准备阶段

1.填写知情同意书

本测试经伦理道德委员会核准，测试准备期间，实验人员也将向受试者介绍测试内容、具体流程、实验中可能出现的状况等信息。经过介绍，受试者填写知情同意书后，方可进行后续工作。

2.清洁准备

受试者在实验人员的指引下，清洁受试部位（使受试部位不着任何化妆品），并在测试要求环境［恒温恒湿实验室：温度(22±2)℃，湿度(50±10)%］中静坐 20min，其间不能做剧烈运动。待受试部位温度等指标恢复正常，受试者心率、情绪等体征平稳，方可进行后续工作。

3.问卷填写

受试者填写调查问卷，其间测试人员将在旁边答疑解惑。确保问卷填写完整，个人信息无误后，方可进行后续工作。

四、皮肤本态测试

① 皮肤成像实验室进行皮肤纹理图像、VISIA 图像采集。

② 保湿实验室进行皮肤水分含量和经皮水分散失测试。

③ 功效评价实验室进行皮肤光泽度、色度、黑红色素、油脂含量、弹性等测试。

④ 皮肤养生技术实验室进行皮肤红外热成像、皮肤血流灌注量、皮肤经皮氧气/二氧化碳分压测试。

五、数据处理

皮肤本态测试结束后，实验人员将对采集到的数据、图像、问卷信息进行整合处理，经软件处理、数据库比对等方式，得到受试者的皮肤本态测试结果。具体处理办法见本章第三节。

六、问卷调查

对于进行皮肤测试的受试者，除进行皮肤相关的指标测试之外，同样可以采用问卷调查的方式对受试者其他方面的相关信息进行收集整理，结合皮肤测试的结果分析皮肤状态及影响皮肤状态的成因。问卷的形式可以多样，内容也可以根据需求进行设计。问卷模板详见附录二。

第三节　数据处理方法

皮肤本态测试采集得到的数据，需要进行进一步的分析处理及研究，才能以更为直观的形式展现在我们面前，为我们所用。而为了使皮肤的状态及其变化现象描述得更具科学性、逻辑性、客观性和可重复性，人们常采用一种普遍认为比较严格的语言来描述，这种语言就是数学。使用数学语言描述的事物就称为数学模型。有时候我们需要做一些实验，但这些实验往往用抽象出来的数学模型代替实际物体，实验本身也是实际操作的一种理论替代。

建模过程如下：

（1）模型准备　了解问题的实际背景，明确其实际意义，掌握对象的各种信息。用数学语言来描述问题。

（2）模型假设　根据实际对象的特征和建模的目的，对问题进行必要的简化，并用精确的语言提出一些恰当的假设。

（3）模型建立　在假设的基础上，利用适当的数学工具来刻画各变量之间的数学关系，建立相应的数学结构。

（4）模型求解　利用获取的数据资料，对模型的所有参数做出计算（估计）。

（5）模型分析　对所得的结果进行数学上的分析。

（6）模型检验　将模型分析结果与实际情形进行比较，以此来验证模型的准确性、合理性和适用性。如果模型与实际较吻合，则要给出计算结果的实际含义，并进行解释。如果模型与实际吻合较差，则应该修改假设，重复建模过程。

（7）模型应用　应用方式因问题的性质和建模的目的而异。

对于从各仪器中收集得到的数据信息，想要分析其差异性及其变化趋势，则需要借助数学建模等手段，对大量的数据进行分析处理，得到研究所需的结果。具体的方法手段将在本节进行详述。

一、数据预处理

1. 数据标准化

评价是现代社会各领域的一项经常性的工作，是做出科学管理决策的重要依据。

随着人们研究领域的不断扩大，所面临的评价对象日趋复杂，如果仅依据单一指标对事物进行评价往往不尽合理，必须全面地从整体的角度考虑问题，多指标综合评价方法应运而生。所谓多指标综合评价方法，就是把描述评价对象不同方面的多个指标的信息综合起来，得到一个综合指标，由此对评价对象做出整体评判，然后进行横向或纵向比较。

而在多指标评价体系中，由于各评价指标的性质不同，通常它们具有不同的量纲和数量级。当各指标间的水平相差很大时，如果直接用原始指标值进行分析，就会突出数值较高的指标在综合分析中的作用，相对削弱数值较低指标的作用。因此，为了保证结果的可靠性，需要对原始指标数据进行标准化处理。

目前数据标准化方法有多种，归结起来可以分为直线型方法（如极值法、标准差法）、折线型方法（如三折线法）、曲线型方法（如半正态性分布）。不同的标准化方法，对系统的评价结果会产生不同的影响，然而不幸的是，在数据标准化方法的选择上，还没有通用的法则可以遵循。

在进行数据分析之前，我们通常需要先将数据标准化（normalization），利用标准化后的数据进行数据分析。数据标准化也就是统计数据的指数化。数据标准化处理主要包括数据同趋化处理和无量纲化处理两个方面。数据同趋化处理主要解决不同性质数据问题，对不同性质指标直接加总不能正确反映不同作用力的综合结果，须先考虑改变逆指标数据性质，使所有指标对测评方案的作用力同趋化，再加总才能得出正确结果。数据无量纲化处理主要解决数据的可比性问题。数据标准化的方法有很多种，常用的有"最小-最大标准化""Z-score 标准化"和"按小数定标标准化"等。经过上述标准化处理，原始数据均转换为无量纲化指标测评值，即各指标值都处于同一个数量级别上，可以进行综合测评分析。

2. 异常值的处理

箱形图（box-plot）又称为盒须图、盒式图或箱线图，是一种用来显示一组数据分散情况资料的统计图，因形状如箱子而得名，在各种领域也经常被使用，常见于数据的品质管理（品质管理是指皮肤测试数据的质量管理）。箱形图提供了一种只用5 个点对数据集做简单总结的方式。这 5 个点包括：中点、Q_1、Q_3、分部状态的高位和低位。箱形图很形象地分为中心、延伸以及分部状态的全部范围。

箱形图中最重要的是对相关统计点的计算，相关统计点都可以通过百分位计算方法进行实现。

箱形图的绘制步骤如下：

a. 画数轴，度量单位大小和数据批的单位一致，起点比最小值稍小，长度比该数据批的全距稍长。

b. 画一个矩形盒，两端边的位置分别对应数据批的上下四分位数（Q_1 和 Q_3）。在矩形盒内部中位数（X_m）位置画一条线段为中位线。

c. 在 $Q_3+1.5IQR$（四分位距）和 $Q_1-1.5IQR$ 处画两条与中位线一样的线段，这两条线段为异常值截断点，称其为内限；在 Q_3+3IQR 和 Q_1-3IQR 处画两条线段，称其为外限。处于内限以外位置的点表示的数据都是异常值，其中在内限与外限之间的异常值为温和的异常值（mild outliers），在外限以外的为极端的异常值（extreme outliers）。四分位距=Q_3-Q_1。

d. 从矩形盒两端边向外各画一条线段直到不是异常值的最远点，表示该批数据正常值的分布区间。

e. 用"〇"标出温和的异常值，用"*"标出极端的异常值。相同值的数据点并列标在同一数据线上，不同值的数据点标在不同数据线上。至此一批数据的箱形图便绘出来了。统计软件绘制的箱形图一般没有标出内限和外限。

一批数据中的异常值值得关注，忽视异常值的存在是十分危险的，不加剔除地把异常值纳入数据的计算分析过程中，对结果会带来不良影响；重视异常值的出现，分析其产生的原因，常常成为发现问题进而改进决策的契机。箱形图为我们提供了识别异常值的一个标准：异常值被定义为小于 $Q_1-1.5IQR$ 或大于 $Q_3+1.5IQR$ 的值。虽然这种标准有点任意性，但它来源于经验判断，经验表明它在处理需要特别注意的数据方面表现不错。这与识别异常值的经典方法有些不同。众所周知，基于正态分布的 3σ 法则或 Z 分数方法是以假定数据服从正态分布为前提的，但实际数据往往并不严格服从正态分布。它们判断异常值的标准是以计算数据批的均值和标准差为基础的，而均值和标准差的耐抗性极小，异常值本身会对它们产生较大影响，这样产生的异常值个数不会多于总数的 0.7%。显然，应用这种方法于非正态分布数据中判断异常值，其有效性是有限的。箱形图的绘制依靠实际数据，不需要事先假定数据服从特定的分布形式，没有对数据做任何限制性要求，它只是真实直观地表现数据形状的本来面貌；另外，箱形图判断异常值的标准以四分位数和四分位距为基础，四分位数具有一定的耐抗性，多达 25%的数据可以变得任意远而不会很大地扰动四分位数，所以异常值不能对这个标准施加影响，箱形图识别异常值的结果比较客观。由此可见，箱形图在识别异常值方面有一定的优越性。

二、皮肤本态研究常用数学模型

应用数学去解决各类实际问题时，建立数学模型是十分关键的一步，同时也是十分困难的一步。建立教学模型的过程，是把错综复杂的实际问题简化、抽象为合理的数学结构的过程。要通过调查、收集数据资料，观察和研究实际对象的固有特征和内在规律，抓住问题的主要矛盾，建立起反映实际问题的数量关系，然后利用数学的理论和方法去分析和解决问题。这就需要深厚扎实的数学基础，敏锐的洞察力和想象力，对实际问题的浓厚兴趣和广博的知识面。数学建模是联系数学与实际

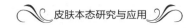

问题的桥梁，是数学在各个领域广泛应用的媒介，是数学科学技术转化的主要途径，数学建模在科学技术发展中的重要作用越来越受到数学界和生物工程界的普遍重视，它已成为现代科技工作者必备的重要能力之一。

1．一般线性回归模型

在统计学中，线性回归（linear regression）是利用称为线性回归方程的最小平方函数对一个或多个自变量和因变量之间关系进行建模的一种回归分析。这种函数是一个或多个称为回归系数的模型参数的线性组合。只有一个自变量的情况称为简单回归，大于一个自变量的情况叫作多元回归。

2．主成分分析

主成分分析的原理是利用降维的思想，在保证原始数据信息损失最小的前提下，将原始指标重新组合成一组新的互相无关的几个综合指标。这几个综合指标是原始指标的线性组合，保留了原始指标的主要信息，彼此间又不相关，使复杂的问题简单化，便于抓住主要矛盾进行分析。

主成分分析是各类问题研究中应用最多的多元统计方法之一。其基本步骤是：a. 确定分析变量，收集数据；b. 对原始数据进行标准化处理，消除量纲不同的影响；c. 由标准化后的数据求协方差矩阵，即原始数据的相关矩阵；d. 求特征根、特征向量和主成分的方差贡献率；e. 提取主成分；f. 求主成分值并计算综合分值。

在皮肤状态问题研究中，为了全面系统地分析某一问题，往往需要设置多个统计指标。然而在多数情况下，不同指标之间具有一定相关性。由于指标较多及指标间有一定的相关性，势必增加问题分析的复杂性。主成分分析（PCA）就是求出少数几个互不相关的主成分，使它们尽可能多地保留原始变量的信息。

3．Logistic 回归模型

Logistic 回归模型是针对被解释变量为二分类或者多分类数据的模型，其解释变量可以是定性数据也可以是定量数据。若所研究的皮肤表观状态有三个选项，考虑到样本的代表性及模型参数的解释问题，有必要对模型进行简化，使用"Ⅰ""Ⅱ"和"Ⅲ"来描述每种大类的各个小类，宜使用多分类 Logistic 回归模型拟合反应变量。

一般的 Logistic 回归模型，只适用于"发生、不发生"等二分类变量，但在针对皮肤的表观状态的研究中，每种大类均分为Ⅰ、Ⅱ、Ⅲ级进行分析，对这种序次因变量进行分析的方法之一是累积 Logistic 回归模型。

记 $y^j(j=1,2,\cdots,k)$ 为定性因变量 y 取的 k 个类别，π_j 为 y 取第 j 个类别的概率。因变量 y 取值于每个类别的概率与 1 组自变量 $x_1, x_2, \cdots, x_p$ 有关。对于样本数据 $(x_{i1}, x_{i2}, \cdots, x_{ip}), i=1,2,\cdots,n$，多类别 Logistic 回归模型第 i 组样本的因变量 y_i 取第 j 个类别的概率为：

$$\pi_{ij} = \frac{\exp(\beta_{0j} + \beta_{1j}x_{i1} + \cdots + \beta_{pj}x_{ip})}{\exp(\beta_{01} + \beta_{11}x_{i1} + \cdots + \beta_{p1}x_{ip}) + \cdots + \exp(\beta_{0k} + \beta_{1k}x_{i1} + \cdots + \beta_{pk}x_{ip})}$$

上式中各回归系数（β）不是唯一确定的，每个回归系数同时加减 1 个常数后的数值保持不变。为此，把分母的第一项中的系数都可设为 0，称为参照系数，其他类别回归系数值的大小都以系数设为 0 的类别的回归系数为参照，于是得到回归函数的表达式：

$$\pi_{ij} = \frac{\exp(\beta_{0j} + \beta_{1j}x_{i1} + \cdots + \beta_{pj}x_{ip})}{1 + \exp(\beta_{02} + \beta_{12}x_{i1} + \cdots + \beta_{p2}x_{ip}) + \cdots + \exp(\beta_{0k} + \beta_{1k}x_{i1} + \cdots + \beta_{pk}x_{ip})}$$

$$i = 1, 2, \cdots, n; \quad j = 1, 2, \cdots, k$$

而我们研究的问题并不是每一类出现的概率问题，而是影响每类的最主要的因素或者指标是什么。因此，我们所用的累积 Logistic 回归模型按如下方式定义：

$$y^* = \sum_{k=1}^{K} U_{k,x_k} + X = \beta_{0j} + \beta_{1j}x_{i1} + \cdots + \beta_{pj}x_{ip}$$

式中，y^* 为观测现象内的趋势；X 为误差项。

4．多指标综合评价方法及权重系数的选择

权重系数是指在一个领域中，对目标值起权衡作用的数值。权重系数可分为主观权重系数和客观权重系数。主观权重系数（又称经验权数）是指人们对分析对象的各个因素，按其重要程度，依照经验，主观确定的系数，例如 Delphi 法、AHP 法和专家评分法。这类方法人们研究得较早，也较为成熟，但客观性较差。客观权重系数是指经过对实际发生的资料进行整理、计算和分析，从而得出的权重系数，例如熵权法、标准离差法和 CRITIC 法。这类方法研究得较晚，且很不完善，尤其是计算方法大多比较烦琐，不利于推广应用。

（1）专家咨询权数法（特尔斐法） 该法又分为平均型、极端型和缓和型。主要根据专家对指标的重要性打分来定权数，重要性得分越高，权数越大。优点是集中了众多专家的意见，缺点是通过打分直接给出各指标权重而难以保持权重的合理性。

（2）因子分析权数法 根据数理统计中的因子分析方法对每个指标计算共性因子的累积贡献率，从而确定权数。累积贡献率越大，说明该指标对共性因子的作用越大，所定权数也越大。

（3）信息量权数法 根据各评价指标包含的分辨信息来确定权数。采用变异系数法，变异系数越大，所赋的权数也越大。

计算各指标的变异系数（$CV = S / \bar{X}$），将 CV 作为权重分值，再经归一化处理得信息量权重系数。

（4）独立性权数法 利用数理统计学中的多元回归方法计算复相关系数，从而确定权数，复相关系数越大，所赋的权数越大。

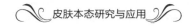

计算每项指标与其他指标的复相关系数，计算公式为 $R=(SS_{回}/SS_{总})^{1/2}$，R 越大，重复信息越多，权重应越小。取复相关系数的倒数作为得分，再经归一化处理得权重系数。

（5）标准离差法　标准离差法的思路与熵权法相似。通常，某个指标的标准差越大，表明指标值的变异程度越大，提供的信息越多，在综合评价中所起的作用越大，其权重也越大。相反，某个指标的标准差越小，表明指标值的变异程度越小，提供的信息越少，在综合评价中所起的作用越小，其权重也应越小。其计算权重的公式为：

$$w_j = \frac{\sigma_j}{n - \sum_{j=1}^{n} \sigma_j} \qquad j = 1, 2, 3, \cdots, n$$

5. Elman 网络

Elman 网络，这是 J. L. Elman 于 1990 年首先针对语音处理问题而提出来的，它是一种典型的局部回归网络（global feed for ward local recurrent）。Elman 网络可以看作一个具有局部记忆单元和局部反馈连接的前向神经网络。Elman 网络具有与多层前向网络相似的多层结构。它的主要结构是前馈连接，包括输入层、隐含层、输出层，其连接权值可以进行学习修正；反馈连接由一组"结构"单元构成，用来记忆前一时刻的输出值，其连接权值是固定的。在这种网络中，除了普通的隐含层外，还有一个特别的隐含层，称为关联层（或联系单元层）；该层从隐含层接收反馈信号，每一个隐含层节点都有一个与之对应的关联层节点连接。关联层的作用是通过连接记忆将上一个时刻的隐含层状态连同当前时刻的网络输入一起作为隐含层的输入，相当于状态反馈。隐含层的传递函数仍为某种非线性函数，一般为 Sigmoid 函数，输出层为线性函数，关联层也为线性函数。

6. 灰色关联分析

对于两个系统之间的因素，其随时间或不同对象而变化的关联性大小的量度，称为关联度。在系统发展过程中，若两个因素变化的趋势具有一致性，即同步变化程度较高，即认为二者关联程度较高；反之，则较低。因此，灰色关联分析方法，是根据因素之间发展趋势的相似或相异程度，即"灰色关联度"，作为衡量因素间关联程度的一种方法。灰色系统理论提出了对各子系统进行灰色关联度分析的概念，意图透过一定的方法去寻求系统中各子系统（或因素）之间的数值关系。因此，灰色关联度分析对于一个系统的发展变化态势提供了量化的量度，非常适合动态历程分析。

7. SVM 神经网络

支持向量机（support vector machine，SVM）由 Vapnik 首先提出，像多层感知

器网络和径向基函数网络一样，支持向量机可用于模式分类和非线性回归。支持向量机的主要思想是建立一个分类超平面作为决策曲面，使得正例和反例之间的隔离边缘被最大化；支持向量机的理论基础是统计学习理论，更精确地说，支持向量机是结构风险最小化的近似实现。这个原理基于这样的事实：学习机器在测试数据上的误差率（即泛化误差率）以训练误差率和一个依赖于 VC 维数（Vapnik-Chcrvonenkis dimension）的项的和为界，在可分模式情况下，支持向量机对于前一项的值为零，并且使第二项最小化。因此，尽管它不利用问题的领域内部问题，但在模式分类问题上支持向量机能提供好的泛化性能，这个属性是支持向量机特有的。

支持向量机具有以下优点：

① 通用性　能够在很广的各种函数集中构造函数。

② 鲁棒性　不需要微调。

③ 有效性　在解决实际问题时总是最好的方法之一。

④ 计算简单　方法的实现只需要利用简单的优化技术。

⑤ 理论上完善　基于 VC 推广性理论的框架。

支持向量 $x(i)$ 和输入空间抽取的向量 x 之间的内积核这一概念，是构造支持向量机学习算法的关键。支持向量机是由算法从训练数据中抽取的小的子集构成的，具体过程如下所示：

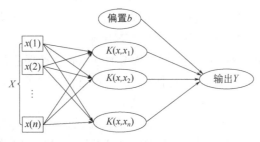

其中 K 为核函数，其种类主要有以下几种：

线性核函数：$K(x, x_i) = x^\mathrm{T} x_i$

多项式核函数：$K(x, x_i) = (\gamma x^\mathrm{T} x_i + r)^p, \gamma > 0$

径向基核函数：$K(x, x_i) = \exp(-\gamma \|x - x_i\|^2), \gamma > 0$

两层感知器核函数：$K(x, x_i) = \tanh(\gamma x^\mathrm{T} x_i + r)$

（1）二分类支持向量机　C-SVM 模型是比较常见的二分类支持向量机模型，其具体形式如下：

① 设已知训练集：

$$T = \{(x_1, y_1), \cdots, (x_i, y_i)\} \in (X \times Y)^i$$

式中，$x_i \in X = \mathbf{R}^n, y_i \in Y = \{1, -1\}(i = 1, 2, \cdots, l); x_i$ 为特征向量。

② 选取适当的核函数 $K(x_i, x_j)$ 和适当的参数 C，构造并求解最优化问题：

$$\min_{\alpha} \frac{1}{2}\sum_{i=1}^{j}\sum_{j=1}^{l} y_i y_j \alpha_i \alpha_j K(x_i, x_j) - \sum_{j=1}^{l} \alpha_j$$

使得

$$\sum_{i=1}^{l} y_i \alpha_i = 0, \quad 0 \leqslant \alpha_i \leqslant C, i = 1, 2, 3, \cdots, l$$

得到最优解：

$$\boldsymbol{\alpha}^* = (\alpha_1^*, \cdots, \alpha_l^*)^{\mathrm{T}}$$

③ 选取 $\boldsymbol{\alpha}^*$ 的一个正分量 $0 < \alpha_j^* < C$，并据此计算阈值：

$$b^* = y_j - \sum_{i=1}^{l} y_i \alpha_i^* K(x_i - x_j)$$

④ 构造决策函数：

$$f(x) = \mathrm{sgn}\left[\sum_{i=1}^{l} \alpha_i^* y_i K(x, x_i) + b^* \right]$$

（2）多分类支持向量机　SVM 算法最初是为二分类问题设计的，当处理多分类问题时，就需要构造合适的多分类支持向量机。目前，构造 SVM 多分类支持向量机的方法主要有两类：一类是直接法，直接在目标函数上进行修改，将多个分类面的参数求解合并到一个最优化问题中，通过求解该最优化问题"一次性"实现多类分类，这种方法看似简单，但其计算复杂度比较高，实现起来比较困难，只适合用于小型问题中；另一类是间接法，主要是通过组合多个二分类支持向量机来实现多分类支持向量机的构造，常见的方法有如下几种：

① 一对多（one-versus-rest）法　训练时依次把某个类别的样本归为一类，其他剩余的样本归为另一类，这样 k 个类别的样本就构造出了 k 个 SVM。分类时将未知样本分类为具有最大分类函数值的那类。

② 一对一（one-versus-one）法　其做法是在任意两类样本之间设计一个 SVM，因此 k 个类别的样本就需要设计 $k(k-1)/2$ 个 SVM。当对一个未知样本进行分类时，最后得票最多的类别即为该未知样本的类别。

③ 层次支持向量机（H-SVM）　层次分类法首先将所有类别分成两个子类，再将子类进一步划分成两个次级子类，如此循环，直到得到一个单独的类别为止。

④ 其他多分类方法　除了以上几种方法外，还有有向无环图 SVM。

实验流程：首先需要从原始数据里把训练集和测试集提取出来，然后进行一定的预处理（必要的时候还需要进行特征提取），之后用训练集对 SVM 进行训练，最后用得到的模型来预测测试集的分类标签，算法流程如图 7-14 所示。

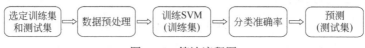

图 7-14　算法流程图

8．极大似然法

极大似然法是根据贝叶斯公式：

$$P(x, w) = P(w \mid x)P(x) = P(x \mid w)P(w) ,$$

式中，x，w 分别为事件。

假如给定一个样本信息 x_i，我们想知道它属于 w_j 类的概率，则我们可以表示为：

$$P(w_j \mid x_i) = \frac{P(x_i \mid w_j)P(w_j)}{P(x_i)}$$

由于所有样本出现的概率相同，于是上式可简化为：

$$P(w_j \mid x_i) \propto P(x_i \mid w_j)P(w_j)$$

因此，我们可以计算使得上述概率最大的那个类别 w_k，即

$$w_k = \arg \max_{\forall w_j} \{P(x_i \mid w_j)P(w_j)\}$$

但由于很多时候先验信息是未知的，所以我们将公式简化为：

$$P(w_j \mid x_i) \propto P(x_i \mid w_j)$$

一般我们假设样本服从正态分布，于是得到正态分布的联合概率密度，取对数求其最大值。

9．BP 神经网络

各个神经元组成网络后的情形，用图形来说明是最直观的，如图 7-15 所示。

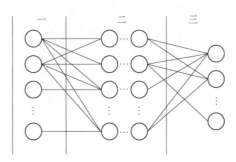

图 7-15　BP 神经网络示意图

如图 7-15 所示，第一区域，相当于外界的刺激，是刺激的来源并且将刺激传递给神经元，因此命名为输入层；第二区域，表示神经元相互之间传递刺激，相当于人脑内部，因此命名为隐含层；第三区域，表示神经元经过多层次相互传递后对外界的反应，因此命名为输出层。

其网络机制为：输入层将刺激传递给隐含层，隐含层通过神经元之间联系的强度（权重）和传递规则（激活函数）将刺激传到输出层，输出层整理隐含层处

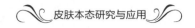

理的信息后产生最终结果。若有正确的结果，那么将正确的结果和产生的结果进行比较，得到误差，再逆推并对神经网络中的连接权重进行反馈修正，从而来完成学习的过程。这就是 BP 神经网的反馈机制，也正是 BP（back propagation）名字的来源：运用向后反馈的学习机制，来修正神经网络中的权重，最终达到输出正确结果的目的。

10．方差分析

方差分析（analysis of variance，ANOVA），又称为"变异数分析"或"F 检验"，是 R. A. Fisher 发明的，用于两个及两个以上样本均值差别的显著性检验。由于各种因素的影响，研究所得的数据呈现波动状。造成波动的原因可分成两类：一类是不可控的随机因素；另一类是研究中施加的对结果形成影响的可控因素。

方差分析是从观测变量的方差入手，研究诸多控制变量中哪些变量是对观测变量有显著影响的变量。

方差分析的假定条件如下：

a．各处理条件下的样本是随机的。

b．各处理条件下的样本是相互独立的，否则可能出现无法解析的输出结果。

c．各处理条件下的样本分别来自正态分布总体，否则使用非参数分析。

d．各处理条件下的样本方差相同，即具有齐效性。

根据资料设计类型的不同，有以下两种方差分析方法：

a．对于成组设计的多个样本均值的比较，应采用完全随机设计的方差分析，即单因素方差分析。

b．对于随机区组设计的多个样本均值的比较，应采用配伍组设计的方差分析，即两因素方差分析，包括多因素方差分析和协方差分析。

两类方差分析的基本步骤相同，只是变异的分解方式不同，对成组设计的资料，总变异分解为组内变异（随机误差）和组间变异，即 $SS_{总}=SS_{组间}+SS_{组内}$，而对配伍组设计的资料，总变异除了分解为处理组变异和随机误差外还包括配伍组变异，即 $SS_{总}=SS_{处理}+SS_{配伍}+SS_{误差}$。

整个方差分析的基本步骤如下：

a．建立检验假设。

H0：多个样本总体均值相等。

H1：多个样本总体均值不相等或不全等。

检验水准为 0.05。

b．计算检验统计量 F 值。

c．确定 P 值并给出推断结果。

（1）单因素方差分析

① 单因素方差分析概念理解步骤　可用来研究一个控制变量的不同水平是否

对观测变量产生了显著影响。这里，由于仅研究单个因素对观测变量的影响，因此称为单因素方差分析。

单因素方差分析的第一步是明确观测变量和控制变量；第二步是剖析观测变量的方差。方差分析认为：观测变量值的变动会受控制变量和随机变量两方面的影响。据此，单因素方差分析将观测变量总的离均差平方和分解为组间离均差平方和与组内离均差平方和两个部分，用数学形式表述为：$SS_T = SS_A + SS_E$。

单因素方差分析的第三步是通过比较观测变量总离均差平方和各部分所占的比例，推断控制变量是否给观测变量带来了显著影响。

② 单因素方差分析原理总结　简单表述为：在观测变量总离均差平方和中，如果组间离均差平方和所占比例较大，则说明观测变量的变动主要是由控制变量引起的，可以主要由控制变量来解释，控制变量给观测变量带来了显著影响；反之，如果组间离均差平方和所占比例小，则说明观测变量的变动不是主要由控制变量引起的，不可以主要由控制变量来解释，控制变量的不同水平没有给观测变量带来显著影响，观测变量值的变动主要是由随机变量因素引起的。

③ 单因素方差分析基本步骤

a．提出原假设：H0——无差异；H1——有显著差异。

b．选择检验统计量：方差分析采用的检验统计量是 F 统计量，即 F 检验。

c．计算检验统计量的观测值和概率 P 值：该步骤的目的就是计算检验统计量的观测值和相应的概率 P 值。

d．给定显著性水平，并做出决策。

④ 单因素方差分析的进一步分析　在完成上述单因素方差分析的基本分析后，可得到关于控制变量是否对观测变量造成显著影响的结论，接下来还应做其他几个重要分析，主要包括方差齐性检验、多重比较检验。

a．方差齐性检验　是对控制变量不同水平下各观测变量总体方差是否相等进行检验。

前面提到，控制变量不同水平下观测变量总体方差无显著差异是方差分析的前提要求。如果没有满足这个前提要求，就不能认为各总体分布相同。因此，有必要对方差是否齐进行检验。

SPSS 单因素方差分析中，方差齐性检验采用了方差同质性（homogeneity of variance）检验方法，其原假设是：各水平下观测变量总体的方差无显著差异。

b．多重比较检验　单因素方差分析的基本分析只能判断控制变量是否对观测变量产生显著影响。如果控制变量确实对观测变量产生了显著影响，还应进一步确定控制变量的不同水平对观测变量的影响程度如何，其中哪个水平的作用明显区别于其他水平，哪个水平的作用是不显著的，等等。

多重比较检验利用了全部观测变量值，实现对各个水平下观测变量总体均值的逐对比较。由于多重比较检验问题也是假设检验问题，因此也遵循假设检验的基本

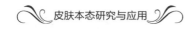

步骤。

折叠检验统计量的构造方法有以下两种：

i．LSD 方法　LSD（least significant difference）方法称为最小显著性差异法。最小显著性差异法的说法就体现了其检验敏感性高的特点，即水平间的均值只要存在一定程度的微小差异就可能被检验出来。

正因如此，它利用全部观测变量值，而非仅使用某两组的数据。LSD 方法适用于各总体方差相等的情况，但它并不能对犯一类错误的概率问题加以有效控制。

ii．S-N-K 方法　S-N-K 方法是一种有效划分相似性子集的方法。该方法适合各水平观测值个数相等的情况。

c．其他检验

i．先验对比检验　在多重比较检验中，如果发现某些水平与另外一些水平的均值差距显著，如有五个水平，其中 $X1$、$X2$、$X3$ 与 $X4$、$X5$ 的均值有显著差异，就可以进一步分析比较这两组总的均值是否存在显著差异，即 $1/3$（$X1+X2+X3$）与 $1/2$（$X4+X5$）是否有显著差异。这种事先指定各均值的系数，再对其线性组合进行检验的分析方法称为先验对比检验。通过先验对比检验能够更精确地掌握各水平间或各相似性子集间均值的差异程度。

ii．趋势检验　当控制变量为定序变量时，趋势检验能够分析随着控制变量水平的变化，观测变量值变化的总体趋势是怎样的，是呈现线性变化趋势，还是呈现二次、三次等多项式变化趋势。检验趋势能够帮助我们从另一个角度把握控制变量不同水平对观测变量总体作用的程度。

（2）多因素方差分析

① 多因素方差分析基本思想　多因素方差分析是用来研究两个及两个以上控制变量是否对观测变量产生显著影响的统计方法。这里，由于研究多个因素对观测变量的影响，因此称为多因素方差分析。多因素方差分析不仅能够分析多个因素对观测变量的独立影响，更能够分析多个控制因素的交互作用能否对观测变量的分布产生显著影响，进而找到利于观测变量的最优组合。

② 多因素方差分析的其他功能

a．均值检验　在 SPSS 中，利用多因素方差分析功能还能够对各控制变量不同水平下观测变量的均值是否存在显著性差异进行比较，实现方式有两种，即多重比较检验和对比检验。多重比较检验的方法与单因素方差分析类似。对比检验采用的是单样本 T 检验的方法，它将控制变量不同水平下的观测变量值看作来自不同总体的样本，并依次检验这些总体的均值是否与某个指定的检验值存在显著性差异。其中，检验值可以指定为以下几种：观测变量的均值；第一水平或最后一个水平上观测变量的均值；前一水平上观测变量的均值；后一水平上观测变量的均值。

b．控制变量交互作用的图形分析　控制变量的交互作用可以通过图形直观分析。

（3）协方差分析

① 协方差分析基本思想　通过上述的分析可以看到，不论是单因素方差分析还是多因素方差分析，控制因素都是可控的，其各个水平可以通过人为的努力得到控制和确定。但在许多实际问题中，有些控制因素很难人为控制，但它们的不同水平确实对观测变量产生了较为显著的影响。

② 协方差分析的原理　协方差分析将那些人为很难控制的控制因素作为协变量，并在排除协变量对观测变量影响的条件下，分析控制变量（可控）对观测变量的作用，从而更加准确地对控制因素进行评价。

协方差分析仍然沿承方差分析的基本思想，并在分析观测变量方差时考虑了协变量的影响，人为观测变量的变动受四个方面的影响，即控制变量的独立作用、控制变量的交互作用、协变量的作用和随机因素的作用，并且在扣除协变量的影响后再分析控制变量的影响。

方差分析中的原假设是：协变量对观测变量的线性影响是不显著的；在协变量影响扣除的条件下，控制变量各水平下观测变量的总体均值无显著差异，控制变量各水平对观测变量的效应同时为零。检验统计量仍采用 F 统计量，它是各均方与随机因素引起的均方比。

方差分析的应用条件为：a.各样本须是相互独立的随机样本；b.各样本来自正态分布总体；c.各总体方差相等，即方差齐性。

11．T 检验

T 检验是检验样本的均值和给定的均值是否存在显著性差异的统计方法。T 检验分为3类：单样本 T 检验、两独立样本 T 检验和两配对样本 T 检验。

（1）单样本 T 检验

① 单样本 T 检验的目的　单样本 T 检验的目的是利用来自某总体的样本数据，推断该总体的均值是否与制订的检验值之间存在显著性差异。它是对总体均值的假设检验。

② 单样本 T 检验的基本步骤

a．提出原假设　单样本 T 检验的原假设 H0 为总体均值与检验值之间不存在显著性差异，表述为 $\mu = \mu_0$。μ 为总体均值，μ_0 为检验值。

b．选择检验统计量　当总体分布为正态分布 $[N(\mu, \sigma^2)]$ 时，样本均值的抽样分布仍为正态分布，该正态分布的均值为 μ，方差为 σ^2/n，即

$$\bar{X} \sim N\left(\mu, \frac{\sigma^2}{n}\right)$$

式中，μ 为总体均值，当原假设成立时，$\mu = \mu_0$；σ^2 为总体方差；n 为样本数。总体分布近似服从正态分布。通常总体方差是未知的，此时可以用样本方差 S^2 替代，得到的检验统计量为 T 统计量，数学定义式为：

$$T = \frac{\bar{X} - \mu}{\sqrt{\dfrac{S^2}{n}}} \qquad (7\text{-}1)$$

式中，T 统计量服从自由度为 $n-1$ 的 T 分布。单样本 T 检验的检验统计量即为 T 统计量。当认为原假设成立时 μ 用 μ_0 代入。

c. 计算检验统计量观测值和概率 P 值　该步的目的是计算检验统计量的观测值和相应的概率 P 值。SPSS 自动将样本均值、μ_0、样本方差、样本数代入式（7-1）中，计算出 T 统计量的观测值和对应的概率 P 值。

d. 给定显著性水平 α，并做出决策。

如果概率 P 值小于显著性水平 α，则应拒绝原假设，认为总体均值与检验值之间存在显著差异；反之，如果概率 P 值大于显著性水平 α，则不应拒绝原假设，认为总体均值与检验值之间无显著差异。

（2）两独立样本 T 检验

① 两独立样本 T 检验的目的　两独立样本 T 检验的目的是利用来自两个总体的独立样本，推断两个总体的均值是否存在显著差异。

② 两独立样本 T 检验的基本步骤

a. 提出原假设　两独立样本 T 检验的原假设 H0 为两总体均值无显著差异，表述为 $\mu_1 - \mu_2 = 0$。μ_1、μ_2 分别为第一个和第二个总体的均值。

b. 选择检验统计量　对两总体均值差的推断是建立在来自两个总体样本均值差的基础之上的，也就是希望利用两组样本均值的差去估计总体均值的差。因此，应关注两样本均值的抽样分布。当两总体分布分别为 $N(\mu_1, \sigma_1^2)$ 和 $N(\mu_2, \sigma_2^2)$ 时，两样本均值差的抽样分布仍为正态分布，该正态分布的均值为 $\mu_1 - \mu_2$，方差则有不同的计算方式。

第一种情况：当两总体方差未知且相等，即 $\sigma_1 = \sigma_2$ 时，采用合并的方差作为两个总体方差的估计，数学定义式为：

$$Sp^2 = \frac{(n_1 - 1)S_1^2 + (n_2 - 1)S_2^2}{n_1 + n_2 - 2}$$

式中，S_1^2、S_2^2 分别为第一组和第二组样本的方差；n_1、n_2 分别为第一组和第二组样本的样本数。此时两样本均值差的抽样分布的方差 σ_{12}^2 为：

$$\sigma_{12}^2 = \frac{Sp^2}{n_1} + \frac{Sp^2}{n_2}$$

第二种情况：当两总体方差未知且不相等，即 $\sigma_1 \neq \sigma_2$ 时，分别采用各自的方差，此时两样本均值差的抽样分布的方差 σ_{12}^2 为：

$$\sigma_{12}^2 = \frac{S^2}{n_1} + \frac{S^2}{n_2} \tag{7-2}$$

于是，两总体均值差检验的检验统计量为 T 统计量，数学定义式为：

$$T = \frac{\overline{X}_1 - \overline{X}_2 - (\mu_1 - \mu_2)}{\sqrt{\sigma_{12}^2}} \tag{7-3}$$

在第一种情况下，T 统计量服从 $n_1 + n_2 - 2$ 个自由度的 T 分布；在第二种情况下，服从修正自由度的 T 分布，修正的自由度定义为：

$$f = \frac{\left(\dfrac{S_1^2}{n_1} + \dfrac{S_2^2}{n_2}\right)^2}{\dfrac{\left(\dfrac{S_1^2}{n_1}\right)^2}{n_1} + \dfrac{\left(\dfrac{S_2^2}{n_2}\right)^2}{n_2}}$$

c．计算检验统计量观测值和概率 P 值　该步骤的目的是计算 F 统计量和 T 统计量的观测值以及相应的概率 P 值。SPSS 将自动依据单因素方差分析的方法计算 F 统计量和概率 P 值，并自动将两组样本的均值、样本数、抽样分布方差等代入式（7-3）中，计算出 T 统计量的观测值和对应的概率 P 值。

d．给定显著性水平 α，并做出决策。

第一步，利用 F 检验判断两总体的方差是否相等，并据此决定抽样分布方差和自由度的计算方法和计算结果。如果 F 检验统计量的概率 P 值小于显著性水平 α，则应拒绝原假设，认为两总体方差没有显著差异，应选择式（7-2）和式（7-3）计算出的结果；反之，如果概率 P 值大于显著性水平 α，则不应拒绝原假设，认为两总体方差无显著差异。

第二步，利用 T 检验判断两总体均值是否存在显著差异。如果 T 检验统计量的概率 P 值小于显著性水平 α，则应拒绝原假设，认为两总体均值有显著差异；反之，如果概率 P 值大于显著性水平 α，则不应拒绝原假设，认为两总体均值无显著差异。

（3）两配对样本 T 检验

① 两配对样本 T 检验的目的　两配对样本 T 检验的目的是利用来自两个不同总体的配对样本，推断两个总体的均值是否存在显著差异。

配对样本通常有两个特征：第一，两组样本的样本数相同；第二，两组样本观测值的先后顺序是一一对应的，不能随意更改。

② 两配对样本 T 检验的基本步骤

a．提出原假设　两配对样本 T 检验的原假设 H0 为两总体均值无显著差异，表述为 $\mu_1 - \mu_2 = 0$。μ_1、μ_2 分别为第一个和第二个总体的均值。

b．选择统计量　两配对样本 T 检验采用 T 统计量。其思路是：首先，对两组

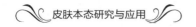

样本分别计算出每对观测值的差值，得到差值样本；然后，利用差值样本，通过对其均值是否显著为 0 的检验来推断两总体均值的差是否显著为 0，如果差值样本的均值与 0 有显著差异，则可以认为两总体的均值有显著差异；反之，如果差值系列的均值与 0 无显著差异，则可以认为两总体均值不存在显著差异。

c. 计算检验统计量观测值和概率 P 值　SPSS 将计算两组样本的差值，并将相应数据代入式（7-1），计算出 T 统计量的观测值和对应的概率 P 值。

d. 给定显著水平 α，并做出决策。

给定显著水平 α，并与检验统计量的概率 P 值做比较。如果概率 P 值小于显著水平 α，则应拒绝原假设，认为差值样本的总体均值与 0 有显著不同，两总体的均值有显著差异；反之，如果概率 P 值大于显著水平 α，则不应拒绝原假设，认为差值样本的总体均值与 0 无显著不同，两总体的均值不存在显著差异。

三、数据处理方法的应用

1. 利用累积 Logistic 回归进行实例分析

（1）回归方程的建立　我们用 $X1 \sim X12$ 分别代表水分含量、经皮水分散失、油脂含量、黑色素含量、血红素含量、ITA 值、光泽度、Ra（算术平均粗糙度）、Rz（平均粗糙度）、Rp（平滑深度）、血流灌注量、皮肤温度，运用 SPSS 软件，采用累积 Logistic 回归分析方法对皮肤本态测试得到的各年龄段皮肤体质类型建立回归方程，结果如表 7-1 所示。

表 7-1　各年龄段皮肤体质类型回归方程

年龄段	皮肤类型	方程
29～35 岁	体质类型 1	$Z=0.104X1+0.010X2+0.127X3-0.005X4-0.006X5-0.682X6+0.929X7-94.860X8+6.672X9+0.490X10-0.040X11+0.172X12$
	体质类型 2	$Z=-0.031X1-0.302X2+0.057X3+0.006X4+0.011X5-0.071X6-0.771X7-558.952X8+42.376X9+51.561X10-0.005X11-0.131X12$
	体质类型 3	$Z=0.003X1-0.059X2+0.063X3+0.0.05X4+0.003X5-0.185X6-0.107X7-111.657X8+48.156X9-17.581\ X10-0.012X11+0.224X12$
36～49 岁	体质类型 1	$Z=-0.233X1+2.334X2+0.507X3-0.091X4-0.033X5-5.159X6+10.316X7-49.015X8+1329.718X9-474.545X10-1.525X11+8.015X12$
	体质类型 2	$Z=-0.037X1+0.034X2+0.054X3+0.023X4+0.026X5-0.024X6-0.535X7+527.235X8+330.090X9-246.156\ X10+0.004X11+0.294X12$
	体质类型 3	$Z=-0.033X1-0.057X2-0.001X3+0.009X4+0.008X5-0.196X6+0.660X7+158.285X8+11.600X9-9.501X10+0.017X11+0.130X12$
29～49 岁	体质类型 1	$Z=0.031X1+0.083X2+0.090X3+0.002X4-0.009X5-0.394X6+0.408X7-143.180X8+8.572X9+9.924X10-0.033X11+0.570X12$
	体质类型 2	$Z=-0.006X1-0.040X2+0.075X3+0.010X4+0.020X5-0.105X6-0.539X7-29.439X8+20.377X9-4.856X10-0.035X11+0.148X12$
	体质类型 3	$Z=-0.025X1-0.065X2+0.024X3+0.007X4+0.0.05X5-0.165X6+0.353X7+21.575X8-5.042X9+6.959X10-0.005X11+0.180X12$

（2）主影响因子的确定　根据回归方程，将各指标回归系数归纳入表 7-2。

表 7-2　各指标回归系数汇总表

年龄段	皮肤类型	$X1$	$X2$	$X3$	$X4$	$X5$	$X6$	$X7$	$X8$	$X9$	$X10$	$X11$	$X12$
29～35岁	体质类型1	0.104	0.010	0.127	−0.005	−0.006	−0.682	0.929	−94.860	6.672	0.490	−0.040	0.172
	体质类型2	−0.031	−0.302	0.057	0.006	0.011	−0.071	−0.771	−558.952	42.376	51.561	−0.005	−0.131
	体质类型3	0.003	−0.059	0.063	0.005	0.003	−0.185	−0.107	−111.657	48.156	−17.581	−0.012	0.224
36～49岁	体质类型1	−0.233	2.334	0.507	−0.091	−0.033	−5.159	10.316	−49.015	1329.718	−474.545	−1.525	8.015
	体质类型2	−0.037	0.034	0.054	0.023	0.026	−0.024	−0.535	527.235	330.090	−246.156	0.004	0.294
	体质类型3	−0.033	−0.057	−0.001	0.009	0.008	−0.196	0.660	158.285	11.600	−9.501	0.017	0.130
29～49岁	体质类型1	0.031	0.083	0.090	0.002	−0.009	−0.394	0.408	−143.18	8.572	9.924	−0.033	0.570
	体质类型2	−0.006	−0.040	0.075	0.010	0.020	−0.105	−0.539	−29.439	20.377	−4.856	−0.035	0.148
	体质类型3	−0.025	−0.065	0.024	0.007	0.005	−0.165	0.353	21.575	−5.042	6.959	−0.005	0.180

对指标回归系数大小进行排序（按照绝对值大小），结果如表 7-3 所示。

表 7-3　指标回归系数大小排序

年龄段	皮肤类型	指标影响大小排序（按系数绝对值由大到小）
29～35岁	体质类型1	$X8$、$X9$、$X7$、$X6$、$X10$、$X12$、$X3$、$X1$、$X11$、$X2$、$X5$、$X4$
	体质类型2	$X8$、$X10$、$X9$、$X7$、$X2$、$X12$、$X6$、$X3$、$X1$、$X5$、$X4$、$X11$
	体质类型3	$X8$、$X9$、$X10$、$X12$、$X6$、$X7$、$X3$、$X2$、$X11$、$X4$、$X1$、$X5$
36～49岁	体质类型1	$X9$、$X10$、$X8$、$X7$、$X12$、$X6$、$X2$、$X11$、$X3$、$X1$、$X4$、$X5$
	体质类型2	$X8$、$X9$、$X10$、$X7$、$X12$、$X3$、$X1$、$X2$、$X5$、$X6$、$X4$、$X11$
	体质类型3	$X8$、$X9$、$X10$、$X7$、$X6$、$X12$、$X2$、$X1$、$X11$、$X4$、$X5$、$X3$
29～49岁	体质类型1	$X8$、$X10$、$X9$、$X12$、$X7$、$X6$、$X3$、$X2$、$X11$、$X1$、$X5$、$X4$
	体质类型2	$X8$、$X9$、$X10$、$X7$、$X12$、$X6$、$X3$、$X2$、$X11$、$X5$、$X4$、$X1$
	体质类型3	$X8$、$X10$、$X9$、$X7$、$X12$、$X6$、$X2$、$X1$、$X3$、$X4$、$X5$、$X11$

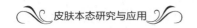

由表 7-3 可见，对 Z 值影响较大的指标为 $X8$（算术平均粗糙度）、$X9$（平均粗糙度）、$X10$（平滑深度），均为表征皮肤纹理度的指标，故选定纹理度为主要影响因子。

对各指标的回归系数对 Z 值贡献率进行统计，结果如表 7-4 所示。

表 7-4 各指标回归系数对 Z 值贡献率

年龄段	皮肤类型	$X1$	$X2$	$X3$	$X4$	$X5$	$X6$	$X7$	$X8$	$X9$	$X10$	$X11$	$X12$
29～35岁	体质类型1	0.10%	0.01%	0.12%	0.00%	0.01%	0.65%	0.89%	91.13%	6.41%	0.47%	0.04%	0.17%
	体质类型2	0.00%	0.05%	0.01%	0.00%	0.00%	0.01%	0.12%	85.43%	6.48%	7.88%	0.00%	0.02%
	体质类型3	0.00%	0.03%	0.04%	0.00%	0.00%	0.10%	0.06%	62.71%	27.05%	9.87%	0.01%	0.13%
36～49岁	体质类型1	0.01%	0.12%	0.03%	0.00%	0.00%	0.28%	0.55%	2.61%	70.67%	25.22%	0.08%	0.43%
	体质类型2	0.00%	0.00%	0.01%	0.00%	0.00%	0.00%	0.05%	47.73%	29.89%	22.29%	0.00%	0.03%
	体质类型3	0.02%	0.03%	0.00%	0.01%	0.00%	0.11%	0.37%	87.69%	6.43%	5.26%	0.01%	0.07%
29～49岁	体质类型1	0.02%	0.05%	0.05%	0.00%	0.01%	0.24%	0.25%	87.68%	5.25%	6.08%	0.02%	0.35%
	体质类型2	0.01%	0.07%	0.13%	0.02%	0.04%	0.19%	0.97%	52.90%	36.62%	8.73%	0.06%	0.26%
	体质类型3	0.07%	0.19%	0.07%	0.02%	0.01%	0.48%	1.03%	62.71%	14.66%	20.23%	0.01%	0.52%

将指标按照色、质、润、泽、气血归类，统计其对 Z 值的贡献率，结果如表 7-5 所示。

表 7-5 色、质、润、泽、气血回归系数对 Z 值的贡献率

年龄段	皮肤类型	色	质	润	泽	气血
29～35岁	体质类型1	0.01%	98.01%	0.23%	1.55%	0.20%
	体质类型2	0.00%	99.79%	0.06%	0.13%	0.02%
	体质类型3	0.01%	99.63%	0.07%	0.16%	0.13%
36～49岁	体质类型1	0.01%	98.50%	0.16%	0.82%	0.51%
	体质类型2	0.00%	99.91%	0.01%	0.05%	0.03%
	体质类型3	0.01%	99.38%	0.05%	0.48%	0.08%
29～49岁	体质类型1	0.01%	99.01%	0.12%	0.49%	0.37%
	体质类型2	0.05%	98.24%	0.22%	1.16%	0.33%
	体质类型3	0.03%	97.59%	0.33%	1.51%	0.54%

由表 7-4 和表 7-5 可见，表征皮肤纹理度的 Ra（算术平均粗糙度）、Rz（平均粗糙度）、Rp（平滑深度）三项指标对 Z 值的贡献率达到 97%以上，从统计学角度可以作为主要指标判定皮肤体质类型。

（3）Z 值区间的确定

① 利用平均值±标准差确定 Z 值区间　结果如表 7-6 所示。

表 7-6　各年龄段皮肤体质类型 Z 值区间

年龄段	体质类型 1	体质类型 2	体质类型 3
29～35 岁	（−20.687，−12.809）	（−17.967，−12.427）	（−2.539，0.233）
36～49 岁	（61.360，142.706）	（10.303，16.601）	（3.427，9.551）

由表 7-6 可见，29～35 岁体质类型 1 与体质类型 2 的 Z 值区间重合度过大，无法进行区分皮肤体质类型，因此该方法不适用。

② 利用置信区间确定 Z 值区间　置信区间是指由样本统计量所构造的总体参数的估计区间。95%置信区间：当给出某个估计值的 95%置信区间为[a，b]时，可以理解为有 95%的可能性样本的平均值介于 a 和 b 之间。有时也会说 90%、99%等置信区间，具体含义可参考 95%置信区间，置信度的选择根据实际数据而定。

Z 值在各置信度下的区间如表 7-7～表 7-12 所示。

表 7-7　Z 值在 70%置信度下的置信区间

年龄段	体质类型 1	体质类型 2	体质类型 3
29～35 岁	（−17.471，−16.026）	（−15.773，−14.621）	（−1.356，−0.950）
36～49 岁	（93.631，111.635）	（12.755，14.149）	（6.188，6.791）

表 7-8　Z 值在 80%置信度下的置信区间

年龄段	体质类型 1	体质类型 2	体质类型 3
29～35 岁	（−17.646，−15.851）	（−15.913，−14.480）	（−1.405，−0.901）
36～49 岁	（91.428，113.839）	（12.584，14.320）	（6.116，6.862）

表 7-9　Z 值在 85%置信度下的置信区间

年龄段	体质类型 1	体质类型 2	体质类型 3
29～35 岁	（−17.760，−15.737）	（−16.0.05，−14.388）	（−1.437，−0.869）
36～49 岁	（89.983，115.284）	（12.472，14.431）	（6.070，6.909）

表 7-10　Z 值在 90%置信度下的置信区间

年龄段	体质类型 1	体质类型 2	体质类型 3
29～35 岁	（−17.909，−15.586）	（−16.127，−14.267）	（−1.478，−0.828）
36～49 岁	（88.070，117.196）	（12.324，15.579）	（6.009，6.969）

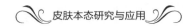

表 7-11　Z 值在 95%置信度下的置信区间

年龄段	体质类型 1	体质类型 2	体质类型 3
29～35 岁	(−18.145，−15.351)	(−16.318，−14.076)	(−1.543，−0.763)
36～49 岁	(85.045，120.222)	(12.090，14.814)	(5.916，7.063)

表 7-12　Z 值在 97.5%置信度下的置信区间

年龄段	体质类型 1	体质类型 2	体质类型 3
29～35 岁	(−18.361，−15.135)	(−16.495，−13.899)	(−1.602，−0.704)
36～49 岁	(82.232，123.034)	(11.872，15.032)	(5.832，7.147)

由表 7-7 可见，在 70%置信水平下，29～35 岁和 36～49 岁的体质类型 1、体质类型 2、体质类型 3 之间区间无重叠，可以区分开来。由表 7-8 可见，在 80%置信水平下，36～49 岁的体质类型 1、体质类型 2、体质类型 3 之间区间无重叠，可以区分开来；但 29～35 岁的体质类型 1（−17.646，−15.851）和体质类型 2（−15.913，−14.480）之间有轻微重叠，其他无重叠。而随着置信水平的提高，29～35 岁的体质类型 1 与体质类型 2 之间重叠区间加大，36～49 岁的体质类型 1、体质类型 2、体质类型 3 之间区间无重叠，可以区分开来。

综上，选用 70%置信度下的置信区间作为判定依据。在 70%置信度下，Z 值的区间分布如图 7-16 所示。

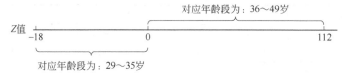

图 7-16　不同年龄段的 Z 值分布

综上，在 70%置信度下，29～35 岁与 36～49 岁皮肤体质类型的 Z 值区间无重叠，可以用来区分皮肤体质类型和年龄段。

2．利用 BP 神经网络和主成分回归进行实例分析

体质分类是中医体质学研究的基础与核心内容，是从复杂的体质现象中提炼出有关规律，最终建成体质分类系统。当前，体质分类主要依赖主观的调查问卷或专家来对皮肤状态进行评分判定。王琦教授经过 20 多年的深入研究，将中医体质分为平和质、阳虚质等 9 种基本类型，但由于体质的间杂性，普通人无法正确判断本身的体质。

众所周知，专家通过志愿者的皮肤状态，可以判定志愿者所属的体质类型。所以，以下实验将从影响皮肤状态的相关指标出发去研究志愿者的体质类型。而在本章中，侧重分析阳虚质人群的皮肤状态，进行客观仪器检测分析，由于阳虚质又称为"虚寒体质"，常表现为怕冷、手脚凉，因此选取脸颊部分的皮肤水分含量、经皮水分散失量、油脂含量及面部温度进行试验设计与模型建立。

本书所述的研究工作是基于前人工作的基础上进行的，利用 BP 神经网络回归和主成分回归方法去研究体质，以反映其对应的体质类型。

（1）资料与方法　需要说明的是，本章实例所选用的志愿者指标数据均来自中国化妆品研究中心所采集得到的数据信息。

① 观察对象（人）

a. 入选条件：无严重系统疾病、无免疫缺陷或自身免疫性疾病者；测试当天无感冒、头疼发热等症状，受试者应处于健康状态；无活动性过敏性疾病者；既往对护肤类化妆品无过敏史者；近一月内未曾使用激素类药物及免疫抑制剂者；未参加其他临床试验者；志愿参加并能按试验要求完成规定内容者。

b. 排除条件：妊娠或哺乳期妇女；试验期间全身应用激素类、免疫制剂类药物者；未按规定使用受试物或资料不全者。

② 主要指标及仪器　体质类型 1 类人群畏寒怕冷，四肢不温，因此皮肤温度可能偏低，进而使经皮水分散失偏低，同时由于皮肤温度低，皮脂腺分泌降低，皮肤油脂分泌可能减少，因此，我们选取红外热成像来对体质类型 1 类人群皮肤温度进行测量，同时通过测量皮肤水分含量、经皮水分散失量以及皮肤油脂分泌量来观察体质类型 1 类人群皮肤水分情况，探寻体质类型 1 类人群皮肤温度与皮肤指标的规律。

为了准确地利用皮肤状态的相关指标去判定志愿者所属的体质类型，考虑到数据的可获得性，本章选取以下指标（见表 7-13）作为解释变量。专家评分的平均得分为因变量 Y。

表 7-13　选取的指标含义及测试所需设备

变量	含义	测试设备及规格型号
$X1$	皮肤水分含量	水分含量 Corneometer CM825
$X2$	经皮水分散失量	经皮水分散失 Tewamater TM300
$X3$	油脂含量	油脂含量 Sebumeter　SM810
$X4$	面部温度	红外热成像 Vario CAM HD

③ 方法

a. 基于 BP 神经网络的结构设计　鉴于表 7-13，本文采用 3 层 BP 神经网络（输入层、隐含层、输出层）创建模型。试验设计选取表 7-13 中所含的 4 个自变量，输入层神经元的数量为 4 个，目标函数为 1 个，输出层神经元的数量为 1 个，Y 为专家评分。需要着重指出的是，专家评分是邀请的 10 位皮肤领域不同行业的专家根据多年对体质的研究所打出的分数，最后取平均值而得。隐含层神经元数量的计算公式如下：

$$p = \sqrt{n+q} + z$$

式中，p 为隐含层节点数；n 为输入层节点数；q 为输出层节点数；z 为经验值（$1 \leqslant z \leqslant 10$）。经计算，本文中隐含层神经元数在 4～12 之间，通过网络性能测试确定隐含层神经元数量为 3。BP 神经网络的结构如图 7-17 所示。

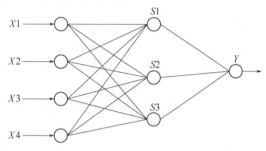

图 7-17　BP 神经网络结构图

b. BP 神经网络的拟合　为消除输入向量与输出向量的量纲影响，满足传递函数的值域区间，防止输入信号过大导致网络输出饱和，需在传递函数的区间范围内对训练样本进行归一化处理。

利用 Matlab R2009b 编写 BP 神经网络计算机程序，对归一化后的训练样本数据进行模型拟合，并与主成分回归模型拟合的结果进行比较。专家评分 Y 与 4 项测试指标的 BP 神经网络模型采用图 7-17 的网络结构，网络训练 1000 次显示一次结果，初始学习率为 0.05，规定训练次数为 50000，网络输出误差为 0.65×10^{-3}。

c. 置信区间的构造　专家评分为随机变量，在实际问题当中往往需要知道它的分布范围，即寻找一个区间，使得 Y 在其间的概率为 $1-\gamma$（$0 < \gamma < 1$）。下文在 $\gamma = 0.05$ 的条件下，计算该置信区间。

此外，由于数据量相对较少，直接从这 4 个变量出发来评价各位志愿者的皮肤状态等发展情况比较复杂，而采用主成分分析和 BP 神经网络不仅可以把这些变量进行简化，同时，可以尽可能涵盖数据的大部分信息。最后，利用回归模型和神经网络模型算出的专家得分判断其所在的置信区间，进而判断所属的体质。

（2）实证分析

① 平和质　首先，求取有关平和质的专家评分的置信度为 70% 的置信区间（6.53，6.69），接着利用上述介绍的方法建立模型。

a. 建立主成分回归模型　借助 R 软件进行主成分回归，得到主成分回归统计预报模型：

$$Z = 12.4837 - 0.0039X1 + 0.0059X2 + 0.0080X3 - 0.1850X4$$

经计算可得，方程所对应的 P 值为 0.009063，小于 0.01，因此，方程是显著的。

拟合样本个数 50 个，正确 31 个，方程拟合率 62.00%；检验样本个数 43 个，正确 20 个，检验准确率 46.51%。

b. 建立 BP 神经网络模型　1989 年 Robert Hechi Nilson 证明一个单隐含层的 BP 网络可以逼近任意连续函数，从目前看隐含层的神经元数目选取具有一定任意性。在通过对不同隐含层节点数目 BP 网络测试后，选定 3 层 BP 神经网络进行训练建立模型，即输入层由 4 个节点组成、隐含层由 3 个节点组成、输出层由 1 个节点组成。初始化各层的连接权值及阈值，赋予（−1，1）内的随机值。

方法：选用 Matlab 平台，训练函数选用量化连续梯度 BP 训练函数，激活函数选用 sigmoid，训练次数 50000，学习率 0.05，收敛误差 0.65×10^{-3}。

结果：拟合样本个数 50 个，正确 50 个，方程拟合率 100.00%；检验样本个数 43 个，正确 41 个，检验准确率 95.35%。

② 阳虚质　首先，求取有关阳虚质的专家评分的置信度为 70% 的置信区间（6.69，6.90），接着利用上述介绍的方法建立模型。

a. 建立主成分回归模型　同理可得主成分回归统计预报模型：

$$Z=8.1861+0.0036X1-0.0069X2+0.0053X3-0.0484X4$$

经计算可得，方程所对应的 P 值为 0.3821，大于 0.05，因此，方程是不显著的。

拟合样本个数 30 个，正确 14 个，方程拟合率 46.67%；检验样本个数 11 个，正确 4 个，检验准确率 36.36%。

b. 建立 BP 神经网络模型　同理，可得到以下结果：拟合样本个数 30 个，正确 30 个，方程拟合率 100.00%；检验样本个数 11 个，正确 9 个，检验准确率 81.82%。

（3）小结

本节提供了一种基于皮肤测量的体质类型评估方法及评估系统。在该评估方法中，首先采用皮肤检测仪器对用户的皮肤状况进行测试，获得表征皮肤状态的多项生理指标；然后根据各项生理指标，采用 BP 神经网络和主成分分析法生成模型，将模型的评价结果与多位中医师的专家评分结果进行比较、优化；最后，基于模型，可以对用户的体质类型进行综合评价。利用本节结果，可以通过对皮肤状态的综合测量和评价，科学客观地判断出人的体质类型。该评估方法及评估系统不仅准确率高，而且可以利用现有的计算机设备独立进行，完全摆脱了对中医师个体经验的依赖，便于大规模推广应用。

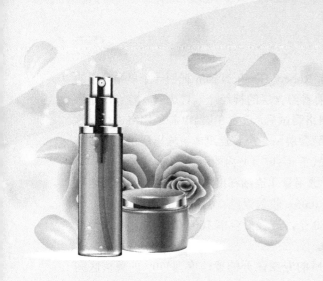

第八章 皮肤本态在化妆品研发中的应用

08 Chapter

现阶段，护肤品已经成为人们日常生活必需品，也是大健康产业的组成部分之一。如何运用科学思维引导适合中国人群皮肤的化妆品产品开发？不同的人会有不同的思考和理解。要设计出适合中国人皮肤的化妆品，首要工作便是了解中国人真正的皮肤状态和特征。

要将前几章内容中所介绍的中国人群皮肤本态的结果加以利用，使其有助于化妆品产品的合理设计及开发，需要进行系统的方法设计。目前，中医药在化妆品植物原料领域的研究尚处于起步阶段，本章介绍以人为本的思想，以中国人皮肤本态特征为核心，设计研究适合中国人皮肤特征及具有中国文化特色的化妆品功效植物原料，并进行生产转化形成经济效益的研发流程。对于指导化妆品研发人员如何聚焦适合中国人群的化妆品提供应用实例。

第一节 皮肤本态在保湿功效植物组合物开发中的应用

本节旨在充分合理运用传统中医的"症-理-法-方-药-效"思想，从皮肤本态测试及分析结果开始，对保湿功效植物组合物进行开发。

一、干燥皮肤本态

通过分析探讨不同人群皮肤干燥及皮肤暗沉问题的生理共性和特殊性，找出问题肌肤的主要影响因素，可用于指导保湿及美白化妆品植物组合物开发。

1. 皮肤本态测试流程

22～49 岁人群物质生活相对充裕，消费水平高，注重精神生活与皮肤护理，是化妆品市场消费主力人群。基于此，对山东、上海、成都、广东、北京、郑州、长沙地区 22～49 岁共 5156 例女性志愿者的皮肤数据进行了采集。将采集到的皮肤本态数据进行分析，并利用二分类 Logistic 回归等方法建立皮肤模型方程，分析不同症状如皮肤干燥、暗沉等皮肤特点，并找出主要影响因素，为化妆品功效植物组合物的开发提供科学依据与理论指导。

2. 皮肤本态数据采集

（1）测试指标及设备　此处选取表征皮肤状态的八项代表性指标——水分含量、经皮水分散失、油脂含量、黑色素含量、血红素含量、皮肤明亮度 ITA 值、皮肤光泽度、皮肤算术平均粗糙度 Ra，进行皮肤数据采集。测试指标与仪器设备及测试原理如表 8-1 所示。

表 8-1　测试指标、仪器设备及测试原理

测试指标	测试设备及规格型号	测试原理
水分含量	水分含量测试仪 Corneometer CM825	Corneometer-电容法
经皮水分散失	经皮水分散失测试仪 Tewamater TM300	利用扩散原理来测量邻近皮肤表面水分蒸气压的变化
油脂含量	油脂含量测试仪 Sebumeter SM810	Sebumeter 法，基于光度计原理
黑色素含量	黑色素和血红素测试仪 Mexameter MX18	基于光谱吸收的原理（RGB），通过测定特定波长的光照在人体皮肤上后的反射量来确定皮肤中黑色素和血红素的含量
血红素含量		
ITA 值	皮肤色度测试仪 Colorimeter CL 400	通过色度系统（L*a*b*色度系统）测量皮肤颜色的变化
光泽度	皮肤光泽度测试仪 Glossymeter GL 200	由照射到皮肤表面的光的直接反射和漫反射来反映
算术平均粗糙度 Ra	皮肤纹理度测试仪 DermaTop VISIO 3D	它是一种非接触的快速测量方法，能进行三维皮肤快速成像，采用蓝色光源

注：所有测试仪器使用前均已进行校正。

（2）测试方法　招募女性志愿者 5156 人。以左侧面颊部作为测试区域进行数据采集，测定表征皮肤状态的八项指标，测试期间严格控制环境条件为温度(22±2)℃，湿度(50±10)%RH。

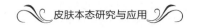

（3）志愿者招募　受试者条件：符合 1997 年版《化妆品接触性皮炎诊断标准及处理原则》的入选、排除标准。

① 入选标准

a. 年龄在 22～49 岁之间的女性。

b. 无严重系统疾病、无免疫缺陷或自身免疫性疾病者。

c. 测试当天无感冒、头疼发热等症状，受试者应处于健康状态。

d. 无活动性过敏性疾病者。

e. 既往对护肤类化妆品无过敏史者。

f. 近一月内未曾使用激素类药物及免疫抑制剂者。

g. 未参加其他临床试验者。

h. 志愿参加并能按试验要求完成规定内容者。

② 排除标准

a. 妊娠或哺乳期妇女。

b. 试验期间全身应用激素类、免疫制剂类药物者。

c. 未按规定使用受试物或资料不全者。

（4）测试步骤

① 测试宣教　介绍此次本地区皮肤测试数据采集工作的目的及意义，说明对受试者本身的一些要求，并阐明此次皮肤测试数据采集工作的安全性及无害性。

② 填写知情同意书　志愿者入选，测试前所有志愿者应填写知情同意书。

③ 清洗并静坐　志愿者在专业人员的引领下，用清水清洗受试部位，并在测试要求环境中静坐 20min。

④ 数据采集　测试人员对志愿者按顺序、逐步进行数据采集工作，并完成数据表的填写工作。

⑤ 资料收集　专人收取志愿者知情同意书、数据采集表。

3．皮肤本态数据分析

皮肤测试人数为 5156 人，所有测试部位均为左脸颊。

数据分析方法：二分类 Logistic 回归分析法。

数据处理软件：SPSS 20 软件。

首先对干燥皮肤与非干燥皮肤进行划分，因皮肤水分含量对保持皮肤滋润度有重要作用，故以研究人群的皮肤水分含量平均值为标准，低于平均值为干燥皮肤，赋值为 1；反之为非干燥皮肤，赋值为 0。典型的干燥皮肤与非干燥皮肤的图像示例见图 8-1。对干燥与非干燥两组不同类型皮肤本态数据进行统计分析，结果见表 8-2。表 8-2 表明，与非干燥皮肤相比，干燥皮肤的水分含量、油脂含量指标显著降低，经皮水分散失、血红素含量显著升高。

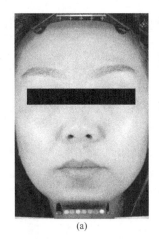 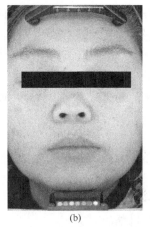

(a) (b)

图 8-1 典型的非干燥皮肤（a）与干燥皮肤（b）图像示例（彩图见文后插页）

表 8-2 干燥皮肤与非干燥皮肤各指标统计结果（$\bar{X} \pm S$）

测试指标	非干燥	干燥
水分含量	66.57±7.41	41.26±11.31**
经皮水分散失/[g/(h·m²)]	14.35±5.54	17.59±7.48**
油脂含量/(μg/cm²)	11.49±5.33	8.77±3.54*
黑色素含量	204.83±74.03	206.40±75.75
血红素含量	279.90±52.95	293.37±64.52*
ITA 值/(°)	40.95±7.89	39.70±8.08
光泽度	5.93±1.40	6.13±1.41
算术平均粗糙度 Ra	0.0207±0.0098	0.0227±0.0559

注：* 表示与非干燥组相比存在显著性差异，$P<0.05$；** 表示与非干燥组相比存在极显著性差异，$P<0.01$。

运用二分类 Logistic 回归方法分析皮肤干燥的影响因素。以皮肤是否干燥为因变量，皮肤测试指标为自变量建立二分类 Logistic 回归模型，标准化模型方程为：

Z=0.548×经皮水分散失−0.367×油脂含量+0.044×黑色素含量+0.146×

血红素含量−0.128×ITA 值+0.214×光泽度+0.123×算术平均粗糙度 Ra

其中经皮水分散失与油脂含量通过了 0.05 的显著性水平检验。结合模型方程系数可知，水分散失量对皮肤滋润度影响最大，其次为油脂含量。

综合两部分分析结果可知，干燥皮肤与非干燥皮肤在水分含量、经皮水分散失、油脂含量、血红素含量指标上具有显著性差异，具体特征为水分含量低、经皮水分散失高、油脂含量低、血红素含量高。其中，经皮水分散失对皮肤是否干燥影响程度较大。经皮水分散失是皮肤屏障好坏的一个重要标志，经皮水分散失越高，角质层的屏障功能越差，皮肤锁水能力越弱。

4．皮肤本态分析小结

① 测试了不同地区 5156 例志愿者的皮肤本态值，并按照不同分类标准对研究

人群进行了细分；采用二分类 Logistic 回归分析法研究了干燥与暗沉两类问题肌肤的皮肤特征及影响因素。

② 对于皮肤干燥问题，经皮水分散失影响程度最大。干燥皮肤特征为水分含量低、经皮水分散失高、油脂含量低、血红素含量高。因此，解决皮肤干燥问题，补充皮肤水分含量的同时，要注重修复皮肤屏障，舒缓皮肤炎症；此外，还要适量提高皮肤油脂含量，调节皮肤水油平衡。

二、保湿功效植物组合物开发

1. 皮肤保湿机理

（1）生理学机理

① 角质层皮肤屏障与保湿　角质层中水分相对含量约为 10%～15%，角质层屏障功能直接决定经皮水分散失，而干燥也往往伴随着皮肤屏障功能的破坏。故维护角质层皮肤屏障功能的稳定对皮肤保湿具有重要意义。

角质层皮肤屏障被形象地比喻为"砖墙结构"，主要由"泥浆"和"砖块"构成，角质形成细胞构成"砖块"，连续的特定脂质构成"泥浆"，其中任何一部分缺失都会对角质层皮肤屏障功能造成影响。结构中与保湿最相关的为"砖块"，即角质形成细胞分泌的某些蛋白，包括紧密连接蛋白、中间丝相关蛋白等。

紧密连接蛋白主要阻挡大分子物质进入机体，控制细胞旁路渗透，如纽扣和铆钉一样将细胞紧紧连接在一起。水闸蛋白-1（claudin-1）是紧密连接蛋白中的主要组成成分，与角质形成细胞共同维持皮肤的屏障功能和栅栏功能。

中间丝相关蛋白主要参与组成皮肤表皮外层的角质包膜，促进表皮分化，形成表皮角质层独特的屏障结构。中间丝聚合蛋白（filaggrin，FLG）是中间丝相关蛋白的主要组成成分，FLG 协助角蛋白纤维束聚集，使细胞呈现紧密的状态；并且促使椭圆形的颗粒层细胞塌陷成扁平的角质细胞，形成皮肤角质层，从而维护皮肤屏障功能。

② 表皮基底层水分转运与保湿　表皮基底层的角质形成细胞表达水通道蛋白 3（AQP3），体内循环中的水分和甘油可以通过 AQP3 到达表皮，从而促进角质层的水合作用，AQP3 的表达量与皮肤保湿功能密切相关。AQP3 不仅能够转运水与甘油，而且能够转运尿素等物质进出皮肤，是维持皮肤水合作用的一个关键因素。

③ 真皮层内源性水分生成与保湿　真皮层存在大量的微血管，微血管通过微循环运输营养物质、水分等至真皮层，真皮层中的透明质酸（HA）可以将游离水结合用以维持皮肤水分含量。所以微循环的速率对真皮层内源性水分的生成具有重要意义。

（2）中医机理　综合肌肤干燥症状分析结果和中医理论可将肌肤干燥总结为以下四个原因：

① 津液不足　中医中指津液在数量上的亏少，进而导致内则脏腑，外而孔窍、皮毛失其濡润滋养作用，在肌肤上则表现为干燥失润、水分不足；从皮肤生理的角度讲，皮肤津液不足，皮肤水分生成及运输能力减弱，从而导致皮肤干燥。

② 内热耗津　内热可加速肌肤中的津液耗损，出现干燥和体液丢失等症状；从皮肤生理的角度讲，皮肤受外界环境影响促进炎症因子等其他有害物质产生，导致水分运输及在皮肤中的保持能力减弱，严重时可使肌肤呈现糠麸、脱屑之态。

③ 屏障不固　角质层皮肤屏障为皮肤保湿的核心，表皮层位于肌肤的最外层，直接与外界环境接触，是人体的第一道屏障。如果肌肤屏障功能受损，肌肤的水分散失会变得容易，从而导致肌肤干燥问题。

④ 肌肤营养缺乏　有效营养（如维生素、微量元素等）的补充对于维持肌肤健康必不可少。如果肌肤缺乏营养，会使表皮细胞代谢和自我更新能力受损，影响肌肤屏障功能，从而引起肌肤干燥。

2．解决皮肤干燥问题的途径

从生理学机理角度来看，主要通过维护皮肤屏障功能、增加内源性水分生成、促进内源性水分转运来解决肌肤干燥问题；从中医角度来看，主要通过"固水护屏""补液生津""清热消炎""养润滋阴"四个途径来解决肌肤干燥问题。

3．植物保湿组合物组方设计

按照中医"君、臣、佐、使"组方原则，取紫松果菊（君）固水护屏之蕴、金钗石斛（臣）补液生津之功、采苦参（佐）清热消炎之效、收库拉索芦荟、宁夏枸杞（使）滋阴润养之益，形成植物保湿组合物（见图8-2）。

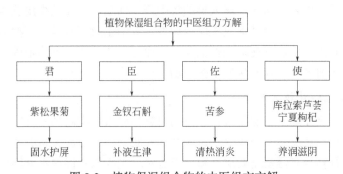

图 8-2　植物保湿组合物的中医组方方解

皮肤本态测试结果显示，肌肤屏障受损即经皮水分散失增加为肌肤干燥人群和正常人群的主要差异，故选择具有固水护屏作用的紫松果菊（*Echinacea purpurea*）为君药。紫松果菊又名紫锥菊，是优良的免疫促进剂及免疫调节剂，其富含的多糖成分（如 4-甲氧基葡萄糖醛、阿拉伯糖、木聚糖等）具有显著的增强体液免疫功能。它在民间被用于治疗外伤、湿疹等，对改善皮肤屏障功能、提高肌肤自身免疫力具有促进作用。植物保湿组合物以紫松果菊为君，取其固水护屏之效。

依据皮肤干燥机理，皮肤内源性水分的缺乏同样为干燥肌肤与正常肌肤的主要差异。金钗石斛俗称"千年润"，是传统的补液生津草本。现代研究表明，金钗石斛（*Dendrobium nobile*）多糖不仅具有外源性补水保湿功效，而且可以促进表皮角质形成细胞中水通道蛋白 3 的表达，故植物保湿组合物以金钗石斛为臣，取其补液生津之效。

从皮肤生理学的角度来分析，炎症因子及其他"热毒"抑制了皮肤内源性水分转运，导致内源性水分向肌肤表面角质层的转运受阻，使得肌肤干燥缺水。苦参（*Sophora flavescens*）是传统的清热良药，并且据《药性论》记载苦参具有"治热毒风、皮肌烦燥生疮"的功效。因此，植物保湿组合物以苦参为佐，取其清热消炎之效。

根据皮肤生理学分析，肌肤营养缺乏，会使肌肤屏障受损，故需以滋阴润养调理。库拉索芦荟（*Aloe barbadensis*）自古就有护肤佳品之誉，芦荟中含有的某些氨基酸及金属盐等，与人体肌肤所含天然保湿因子成分相同，使其保湿特性更加突出。芦荟中富含的多糖成分渗透能力较强，更容易被肌肤吸收，从而起到养润肌肤的作用。枸杞始载于《神农本草经》，并列为上品，尤以宁夏枸杞（*Lycium barbarum*）品质最佳。《本草纲目》记载枸杞具有"甘平而润，性滋补"的特点，是滋阴养生的佳品。宁夏枸杞富含胡萝卜素、维生素 A、钙、铁等营养物质，可以活化皮肤细胞，促进细胞新陈代谢，改善肌肤锁水功能，有助于肌肤保持充盈饱满、光滑细腻的状态。植物保湿组合物以库拉索芦荟和宁夏枸杞为使，取其滋阴润养之效。

综合皮肤本态测试结果以及皮肤保湿机理，最终确定组方。组方中紫松果菊固水护屏的功效可以解决肌肤干燥人群的屏障修复问题，从而减少皮肤水分散失；金钗石斛可以补充皮肤水分并促进皮肤内源性水分的生成和转运；苦参清热消炎可以清除抑制皮肤内源性水分转运的炎症因子；库拉索芦荟和宁夏枸杞因养润滋阴而具有维持皮肤水油平衡和营养状态平衡的功效。

4. 保湿功效化妆品的评价

通过后续研究基于本态结果设计出的植物保湿组合物对 FLG、CLDN-1 及 AQP3 表达量的影响、对皮肤水分含量的影响及其对肌肤整体滋润状态的改善情况，确认植物保湿组合物具有修复角质层屏障、促进水分生成以及促进水分转运的作用，从而可使肌肤充盈饱满、细腻滋润。

通过红细胞溶血试验、3T3 光毒性试验、多次皮肤刺激试验以及人体斑贴试验研究植物保湿组合物对皮肤的刺激性、光毒性、局部耐受性以及潜在的不良反应，结果表明基于本态结果设计出的植物保湿组合物安全性良好，对皮肤无刺激性、无光毒性、无不良反应。

对基于本态结果设计出的植物保湿组合物进行小试工艺优化，得到最优的条件为：料液比 1：100，提取温度 100℃，提取时间 3h。根据此小试工艺进行中试放大，经中试生产，证明该工艺可行，且生产产品质量符合要求，与小试产品各项指标基本一致。

　　该项实例充分说明运用皮肤本态的数据结果能够针对肌肤问题展开研发思路，进而有效快速地指导化妆品原料开发工作。

第二节　皮肤本态在皮肤屏障修复剂开发中的应用

一、瘙痒皮肤本态特征

　　研究表明老年皮肤瘙痒是一种十分常见的皮肤问题，有调查对 484 例老年人进行研究，结果表明其中 366 例（75.6%）有不同程度的瘙痒症状。其他研究也报道了老年人皮肤瘙痒盛行的情况：波兰老年人瘙痒达 34.8%，尼泊尔和美国分别为 37.5%、64%。统计数据表明瘙痒累及常见部位为小腿、背部、手臂。一项墨西哥国内研究显示：老年人慢性瘙痒最常见的身体区域为腿、背部、头皮和臂，可见瘙痒的出现伴随特定的人体分布。而人体的不同部位皮肤屏障功能也存在差异，腿部与其他部位相比皮肤水分含量较低、经皮水分散失高、油脂含量少，此相关性提示瘙痒多发于腿部可能与腿部皮肤屏障功能低有密切关系。另外，瘙痒多发于夜晚和秋冬季节的特点可能与上述时间段皮脂分泌降低有关。皮脂分泌率在夜间最低，仅为分泌率最高的早晨的 50%，秋冬季节温度较低并且较为干燥都会导致皮脂分泌率的降低，与春季和夏季相比有明显差异。

　　对瘙痒皮肤的本态特征，已在第五章进行了详细的分析。根据前述本态研究结果可知：瘙痒老年人皮肤同正常老年皮肤相比水分含量降低，经皮水分散失升高，pH 值升高，油脂含量降低，角质层厚度变薄。下面将从内外两大因素对瘙痒的成因进行论述。

　　导致皮肤瘙痒内部原因可总结为以下四个方面：

　　（1）老年皮肤瘙痒人群皮肤水分含量较低。影响皮肤水分含量的内部因素是角质层中天然保湿因子含量和水通道蛋白的表达。老年人皮肤水分含量下降，是由于衰老皮肤中神经酰胺的减少和 AQP3 表达下降，神经酰胺的减少可能继发于神经酰胺生成酶的水平降低，AQP3 表达下降与紫外线曝露积累有关系，水分含量下降导致皮肤屏障功能降低，有研究发现有瘙痒症状的老年人角质层含水量减少，与本研究结论一致。

　　（2）老年皮肤瘙痒人群经皮水分散失较高。经皮水分散失是评估皮肤屏障功能最常用的重要指标，衰老皮肤皮脂腺和汗腺活动减少使皮肤水分损耗增加，瘙痒皮肤本态结果显示经皮水分散失升高与老年人皮肤瘙痒程度的增加有密切关系，经皮水分散失越高，皮肤屏障功能越低，皮肤受外界不良刺激影响的概率越大。

（3）老年皮肤瘙痒人群 pH 值较高。pH 值升高影响脂质代谢相关的酶的活性，如 β-葡萄糖脑苷脂酶和酸性鞘磷脂酶等，导致角质层神经酰胺含量的下降，皮肤变得干燥；同时，pH 值升高，皮肤中的丝氨酸蛋白酶的活性增强，降解桥粒体，使桥粒体的数目减少，导致角质层的致密性降低，细胞的脂质蛋白质膜和角质细胞的胞间连接被破坏，角质层厚度变薄，导致皮肤的屏障功能逐渐消亡，从而造成瘙痒。此外，丝氨酸蛋白酶的活性增强，会导致蛋白酶活化受体 2（protease-activated receptor2，PAR2）被激活，PAR2 被发现在主脊传入神经元表达，在类胰蛋白酶的刺激下神经元释放 P 物质和降钙素基因相关肽。蛋白酶使受体在细胞外裂解暴露肽配体，肽配体诱导 PAR2 自身活化激活磷脂酶 C，磷脂酶 C 分解 4,5-二磷酸磷脂酰肌醇为三磷酸肌醇和甘油二酯。甘油二酯激活蛋白激酶 C，蛋白激酶磷酸化并激活 TRPV1，导致瘙痒感，可能是 pH 值诱发瘙痒的另一个途径。

（4）老年皮肤瘙痒人群皮肤表面脂质含量较低。研究显示油脂含量降低也与老年皮肤瘙痒有密切关系，皮肤表面脂质是皮肤屏障的重要组成部分，它主要来自皮脂腺和表皮细胞，能防止皮肤水分流失，以保护皮肤免受伤害，油脂的分泌与年龄、温度、昼夜、湿度、紫外线、营养、激素、细胞因子等多种因素有关，表皮细胞分泌的脂质主要由神经酰胺、胆固醇和游离脂肪酸等组成，具有参与细胞的代谢和维持正常的屏障功能的作用，老年人皮肤中神经酰胺和游离脂肪酸含量下降，油脂含量降低，皮肤不能维持正常屏障功能，导致瘙痒易发。

生活习惯则是诱发瘙痒的重要外因，对皮肤屏障有很大影响。有研究显示使用碱性洗衣用品、洗澡频率每周 3 次以上、洗澡温度偏高、使用碱性洗澡用品、洗澡后不使用护肤品、护肤方面花费较少、着装为化学纤维、饮水较少、吃辛辣食物、经常饮用咖啡浓茶、经常吸烟、作息不规律、情绪状态不佳的志愿者瘙痒发生率高。碱性洗衣用品、碱性洗澡用品会导致皮肤表面 pH 值增高，肥皂和洗衣粉与洗衣液相比碱性较大，香皂比洗手液碱性大，长期接触会导致皮肤 pH 值增高，皮肤屏障功能下降，导致瘙痒。洗澡频率过高、洗澡后不使用护肤品、护肤方面花费较少会导致皮肤水分和油脂含量下降。洗澡温度偏高，提高皮肤温度可以降低神经对瘙痒性刺激的阈值，使瘙痒神经较为敏感。有研究显示衣物面料是加重特应性皮炎患者瘙痒程度的重要因素，衣物接触对皮肤屏障有影响，贴身着化学纤维材料的衣物会增加对皮肤的摩擦刺激，从而损伤皮肤、降低皮肤水分含量、刺激皮肤，诱发皮肤瘙痒。

有研究认为饮水较少可能会降低皮肤水分含量，但本实验并没有发现饮水较少对皮肤屏障的影响，可能是样本量较少的原因。本研究结果显示食用辛辣食物是瘙痒的危险因素，然而有研究显示食用辛辣食物会使皮脂增加，与瘙痒人群皮脂降低的结果相反，推断其导致瘙痒的途径并非通过改变皮肤屏障功能。Lee 等发现食用辛辣食物会导致 TRPV1 活跃，可能是辛辣食物引发瘙痒的原因。经常饮用咖啡浓茶易引发瘙痒，被认为是与过敏原有关。经常吸烟也是影响瘙痒的生活习惯之一，重度吸烟者与不吸烟者相比皮肤弹性纤维变性，基质金属蛋白酶（matrix metaloproteinase 1，MMP-1）的基因表达更高。香烟烟雾促使机体内自由基增多，同时促进弹性蛋白酶的释放，加速衰老。香烟烟雾提取物对脂质合成呈双向调节作用，高浓度时抑制脂质合成，可能由苯并芘通过芳香烃受体（AhR）起主要作用；而低浓度时促进脂质合成，可能由尼古丁通过乙酰胆碱受体（AChRα7）起主要作用。作息不规律、情绪状态不佳等精神因素影响表皮通透屏障功能，可能与体内皮质激素的改变有关，动物精神受到刺激或换新环境时，血中皮质类固醇激素水平升高，通过系统给皮质类固醇激素能降低皮肤通透屏障功能的恢复速度。精神因素还影响表皮板层小体的量和表皮脂类的合成，压力可能使皮脂增加。压力状态下引起神经元释放瘙痒介质 P 物质可能是压力对瘙痒造成影响的原因。

另外，对于瘙痒人群皮肤本态的研究显示皮肤水分含量、经皮水分散失、pH 值、油脂含量、角质层厚度对皮肤瘙痒强度的影响大小顺序为：经皮水分散失>水分含量>pH 值>油脂含量>角质层厚度，止痒化妆品可优先考虑具有降低经皮水分散失功效的原料。

二、皮肤屏障修复剂的开发

1. 皮肤屏障修复剂的设计

瘙痒老年人皮肤具有水分含量低、经皮水分散失高、pH 值高、油脂含量低、角质层厚度薄的特点，由于目前使用的止痒剂有短效或具有一定副作用的缺点，使用化妆品修复皮肤屏障改善这些生理参数应该是安全有效的止痒途径，同时涂抹化妆品止痒的方式在老年人中接受度较高。

屏障修复剂能有效地修复皮肤屏障、维持皮肤正常水分含量，且不良反应较小，有后续维持的效果。封闭性保湿剂和吸湿性保湿剂多半只能在皮肤表面起到短时间的保湿作用。生理性脂质则可以通过调节角质层中脂质起到长期的皮肤屏障修复作用。

神经酰胺占皮肤角质层脂质的 40%～50%，是鞘氨醇碱和脂肪酸链通过酰胺键连接而成的一类脂质，是维持皮肤屏障作用的重要组分之一。去除角质层中的神经酰胺就会使皮肤屏障功能丧失，局部使用适量的天然神经酰胺或合成的神经酰胺及其类似物可以使因有机溶剂或表面活性剂损伤的皮肤屏障功能得到恢复。人角质层中含有 12 种神经酰胺，不同碳链长度的神经酰胺对皮肤屏障功能的影响不同。有研究显示，伴有皮肤屏障功能障碍的银屑病患者的角质层脂质成分中神经酰胺 1、神经酰胺 3 和神经酰胺 6 含量降低。添加 0.02%神经酰胺 3 的润肤剂比添加 0.02%神经酰胺 1 的润肤剂修复皮肤屏障功能的效果更显著。

游离脂肪酸占角质层细胞间脂质总量的 15%左右，人体表皮含有多种不同碳链长度（$C_{12} \sim C_{30}$）的游离脂肪酸，其中 $C_{16:0}$、$C_{18:0}$、$C_{20:0}$、$C_{22:0}$、$C_{24:0}$ 的含量分别约为 1.8%、4.0%、7.6%、47.7%、38.9%，二十二烷酸是含量最多的游离脂肪酸。在游离脂肪酸缺乏的皮肤表面，外源性补充游离脂肪酸也有助于皮肤屏障功能的恢复。角质层中短链脂肪酸含量的增多、长链脂肪酸含量的减少可能导致皮肤脂肪组织致密程度下降，从而影响皮肤屏障功能。Dana 等指出当健康人角质层细胞间的长链脂肪酸被短链脂肪酸代替时，会影响皮肤组织的层状结构，从而导致皮肤屏障功能障碍。Jeroen 等在研究特应性皮炎患者皮脂变化情况时发现，患者皮损和非皮损部位长链脂肪酸的含量均有所下降，短链脂肪酸的含量增加明显；并且当脂肪酸链由 $C_{22} \sim C_{24}$ 下降为 C_{16} 时，脂肪组织的紧密度下降，皮肤屏障功能障碍加重。

胆固醇是角质层里面最主要的醇类物质，具有维持皮肤屏障功能的作用。当胆固醇合成受阻或含量下降时同样伴随着皮肤屏障功能异常现象。研究发现，特应性皮炎患者皮肤中胆固醇的含量有所下降。

根据以上论述，正确配比的生理性脂质混合物能够用于局部治疗各种类型的皮炎，改善敏感皮肤和干燥皮肤的整体状况。神经酰胺、胆固醇和游离脂肪酸三者以 3:1:1 的比例混合，修复皮肤屏障效果最优。局部外用脂质一旦应用会迅速穿过角质层细胞被颗粒层细胞吸收，如果外用脂质混合物明显不同于角质层细胞合成的脂质，外用脂质混合物会显著改变体内分泌脂质的摩尔浓度，导致异常脂质复层板层膜形成，从而影响皮肤屏障功能。

天然植物中也存在具有修复皮肤屏障功能的油脂成分。乳木果油中富含月桂酸、肉豆蔻酸、棕榈酸、十九烷酸、花生酸、山萮酸等脂肪酸，它们与人体角质层脂质成分接近，极易被吸收，可以防止皮肤干燥，具有良好的皮肤屏障修复效果。具有皮肤屏障修复作用的天然植物提取物还有葡萄籽油、青刺果油、澳洲坚果油等。

通过制备含有二十二烷酸 1.27%、胆固醇 1.43%、神经酰胺 3.73%、乳木果油35%、凡士林 35%、其他基质 23.57%的皮肤屏障修复剂并研究其止痒功效，结果显示修复皮肤屏障可达到安全地缓解瘙痒的目的。游离脂肪酸是细胞间脂质的重要组成成分，对于维持正常皮肤屏障功能有重要作用，老年人缺乏游离脂肪酸，外源性补充游离脂肪酸可提高皮肤屏障修复功能。二十二烷酸是角质层含量最多的游离脂肪酸，占脂肪酸总量的 47.8%，且属于长链脂肪酸，其含量增高有助于修复皮肤屏障功能。神经酰胺占皮肤角质层脂质含量的 40%～50%，是维持皮肤屏障作用的重要组分之一，神经酰胺 3 是长链神经酰胺，并且其在皮肤中的含量降低与皮肤屏障受损有密切关系，涂抹含有神经酰胺 3 的化妆品有较好的修复皮肤屏障效果，可降低经皮水分散失，增加角质层厚度。神经酰胺、胆固醇和游离脂肪酸以 3:1:1 的比例混合，修复皮肤屏障的效果最优。乳木果油中富含月桂酸、肉豆蔻酸、棕榈酸等脂肪酸，与人体角质层脂质成分接近，对皮肤有修复作用。凡士林为封闭性保湿剂，在皮肤表面形成防止水分蒸发的保护层，可提高皮肤水分含量。研究结果表明，皮肤屏障修复剂具有良好的修复皮肤屏障效果，同时具有较好的止痒功效。

2．皮肤屏障修复剂的评价

本小节对皮肤屏障修复剂的皮肤屏障修复效果及其止痒功效进行评价，通过无创测试手段评估皮肤水分含量、经皮水分散失量、皮肤表面 pH 值、皮肤角质层厚度的改变，通过调查问卷评估缓解瘙痒的效果。

如图 8-3，使用皮肤屏障修复剂前志愿者平均皮肤水分含量为 32.67±5.51，使用后第一周平均皮肤水分含量为 37.50±6.13，与使用前相比显著升高（$P<0.01$），使用后第二周、第三周平均皮肤水分含量分别为 42.47±6.40、42.53±5.95，与使用前比较显著升高（$P<0.05$）。

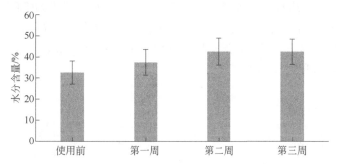

图 8-3　使用皮肤屏障修复剂前后的皮肤水分含量

如图 8-4，使用皮肤屏障修复剂前志愿者平均经皮水分散失量为(14.11±6.75)g/(h·m²)，使用后第一周平均经皮水分散失量为(11.90±4.04)g/(h·m²)，与使用前相比显著降低（$P<0.01$），使用后第二周、第三周平均经皮水分散失量分别为 (10.16±2.58)g/(h·m²)、(10.06±4.24)g/(h·m²)，与使用前比较显著降低（$P<0.05$）。

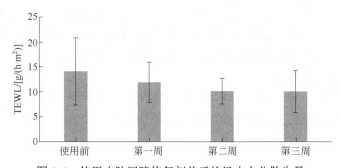

图 8-4　使用皮肤屏障修复剂前后的经皮水分散失量

如图 8-5，使用皮肤屏障修复剂前志愿者平均皮肤 pH 值为 6.61±0.85，使用后第一周平均 pH 值为 6.10±0.54，与使用前相比显著降低（$P<0.01$），使用后第二周、第三周平均 pH 值分别为 5.84±0.51、5.71±0.49，与使用前比较显著降低（$P<0.05$）。

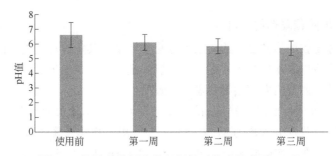

图 8-5　使用皮肤屏障修复剂前后的皮肤表面 pH 值

如图 8-6，使用皮肤屏障修复剂前志愿者平均角质层厚度为(9.05±1.04)μm，使用后第一周平均角质层厚度为(9.99±1.21)μm，与使用前相比显著升高（$P<0.01$），使用后第二周、第三周平均角质层厚度分别为(10.99±1.57)μm、(11.04±0.80)μm，与使用前比较显著升高（$P<0.05$）。

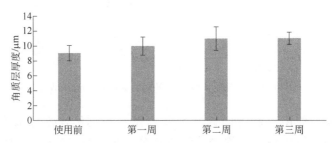

图 8-6　使用皮肤屏障修复剂前后的皮肤角质层厚度

研究结果表明，皮肤屏障修复剂具有良好的修复皮肤屏障效果，同时具有较好的止痒功效。

通过红细胞溶血试验、3T3 光毒性试验、多次皮肤刺激试验以及人体斑贴试验研究植物保湿组合物对皮肤的刺激性、光毒性、局部耐受性以及潜在的不良反应，结果表明基于本态结果设计出的皮肤屏障修复剂安全性良好，对皮肤无刺激性、无光毒性、无不良反应。

该项实例充分说明运用皮肤本态的数据结果能够起到针对肌肤问题展开研发思路，进而有效快速地指导化妆品配方的开发工作。

参 考 文 献

[1] Liu W, Lai W, Wang X M, et al. Skin phototyping in a Chinese female population: analysis of four hundred and four cases from four major cities of China[J]. Photodermatology Photoimmunology & Photomedicine, 2006, 22(4): 184.

[2] 王学民. 敏感性皮肤的认识与评判[J]. 临床皮肤科杂志, 2003, 32(11): 685-686.

[3] 曹畅, 华薇, 王伟霞, 等. 青年女性面部皮肤类型与皮肤生理参数相关性初探[C]//2015全国中西医结合皮肤性病学术年会论文汇编, 2015.

[4] Wei L, Xue Min W, Wei L, et al. Skin color measurement in Chinese female population: analysis of 407 cases from 4 major cities of China[J]. International Journal of Dermatology, 2007, 46(8): 835-839.

[5] Kim E, Han J, Park H, et al. The effects of regional climate and aging on seasonal variations in Chinese women's skin characteristics[J]. Journal of Cosmetics Dermatological Sciences & Applications, 2017, 7(2): 164-172.

[6] 文翔, 蒋献, 卞彩云, 等. 三种无创性方法评价女性年龄与皮肤纹理、粗糙度、弹性的关系[J]. 四川大学学报(医学版), 2009, 40(2): 364-366.

[7] 唐莉, 李利, 邓次冰, 等. 女性皮肤弹性与年龄和部位的相关性研究[J]. 中国美容医学杂志, 2005, 14(6): 743-745.

[8] 万苗坚, 苏向阳, 谢淑霞, 等. 季节因素对广州地区健康女性面部皮肤粗糙度指标的影响及校正[J]. 皮肤性病诊疗学杂志, 2010, 17(5): 340-343.

[9] 万苗坚, 苏向阳, 董佳辉, 等. 季节的变化对广州地区健康女性面部皮肤弹性的影响及校正[J]. 中国美容医学杂志, 2010, 19(10): 1497-1500.

[10] 万苗坚. 季节变化和紫外线照射对广州地区健康女性皮肤生理指标的影响[D]. 广州: 中山大学, 2010.

[11] 万苗坚, 谢小元, 易金玲, 等. 季节的变化对广州市健康女性皮肤角质层含水量的影响及校正[J]. 皮肤性病诊疗学杂志, 2012, 19(2): 65-68.

[12] 李艳. 皮肤颜色与部位、年龄、性别的关系[D]. 成都: 四川大学, 2006.

[13] 李利, Mary S Mac, Marsaut D, 等. 白种人女性皮肤纹理与年龄和部位相关性研究[J]. 中华医学美学美容杂志, 2004, 10(1): 13-17.

[14] Tsukahara K, Kakuo S, Moriwaki S, et al. The characteristics of aromatase deficient hairless mice indicate important roles of extragonadal estrogen in the skin[J]. The Journal of Steroid Biochemistry and Molecular Biology, 2008, 108(1-2): 82-90.

[15] 李丁, 吕圭源, 陈素红, 等. 激光多普勒血流成像技术检测月经周期指甲微循环血流量的初步研究[J]. 中国妇产科临床杂志, 2012, 13(4): 282-284.

[16] Wang S, Zhang G, Meng H, et al. Effect of exercise-induced sweating on facial sebum, stratum corneum hydration, and skin surface pH in normal population[J]. Skin Research and Technology: Official Journal of International Society for Bioengineering and the Skin (ISBS) [and] International Society for Digital Imaging of Skin (ISDIS) [and] International Society for Skin Imaging (ISSI), 2013, 19(1): e312.

[17] 江以立—ㄋ厶, 王学民, 林银芬, 等. 两种不同状态下正常人体面部皮肤生理参数对比[J]. 临床皮肤科杂志, 1996(3): 143-145.

[18] Fan G B, Wu P L, Wang X M. Changes of oxygen content in facial skin before and after cigarette smoking[J]. Skin Research & Technology, 2012, 18(4): 511-515.

[19] 王巧伟. 北京地区环境空气污染物对每日荨麻疹门诊人次的短期影响[D]. 合肥: 安徽医科大学, 2016.

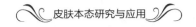

[20] 李永荷, 王旭英, 王巧伟, 等. 北京市某医院皮炎患者门诊量与空气污染的相关性研究[J]. 中华皮肤科杂志, 2015(12): 835-839.

[21] 吕宏梅, 王旭英, 王巧伟, 等. 北京市空气污染对湿疹患者门诊量影响的时间序列研究[J]. 临床皮肤科杂志, 2016(5): 328-331.

[22] 刘玮. 空气污染与皮肤初探——北京郊区城区皮肤差异的临床检测分析[J]. 中国化妆品, 2015(1): 48-55.

[23] 金西英. 中国女性对于化妆品成分的皮肤敏感性研究[Z]//中国香料香精化妆品工业协会. 中国香料香精化妆品工业协会第十一届中国化妆品学术研讨会论文集, 2016: 7.

[24] 田燕, 王学民, 赖维, 等. 北京和上海部分人群对紫外线的认知和防护[J]. 临床皮肤科杂志, 2009, 38(6): 345-348.

[25] 谢淑霞, 张云青, 王玲, 等. 大学生痤疮患者治疗情况流行病学分析[J]. 中国全科医学, 2014(19): 2265-2267.

[26] 谢淑霞, 张云青, 王玲, 等. 痤疮对大学生人格倾向及生活质量的影响[J]. 中国病毒病杂志, 2010(5): 324-326.

[27] 王青, 周成霞, 孟慧敏, 等. 中国人面部毛孔粗大测量和影响因素分析[C]//中国化妆品学术研讨会, 2010.

[28] 谈益妹, 王学民, 周玉田. 一种皮脂分泌量定量测定方法的建立[J]. 日用化学工业, 2002, 32(5): 69-71.

[29] 蒋小月, 李利, 蒋献. 赛维皮肤检测仪皮肤颜色测定重复性研究——与日本美能达 CD-2600 分光光度计及德国 MX-18 红斑/黑素指数测量仪的对比研究[J]. 中国美容医学, 2006, 15(4): 387-390.

[30] 李淑媛, 王学民, 高延瑞, 等. 电流感觉阈值在诊断神经源性敏感性皮肤中的意义[J]. 临床皮肤科杂志, 2014, 43(1): 11-13.

[31] Tian Y, Wang Y X, Gu W J, et al. Physical measurement and evaluation of skin color changes under normal condition and post-ultraviolet radiation: a comparison study of Chromameter CM 2500d and Maxmeter MX18[J]. Skin Research and Technology, 2011, 17(3): 304-308.

[32] 赖维, 刘玮, 王学民, 等. 2003 年度 5 城市化妆品皮肤病监测结果分析[J]. 临床皮肤科杂志, 2005, 34(7): 430-432.

[33] Zou Y, Wang X, Fan G. Improvement of the facial evenness of leave‐on skincare products by a modified application method in Chinese women[J]. International Journal of Cosmetic Science, 2015, 37(2): 229.

[34] 万苗坚, 赖唯, 谢淑霞, 等. 108 例化妆品皮肤不良反应的临床分析[J]. 临床皮肤科杂志, 2002, 31(2): 94-95.

[35] 李文海, 陈周, 张建中. 皮肤老化的新形式——热老化[J]. 临床皮肤科杂志, 2010, 39(10): 667-669.

[36] 毛政旦. 中国人皮肤相对湿度的地理分布[J]. 气象, 1994, 20(8): 12-16.

[37] 丁晓平. 海边日光照射对人体皮肤的影响[J]. 中国疗养医学, 2012(3): 215-217.

[38] 李秀丽, 廖万清, 卢忠. 上海地区 100 例正常人紫外线最小红斑值测定[J]. 中国麻风皮肤病杂志, 2008, 24(5): 356-357.

[39] 李世军, 汪宇, 张伟, 等. 贵阳地区 190 例正常人紫外线最小红斑量测定[J]. 贵州医科大学学报, 2016, 41(9): 1075-1078.

[40] 曾海, 闫毅, 黄春平. 赣南地区 135 例正常人紫外线最小红斑量测定[J]. 中华皮肤科杂志, 2009, 42(9): 648-648.

[41] 赵文青. 广西南宁地区 132 例正常人紫外线最小红斑量测定[J]. 临床皮肤科杂志, 2011, 40(6): 352-353.

[42] 王丽英, 陈昆, 常宝珠, 等. 118 例志愿者紫外线最小红斑量值测定[J]. 中华皮肤科杂志, 2005, 38(2): 80-82.

[43] 冯舸, 张美华, 毕志刚. 南京地区正常人窄谱和广谱中波紫外线最小红斑量测定[J]. 临床皮肤科杂志, 2004, 33(5): 272-274.

[44] 崔浣莲, 李官跃, 刘晓英, 等. 三地区人群 600 例皮肤颜色调查[J]. 中华皮肤科杂志, 2012, 45(12): 891-893.

[45] 袁超, 温海, 王学民, 等. 上海地区健康成人不同部位皮肤颜色调查与分析[J]. 中国美容医学杂志, 2010, 19(2): 229-232.

[46] 王鸿谟. 中国四大城市女性面色数字化规律研究[C]//全国中西医结合诊断学术会议论文选集, 2006.

[47] 薛丽飞. 自然环境对人体体质的研究进展[J]. 江西中医学院学报, 2006, 18(3): 72-73.

[48] 彭胜权, 李迎敏, 林培政, 等. 岭南温病研究[J]. 新中医, 1997(10): 2-4.

[49] 苏中昊, 章权. 脾胃虚寒型慢性胃炎 54 例体质辨证分析[J]. 浙江中医杂志, 2003, 38(3): 120-120.

[50] 王琦, 朱燕波. 中国一般人群中医体质流行病学调查——基于全国 9 省市 21948 例流行病学调查数据 [J]. 中华中医药杂志, 2009, 24(1): 7-12.

[51] 徐艳明, 王雪, 张宁, 等. 中医体质与皮肤粗糙度、平滑度、皱纹的相关性研究 [J]. 中国美容医学, 2012, (05): 751-753.

[52] 谢胜, 周晓玲, 侯秋科, 等. 广西地区人群中医体质类型调查与分析报告[J]. 中医药导报, 2012(2): 24-26.

[53] 梁惠陶, 杨志敏, 曾旭芳, 等. 广州地区人群中医体质类型基础信息调查[J]. 广东医学, 2009, 30(10): 1550-1552.

[54] 吴承玉, 骆文斌, 王娜娜, 等. 江苏地区 2043 例中医体质流行病学调查研究[J]. 中国中医基础医学杂志, 2009(2): 138-140.

[55] 李杰, 吴承玉, 马志明, 等. 青海地区中医体质类型分布研究[J]. 中国高原医学与生物学杂志, 2009, 30(4): 261-263.

[56] 宋雅琳. 中医体质地域性研究现状[J]. 医学信息, 2015, 28(28) : 390-391.

[57] 曲建宁, 王济, 赵亚, 等. 中国城市女性面部皮肤状态与中医体质类型相关性研究[J]. 中国中医药信息杂志, 2014, 21(10): 22-25.

[58] 莳茂强, 刘俐, 吕成志. 角质层的含水量及其对皮肤生物功能的影响[J]. 临床皮肤科杂志, 2008, 37(12): 816-818.

[59] 赵毅, 贺妍婕, 杜干, 等. 中国不同区域城市居民皮肤水分调研[C]//2015 中国·上海全国香料香精化妆品专题学术论坛, 2015.

[60] 刘玮, 蔡瑞康. 皮肤衰老与皮肤光老化[C]//中国化妆品学术研讨会. 2002.

[61] 高倩. 我国不同纬度地区人群紫外线暴露评价及皮肤老化特征研究[D]. 沈阳:中国医科大学, 2011.

[62] 杨茜, 田景玉, 杨景, 等. 贵州西部高原 5278 例紫外线致病知识和防晒方式调查分析[J]. 中国皮肤性病学杂志, 2012(3): 238-240.

[63] 夏济平, 孙蔚凌, 鲁严, 等. 南京人群对防晒的认知和行为及面部皮肤光老化的研究——974 例南京人群的调查[C]//中华医学会全国皮肤性病学术年会. 2010.

[64] 刘扬, 王灿. 我国东北地区紫外线辐射对皮肤早期损伤的流行病学研究[J]. 环境与健康杂志, 1997(5): 196-198.

[65] 赵琛, 朱威, 连石. 北京地区 176 名健康女性面部皮肤自然老化和光老化特征分析[J]. 现代医学, 2013(1): 19-22.

[66] Nouveau-Richard S, Yang Z, Mac-Mary S, et al. 皮肤老化:中国人和欧洲人的比较一项探索性研究[C]//中国化妆品学术研讨会. 2006.

[67] 马慧军, 朱文元. 皮肤光老化的临床评价[J]. 中华医学美学美容杂志, 2005, 11(4): 250-252.

[68] 张宝堃. 四川气候区域[J]. 气象学报, 1941(Z1): 3-109.

[69] Miyamoto K, Hillebrand G G, Schnell B, et al. 居住在日本南北方的女性面部皮肤老化程度不同的定量比较[C]//中国化妆品学术研讨会. 2000.

[70] Lock-Andersen J, Therkildsen P, De Olivarius F F, et al. Epidermal thickness, skin pigmentation and constitutive photosensitivity [J]. Photodermatology, Photoimmunology & Photomedicine, 1997, 13(4): 153-158.

[71] Roh K Y, Kim D, Ha S J, et al. Pigmentation in Koreans: study of the differences from caucasians in age, gender and seasonal variations [J]. British Journal of Dermatology, 2001, 144(1): 94-99.

[72] De Paepe K, Houben E, Adam R, et al. Seasonal effects on the nasolabial skin condition [J]. Skin Pharmacology

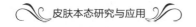

and Physiology, 2009, 22(1): 8-14.

[73] Egawa M, Oguri M, Kuwahara T, et al. Effect of exposure of human skin to a dry environment [J]. Skin Research and Technology, 2002, 8(4): 212-218.

[74] Youn S W, Na J I, Choi S Y, et al. Regional and seasonal variations in facial sebum secretions: a proposal for the definition of combination skin type [J]. Skin Research and Technology, 2005, 11(3): 189-195.

[75] 钱革, 韩露露, 邓丹琪. 青年油性皮肤人群面部皮肤部分生理功能的季节变化[J]. 中国美容医学杂志, 2013, 22(23): 2292-2294.

[76] Dyer D G, Dunn J A, Thorpe S R, et al. Accumulation of Maillard reaction products in skin collagen in diabetes and aging [J]. The Journal of Clinical Investigation, 1993, 91(6): 2463-2469.

[77] Yin D, Brunk U T. Carbonyl toxification hypothesis of biological aging//Alvaro M-C. Molecular Basis of Aging[M]. Florida: CRC PRESS, 1995.

[78] 华薇, 李利. 皮肤角质层含水量的电学法测量[J]. 中国皮肤性病学杂志, 2015(3): 314-317.

[79] 岳学状, 朱文元. 皮肤的颜色及其测量[J]. 临床皮肤科杂志, 2003, 32(9): 554-556.

[80] 高洁, 朱文元, 骆丹. 无创性评估皮肤颜色的技术和方法[J]. 临床皮肤科杂志, 2008, 37(12): 819-821.

[81] 唐莉, 李利. 皮肤弹性无创性评价及在皮肤科的应用[J]. 中国美容医学杂志, 2007, 16(5): 710-712.

[82] 杨智荣, 王雪, 徐艳明, 等. 黑龙江地区女性年龄对皮肤水分及 pH 值的影响[J]. 中国美容医学杂志, 2013, 22(6): 640-642.

[83] 何永福, 耿彦, 华山, 等. 不同年龄段人群的皮肤角质层的含水量, 经表皮水分流失量, pH 值和皮脂的测定及其研究[C]//中国化妆品学术研讨会, 2004.

[84] 史月君, 刘之力, 辛淑君, 等. 大连市正常人皮肤表面皮脂和水分含量的研究[C]//中华中医药学会第九次中医皮肤科学术年会, 2012.

[85] Ohta H, Makita K, Kawashima T, et al. Relationship between dermato-physiological changes and hormonal status in pre-, peri-, and postmenopausal women[J]. Maturitas, 1998, 30(1): 55-62.

[86] 牟雁东, 杨小民, 巢永烈. 汉族人颌面部肤色与性别年龄的相关性研究[J]. 中华医学美学美容杂志, 2005, 11(1): 32-34.

[87] 李艳, 李利, 蒋小月, 等. 皮肤颜色和部位、年龄及性别的相关性研究[J]. 中国美容医学杂志, 2005, 14(5): 624-626.

[88] 宫爱民, 王忆勤, 燕海霞, 等. 上海地区健康人群面色指数的特征分析[J]. 长春中医药大学学报, 2011(5): 727-729.

[89] 林仲贤, 孙秀如. 中国人面部自然肤色色域范围及典型肤色色样的研制[J]. 心理学报, 1997, 29(4): 337-343.

[90] 李利, 唐莉, Mac-Mary S, 等. 皮肤纹理量化评价及在医学美容中的应用[J]. 中华医学美学美容杂志, 2005, 11(1): 53-55.

[91] 张洁尘. 中国女性面部皱纹分级方法的建立及应用研究[D]. 北京: 中国协和医科大学, 2010.

[92] 谷春静, 蒋大林. 皮肤纹理评价方法的研究[C]//首届国际医学影像学暨介入医学学术会议, 2005.

[93] 岳学状, 朱文元. 皮肤微循环的测量[J]. 中华医学美学美容杂志, 2006, 12(6): 380-381.

[94] 屈箫箫. 面部穴位温度和血流灌注对称性及针灸对其调整作用[D]. 北京: 中国中医科学院, 2009.

[95] 金兰, 刘阳阳, 孟向文, 等. 拔罐对健康人体背部皮肤血流量影响的初步观察[J]. 针灸临床杂志, 2010, 26(11): 4-5.

[96] 张东妍, 康尔恂. 雌激素与女性皮肤老化[J]. 中国老年学杂志, 2010, 30(4): 570-572.

[97] 李丁纯. 女性皮肤老化患者特征及相关因素研究[J]. 中国医药科学, 2012, 02(12): 184-185.

[98] Kane M A, Cox S E, Jones D, et al. Heterogeneity of crow's feet line patterns in clinical trial subjects [J]. Dermatologic Surgery, 2015, 41(4): 447-456.

[99] Tamatsu Y, Tsukahara K, Hotta M, et al. Vestiges of vibrissal capsular muscles exist in the human upper lip [J]. Clinical Anatomy: The Official Journal of the American Association of Clinical Anatomists and the British Association of Clinical Anatomists, 2007, 20(6): 628-631.

[100] 細矢由美子, 後藤譲治. 非接触型色彩分析装置による測色 (第 1 報) 照明光の照度が測色値に及ぼす影響 [J]. 小児歯科学雑誌, 1993, 31(2): 233.

[101] 郑冬梅, 戴振东, 弓娟琴. 青年与老年面部色度差异性研究初探[J]. 世界科学技术-中医药现代化, 2011, 13(2): 275-281.

[102] Hourblin V, Nouveau S, Roy N, et al. Skin complexion and pigmentary disorders in facial skin of 1204 women in 4 Indian cities [J]. Indian Journal of Dermatology, Venereology, and Leprology, 2014, 80(5): 395.

[103] De Rigal J, Des Mazis I, Diridollou S, et al. The effect of age on skin color and color heterogeneity in four ethnic groups [J]. Skin Research and Technology, 2010, 16(2): 168-178.

[104] Merinville E, Grennan G Z, Gillbro J M, et al. Influence of facial skin ageing characteristics on the perceived age in a Russian female population[J]. International Journal of Cosmetic Science, 2015, 37: 3-8.

[105] 蔄茂强, 辛淑君, Elias P M. 皮肤表面 pH 值及其临床意义[J]. 中国皮肤性病学杂志, 2007, 21(8): 503-505.

[106] Karinen R, Vilonen K, Niemel M. Biorefining: heterogeneously catalyzed reactions of carbohydrates for the production of furfural and hydroxymethylfurfural [J]. Chem Sus Chem, 2011, 4(8): 1002-1016.

[107] Cho C, Ruan P, Lee E, et al. Comparison of skin color between two A sian populations: according to latitude and UV exposure [J]. Journal of Cosmetic Dermatology, 2015, 14(1): 22-26.

[108] 武娜, 张东玲. 老年性皮肤瘙痒症的调查及病因分析[J]. 中国疗养医学, 2014, 23(4): 368-369.

[109] Yosipovitch G, Zucker I, Boner G, et al. A questionnaire for the assessment of pruritus: validation in uremic patients [J]. Acta Dermatovenereologica-Stockholm-, 2001, 81(2): 108-111.

[110] Phan N Q, Blome C, Fritz F, et al. Assessment of pruritus intensity: prospective study on validity and reliability of the visual analogue scale, numerical rating scale and verbal rating scale in 471 patients with chronic pruritus [J]. Acta Dermato-Venereologica, 2012, 92(5): 502-507.

[111] Reich A, Heisig M, Phan N Q, et al. Visual analogue scale: evaluation of the instrument for the assessment of pruritus [J]. Acta Dermato-Venereologica, 2012, 92(5): 497-501.

[112] Kido-Nakahara M , Katoh N , Saeki H , et al. Comparative Cut-off Value Setting of Pruritus Intensity in Visual Analogue Scale and Verbal Rating Scale[J]. Acta Dermato Venereologica, 2014, 95(3): 345.

[113] Darsow U, Mautner V F, Bromm B, et al. The Eppendorf pruritus questionnaire[J]. Der Hautarzt; Zeitschrift fur Dermatologie, Venerologie, und verwandte Gebiete, 1997, 48(10): 730-733.

[114] Weisshaar E, Apfelbacher C, J Ger G, et al. Pruritus as a leading symptom: clinical characteristics and quality of life in German and Ugandan patients [J]. British Journal of Dermatology, 2006, 155(5): 957-64.

[115] Long C, Marks R. Stratum corneum changes in patients with senile pruritus [J]. Journal of the American Academy of Dermatology, 1992, 27(4): 560-564.

[116] Valdes-Rodriguez R, Stull C, Yosipovitch G. Chronic pruritus in the elderly: pathophysiology, diagnosis and management [J]. Drugs & Aging, 2015, 32(3): 201-215.

[117] 刘肇瑞, 黄悦勤, 张华明, 等. 北京高二学生痤疮知识态度行为的现况调查[J]. 中华皮肤科杂志, 2003, 36(9): 519-520.

[118] 樊昕, 刘丽红, 郄金鹏, 等. 寻常痤疮患者面部皮肤特征的定量评价[J]. 实用皮肤病学杂志, 2013. 6(3): 143-145.

[119] 陶宇, 王艳东, 李杰, 等. 轻中度痤疮患者痤疮部位与正常部位皮肤生理参数的差异[J]. 齐齐哈尔医学院学报, 2016, 37(20) : 2543-2545.

[120] Fluhr J, Gloor M, Lazzerini S, et al. Comparative study of five instruments measuring stratum corneum

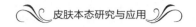

hydration (Corneometer CM 820 and CM 825, Skicon 200, Nova DPM 9003, Dermalab)[J]. Skin Research & Technology, 2010, 5(3): 171-178.

[121] 唐林林, 贾小慧, 刘成军. 经皮氧分压监测在微循环障碍/组织缺氧中的意义[J]. 儿科药学杂志, 2016(8): 51-54.

[122] 瓦普尼克. 统计学习理论[M]. 北京: 电子工业出版社, 2015.

[123] 薛毅. 统计建模与 R 软件[M]. 北京: 清华大学出版社, 2007.

[124] 张德然. 统计数据中异常值的检验方法[J]. 统计研究, 2003, 20(5): 53-55.

[125] 张尧庭, 方开泰. 多元统计分析引论[M]. 武汉: 武汉大学出版社, 2013.

[126] Anderson T W, 安德森, 张润楚, 等. 多元统计分析导论[M]. 北京: 人民邮电出版社, 2010.

[127] 王济川. Logistic 回归模型[M]. 北京: 高等教育出版社, 2001.

[128] 王济川, 郭志刚. Logistic 回归模型——方法与应用[M]. 北京: 高等教育出版社, 2001.

[129] 王晖, 陈丽, 陈垦, 等. 多指标综合评价方法及权重系数的选择[J]. 广东药学院学报, 2007, 23(5): 583-589.

[130] 邱东. 多指标综合评价方法[J]. 统计研究, 1990, 7(6): 43-51.

[131] 陈述云, 张崇甫. 多指标综合评价方法及其优化选择研究[J]. 数理统计与管理, 1994(3): 18-21.

[132] 程绪超, 陈新宇, 郭平. 基于改进 Elman 网络模型的软件可靠性预测[J]. 通信学报, 2011, 32(4): 86-93.

[133] 曹卫东, 朱远知, 翟盼盼, 等. 基于灰色 Elman 神经网络软件可靠性预测模型[J]. 计算机应用, 2016, 36(12): 3481-3485.

[134] 焦李成. 神经网络系统理论[M]. 西安: 西北工业大学出版社, 1990.

[135] 张乃尧. 神经网络与模糊控制[M]. 北京: 清华大学出版社, 1998.

[136] 周开利. 神经网络模型及其 MATLAB 仿真程序设计[M]. 北京: 清华大学出版社, 2005.

[137] 刘思峰, 蔡华, 杨英杰, 等. 灰色关联分析模型研究进展[J]. 系统工程理论与实践, 2013, 33(8): 2041-2046.

[138] 曹明霞. 灰色关联分析模型及其应用的研究[D]. 南京: 南京航空航天大学, 2007.

[139] 孙玉刚. 灰色关联分析及其应用的研究[D]. 南京: 南京航空航天大学, 2007.

[140] 刘思峰. 灰色系统理论及其应用[M]. 北京: 科学出版社, 2010.

[141] 张岐山, 郭喜江, 邓聚龙. 灰关联熵分析方法[J]. 系统工程理论与实践, 1996, 16(8): 7-11.

[142] Jian L, Qin W, Jiang M A, et al. The EM-based Maximum Likelihood Classifier for Remotely Sensed Data[J]. Acta Geodaetica Et Cartographic Sinica, 2002, 31(3): 234-239.

[143] Maselli F. Integration of ancillary data into a maximum-likelihood classifier with nonparametric priors[J]. Iranian Red Crescent Medical Journal, 1995, 50(2): 2-11.

[144] Bruzzone L, Prieto D F. Unsupervised retraining of a maximum likelihood classifier for the analysis of multitemporal remote sensing images[J]. IEEE Transactions on Geoscience & Remote Sensing, 2001, 39(2): 456-460.

[145] 辛益军. 方差分析与实验设计[M]. 北京: 中国财政经济出版社, 2002.

[146] 王松桂, 陈敏, 陈立萍. 线性统计模型: 线性回归与方差分析[M]. 北京: 高等教育出版社, 1999.

[147] 朱明德. 方差分析与试验设计[M]. 武汉: 湖北科学技术出版社, 1989.

[148] 茆诗松, 王静龙, 濮晓龙. 高等数理统计[M]. 北京: 高等教育出版社, 2006.

[149] 王琦. 中医体质学: 2008[M]. 北京: 人民卫生出版社, 2009.

[150] 金力, 陈凯. 人体不同皮肤状态的护理原则[J]. 中国美容医学, 2005, 14(2): 250-251.

[151] 余文林, 刘春利. 皮肤色度学研究进展[J]. 实用美容整形外科杂志, 2003, 14(5): 265-267.

[152] 谷建梅, 徐姣, 陈丽娟. 皮肤衰老中肤色暗黄的形成机制与对策[J]. 中国美容医学, 2011, 20(12): 2002-2004.

[153] 荣陶, 牛悦青, 郭建美, 等. 主观皮肤类型与皮肤屏障功能的关系[J]. 临床皮肤科杂志, 2015, 44(1): 3-6.

[154] 任海毅, 王巧娥, 董银卯, 等. 皮肤干燥机制研究进展[C]//中国化妆品学术研讨会. 2012.

[155] 陈锦. 人脸皮肤粗糙度的量化评价及其在医学美容界的应用[D]. 成都: 电子科技大学, 2009.

[156] 程方, 高金平, 杨森, 等. 汉族人群皮肤弹性与年龄和部位的相关性分析[J]. 中国美容医学杂志, 2017, 26(2): 61-64.

[157] 唐莉. 女性皮肤粗糙度、弹性与年龄和部位相关性研究[D]. 成都: 四川大学, 2006.

[158] 修瑞娟. 微妙的生命源泉—微循环[J]. 临床医学, 1985(1): 1-4.

[159] 何黎. 提高皮肤美容的理论水平及实践技能, 引领规范的美容市场[J]. 皮肤病与性病, 2009, 31(4): 14.

[160] 孙欣荣, 刘志宏, 黄爱文, 等. 痤疮发病机制及其药物治疗的研究进展[J]. 中国药房, 2017, 28(20): 2868-2871.

[161] 李光宇. 痤疮的流行病学调查及中医分型研究[D]. 北京: 北京中医药大学, 2007.

[162] 刘雯雯. 入睡时辰及相关因素对广东成年女性痤疮的影响[D]. 广州: 广州中医药大学, 2014.

[163] 王青, 周成霞, 孟慧敏, 等. 面部毛孔标准照片评价及毛孔粗大影响因素分析[J]. 四川大学学报(医学版), 2010, 41(5): 865-868.

[164] 李利, Mary S Mac, St J M, 等. 不同年龄和部位女性皮肤微循环变化[J]. 中国微循环, 2004, 8(1): 43-46.

[165] 赵琛, 朱威, 连石. 北京地区 176 名健康女性面部皮肤自然老化和光老化特征分析[J]. 现代医学, 2013(1): 19-22.

[166] Ma L, Tan Y, Zheng S, et al. Correlation study between image features and mechanical properties of Han Chinese facial skin[J]. Int J Cosmet Sci, 2017, 39(1): 93.

[167] Diridollou S, De R J, Querleux B, et al. Comparative study of the hydration of the stratum corneum between four ethnic groups: influence of age[J]. International Journal of Dermatology, 2007, 46(s1): 11-14.

[168] 张洁尘, 陈祥生, 冯素英, 等. 246 名女性皮肤老化特征及相关因素的调查分析[J]. 中华皮肤科杂志, 2011, 44(2): 94-98.

[169] 李利, Mac Mary S, Marsaut D, 等. 白种人女性皮肤纹理与年龄和部位相关性研究[J]. 中华医学美学美容杂志, 2004, 10(1): 13-17.

[170] 唐莉, 李利, 邓次冰, 等. 女性皮肤弹性与年龄和部位的相关性研究[J]. 中国美容医学杂志, 2005, 14(6): 743-745.

[171] 文翔, 蒋献, 卞彩云, 等. 三种无创性方法评价女性年龄与皮肤纹理、粗糙度、弹性的关系[J]. 四川大学学报(医学版), 2009, 40(2): 364-366.

[172] 程英, 王学民, 袁肖海. 皮肤颜色客观评估方法的比较[J]. 临床皮肤科杂志, 2005, 34(7): 424-426.

[173] 张栋, 薛立功. 面部皮肤温度与面部血流量关系的对照观察[J]. 生物医学工程学杂志, 1999(1): 81-85.

[174] Kim E, Han J, Park H, et al. The Effects of Regional Climate and Aging on Seasonal Variations in Chinese Women's Skin Characteristics[J]. Journal of Cosmetics Dermatological Sciences & Applications, 2017, 7(2): 164-172.

[175] 赵毅, 贺妍婕, 杜干, 等. 中国不同区域城市居民皮肤水分调研[C]//2015 中国·上海全国香料香精化妆品专题学术论坛. 2015.

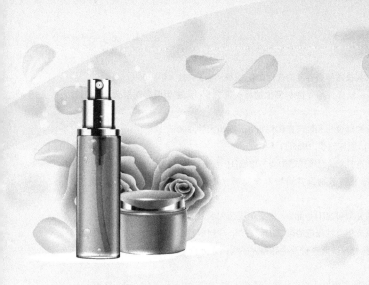

附录一　英文缩略语表

英文缩略语表

缩略语	全称	解释
AChRα7	acetylcholine receptor	乙酰胆碱受体
AD	atopic dermatitis	特应性皮炎
AGEs	advanced glycation end-products	高级糖基化终末产物
AhR	aryl hydrocarbon receptor	芳香烃受体
ANOVA	analysis of variance	方差分析
AQP3	aquaporin3	水通道蛋白3
ATR-FTIR	attenuated total reflection Flourier transformed infrared spectroscopy	衰减全反射-傅里叶变换红外光谱法
CIE	Commission Internationale de l'Eclairage	国际照明委员会
CLSM	confocal laser scanning microscopy	共聚焦激光扫描显微镜
CN	capillary number	真皮乳头襻状毛细血管数
CP	percentage of capillary	襻状毛细血管面积比
CPT	current perception threshold	电流感觉阈值
CRS	confocal Raman spectroscopy	拉曼光谱仪
DHEA	dehydroepiandrosterone	脱氢表雄酮
DHEA-sulfate	dehydroepiandrosterone-sulfate	硫酸脱氢表雄酮
DHI	dihydroxyindole	二羟基吲哚
DHICA	dihydroxyindole acetic acid	二羟基吲哚乙酸

续表

缩略语	全称	解释
DLQI	dermatology life quality index	生活质量调查问卷
DT	delayed tanning	延迟晒黑
ER	estrogen receptor	雌激素受体
FLG	filaggrin	中间丝聚合蛋白
IPD	immediate pigment darkening	即刻色素黑化
IPD	immediate pigmentation dose	即刻黑化量
ITA	individual typology angle	个体类型角
LDF	laser dopoplar flowmetry	激光多普勒血流仪
LPO	lipid peroxidase	过氧化脂质
LSD	least significant difference	最小显著性差异
MDA	malonic dialdehyde	丙二醛
MED	minimal erythemal dose	最小红斑量
MMP-1	matrix metaloproteinase 1	基质金属蛋白酶
MMV	moisture measurement value	湿度测量值
MPPD	minimal persistent pigmentation dose	最小持续黑化量
NADH	nicotinamide adenine dinucleotide	还原型辅酶Ⅰ
NADPH	nicotinamide adenine dinucleotide phosphate	还原型辅酶Ⅱ
NIR	near infrared	近红外光谱仪
NMF	natural moisturizing factor	天然保湿因子
NRS	numerical rating scale	数字分级评分
PAR2	protease-activated receptor 2	蛋白酶活化受体2
PCA	principal component analysis	主成分分析
PR	progesterone receptor	孕激素受体
PSU	pilosebaceous unit	毛囊皮脂腺单位
RF-EMF	radiofrequency modulated electromagnetic field	射频电磁场
ROS	reactive oxygen species	活性氧簇
SCH	stratum corneum hydration	角质层含水量
SPF	sun protection factor	防晒系数
SVM	support vector machine	支持向量机
TEWL	trans epidermal water loss	经皮水分散失量
TRPM8	transient receptor potential cation channel subfamily M member 8	瞬时型电位感受器亚族M8
VAS	visual analogue scale	视觉模拟评分
VCP	videocapillaroscopy	接触式电视毛细血管镜
VL	vascular length	线状或网状血管总长
VRS	verbal rating scale	语言评分量表

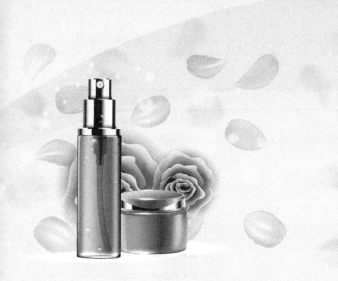

附录二　皮肤测试问卷模板

编号：

不同人群生活习惯及皮肤状态评估问卷

姓名：　　　　　　性别：　　　　　　年龄：　　　　　　民族：

职业：　　　　　　婚姻：　　　　　　籍贯：　　　　　　长期居住地：

月经史：初潮年龄_____　　经期日数_____　　经期间隔日数_____

末次月经时间（或闭经时间）_____

生育（胎数）：　　　　　　　　联系电话：

一、基本信息

1. 您日常饮食习惯倾向于哪项？

　　①荤素均衡　　②荤食为主　　③素食为主　　④辛辣

　　⑤油腻　　　　⑥偏甜　　　　⑦偏咸

2. 您更接近于下面哪种情况？

　　①排便正常　　　　　　　　②大便稀、一日多次

　　③大便黏滞、排不尽　　　　④大便干燥、排便困难

3. 您的睡眠时长更接近以下哪项？

　①<6h　　　② 6～8h　　　③8～10h　　　④>10h

4. 您是否有以下生活习惯？

　①无　　　②晚睡、熬夜　　③饮酒　　　④吸烟　　　⑤药物依赖

5. 您有以下哪些表现？

　①无　　　②烦躁、易怒　　③失眠、多梦　　④思虑多、精神压力大

6. 您的工作环境（或生活经常活动地）是以下哪种？

　①室内　　　②室外

7. 您对下列哪些因素曾有皮肤过敏现象？

　①食物、药物　　② 化妆品　　③ 沐浴液、洗手液等　　④洗涤剂

　⑤日光、风、冷等外界环境　　⑥衣物等接触性物品　　⑦无

8. 您曾经有如下哪些皮肤问题？

　①无　　　②接触性皮炎　　③光感性皮炎　　④湿疹　　　⑤家族过敏史

9. 您的肤色如何？

　①偏白　　　②偏黄　　　③偏红　　　④偏黑

10. 您的皮肤类型为以下哪种？

　①中性　　　②干性　　　③油性　　　④混合性　　　⑤敏感性

11. 您更接近于以下哪种情况？

　①肤色暗沉（黄或黑），但色素分布均衡，无斑、痘等问题（包括敏感、脱屑、皱纹），无光泽

　②肤质白皙（尚可）、细腻、光滑，有光泽

　③肤色暗沉（黄或黑），色素分布不均衡；有色斑、长痘等问题，无光泽

12. 您面部皮肤有以下哪些问题？

　①干燥（紧绷、鳞屑、皲裂）　②出油　　③痤疮　　④毛孔粗大

　⑤两颊干，T区油　　⑥长斑　　⑦皱纹　　⑧暗沉

　⑨肤色不均　　⑩敏感（瘙痒、泛红、红血丝、疼痛）

13. 您的头皮和头发有以下哪些问题？

　①头皮油腻　②头皮痤疮　③头皮干燥　④头皮瘙痒　⑤头皮屑

　⑥分叉、干枯　⑦头发黄　⑧头发无光泽　⑨量少、脱发　⑩白发

14. 您习惯使用以下哪些护肤品？

　①护肤水　②乳液　③啫喱　④面霜

　⑤精华液　⑥精华油　⑦眼霜　⑧面膜

15. 您使用护肤品的频率为以下哪种？

　①不使用或偶尔使用　②每日一次　③早晚各一次　④随时补充

16. 您使用防晒产品的频率为以下哪种？

　①从不使用　②偶尔使用　③只在夏天使用　④全年使用

17. 您希望通过护肤达到以下哪些内容？

    ①保湿滋润   ②控油祛痘   ③美白祛斑   ④抗衰   ⑤舒缓

18. 您选购护肤品时，更注重产品的哪些因素？

    ①品牌   ②功效   ③代言人   ④产地国家   ⑤包装设计

    ⑥成分来源   ⑦获得奖项   ⑧概念新颖   ⑨香型

19. 您购买化妆品的渠道有哪些？

    ①商场专柜   ②超市货架   ③电商、微商   ④直销   ⑤海外代购

20. 您能接受每月在皮肤保养上的花费是多少？

    ①≤100元   ②100～500元   ③500～1000元   ④＞1000元

二、体质评定

1. 皮肤类型：

2. 面部气色：

3. 皮肤问题：

4. 皮肤疾病：

5. 体质评定：

虚 ①气虚质 ②阳虚质 ③阴虚质 ④特禀质

平 ①平和质

滞 ①血瘀质 ②气郁质 ③湿热质 ④痰湿质

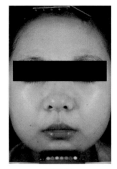 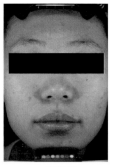 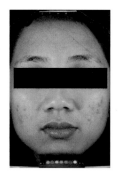

好皮肤　　　　　　　一般皮肤　　　　　　　差皮肤

图2-1　22~28岁女性皮肤状态

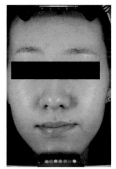 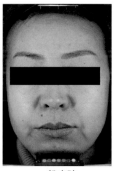 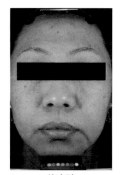

好皮肤　　　　　　　一般皮肤　　　　　　　差皮肤

图2-2　29~35岁女性皮肤状态

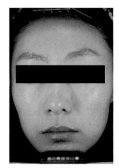 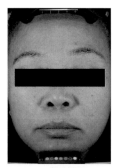 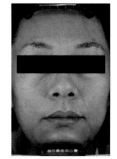

好皮肤　　　　　　　一般皮肤　　　　　　　差皮肤

图2-3　36~49岁女性皮肤状态

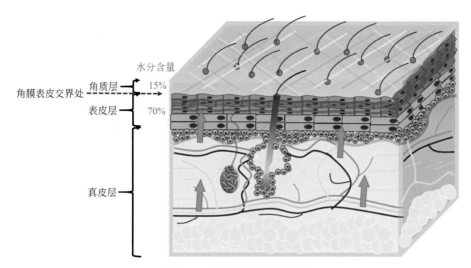

水分含量

角膜表皮交界处 ----- 角质层   15%

表皮层   70%

真皮层

图2-4 皮肤结构及水分含量

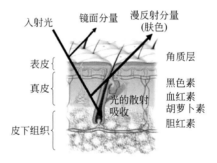

入射光   镜面分量   漫反射分量
(肤色)

角质层

表皮

真皮

黑色素
血红素
胡萝卜素
胆红素

光的散射
吸收

皮下组织

图4-3 皮肤结构与光线通路

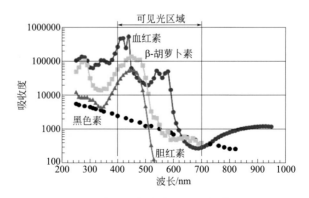

图4-4 皮肤天然色素的可见光谱

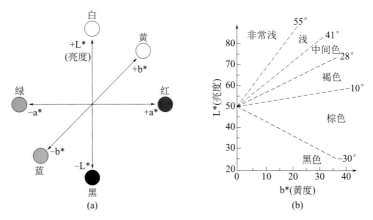

图4-5 CIE-L*a*b*颜色系统（a）和ITA值肤色分级（b）

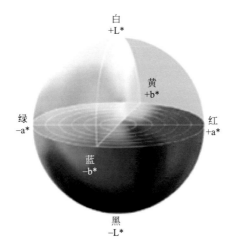

图7-3 CIE的L*a*b*颜色空间体系

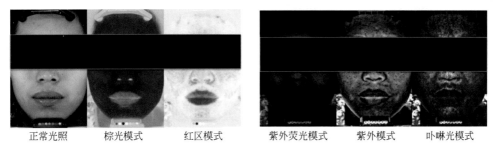

正常光照　　棕光模式　　红区模式　　　紫外荧光模式　　紫外模式　　卟啉光模式

图7-7 VISIA图像示例

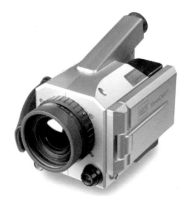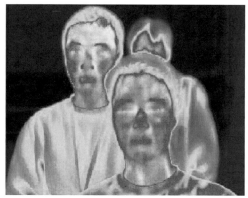

图7-10　红外热成像仪

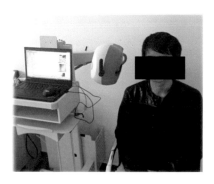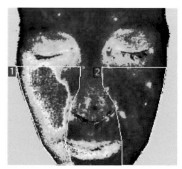

图7-11　激光多普勒血流仪及面部测量图

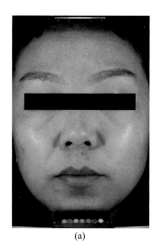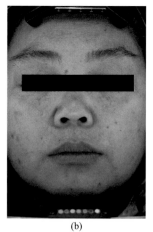

（a）　　　　　　　　　　（b）

图8-1　典型的非干燥皮肤（a）与干燥皮肤（b）图像示例